Interventional
Endoscopic Ultrasound

介入内镜超声

原著者　Douglas G. Adler

主　审　蔡　强

主　译　杨爱明　李连勇

副主译　吴　晰　钟长青

北京大学医学出版社

JIERU NEIJING CHAOSHENG

图书在版编目（CIP）数据

介入内镜超声 / (美) 道格拉斯·阿德勒 (Douglas G. Adler) 原著; 杨爱明, 李连勇主译. — 北京: 北京大学医学出版社, 2024.1
书名原文: Interventional Endoscopic Ultrasound
ISBN 978-7-5659-2726-3

Ⅰ. ①介… Ⅱ. ①道… ②杨… ③李… Ⅲ. ①内窥镜检—超声波诊断—介入性治疗 Ⅳ. ①R445.1

中国版本图书馆 CIP 数据核字 (2022) 第 167151 号

介入内镜超声

主　　译：杨爱明　李连勇
出版发行：北京大学医学出版社
地　　址：（100191）北京市海淀区学院路 38 号　北京大学医学部院内
电　　话：发行部　010-82802230；图书邮购　010-82802495
网　　址：http://www.pumpress.com.cn
E - mail：booksale@bjmu.edu.cn
印　　刷：北京信彩瑞禾印刷厂
经　　销：新华书店
责任编辑：袁朝阳　责任校对：靳新强　责任印制：李　啸
开　　本：787 mm×1092 mm　1/16　印张：12　字数：284 千字
版　　次：2024 年 1 月第 1 版　2024 年 1 月第 1 次印刷
书　　号：ISBN 978-7-5659-2726-3
定　　价：135.00 元

原著者简介

　　道格拉斯·G. 阿德勒（Douglas G. Adler），医学博士，美国胃肠病学会会员（FACG），美国胃肠病学协会会员（AGAF），美国胃肠内镜学会会员（FASGE），本科毕业于纽约州立大学宾汉姆顿分校，并在康奈尔大学医学院获得医学学位。他在贝斯以色列女执事医疗中心 / 哈佛医学院完成了内科住院医师实习，在明尼苏达州罗切斯特的梅奥诊所完成了综合胃肠病和治疗性内镜 /ERCP 培训，然后回到贝斯以色列女执事医疗中心完成了内镜超声培训。阿德勒医生目前是犹他大学盐湖城医学院的终身医学教授和治疗性内镜中心主任。他也是犹他大学医学院 GI 培训项目主任。阿德勒医生主要在犹他大学医学院的亨斯迈癌症研究所任职，专注于胃肠道癌症和复杂胃肠道疾病患者的诊断和管理，从事治疗性内镜相关工作，并致力于上述专业的临床、教育和研究工作。他编写的科学出版物、杂志文章和书籍章节达 300 多篇。这是阿德勒医生的第 7 本胃肠病学教科书。

谨以此书献给

哈丽特（Harriet）、斯坦利（Stanley）、

凯伦（Karen）和乔尔（Joel）

译者名单

主　审　蔡　强　美国埃默里（Emory）大学　　　　　　　　　　教授

主　译　杨爱明　北京协和医院　　　　　　　　　　　　　　　　主任医师

　　　　　　李连勇　中国人民解放军战略支援部队特色医学中心　　副主任医师

副主译　吴　晰　北京协和医院　　　　　　　　　　　　　　　　副主任医师

　　　　　　钟长青　中国人民解放军战略支援部队特色医学中心　　副主任医师

译　者（以姓氏笔画为序）

　　　　　　王　敏　中国人民解放军战略支援部队特色医学中心　　主治医师

　　　　　　王　强　北京协和医院　　　　　　　　　　　　　　　　副主任医师

　　　　　　王国栋　中国人民解放军战略支援部队特色医学中心　　主治医师

　　　　　　王晓英　中国人民解放军战略支援部队特色医学中心　　副主任医师

　　　　　　冯云路　北京协和医院　　　　　　　　　　　　　　　　主治医师

　　　　　　刘　磊　中国人民解放军战略支援部队特色医学中心　　医学博士

　　　　　　杜　风　中国人民解放军战略支援部队特色医学中心　　医学博士

　　　　　　李　逗　中国人民解放军战略支援部队特色医学中心　　主治医师

　　　　　　张　鲁　中国人民解放军战略支援部队特色医学中心　　主管护师

　　　　　　张晟喻　北京协和医院　　　　　　　　　　　　　　　　主治医师

　　　　　　陈　升　中国人民解放军战略支援部队特色医学中心　　医学博士

　　　　　　陈　琰　中国人民解放军战略支援部队特色医学中心　　副主任医师

　　　　　　高晓佩　中国人民解放军战略支援部队特色医学中心　　主管护师

　　　　　　黄　鑫　中国人民解放军战略支援部队特色医学中心　　主治医师

　　　　　　隋昕珂　中国人民解放军战略支援部队特色医学中心　　主治医师

　　　　　　蒋青伟　北京协和医院　　　　　　　　　　　　　　　　主治医师

原著者名单

Douglas G. Adler Department of Internal Medicine, Division of Gastroenterology and Hepatology, University of Utah School of Medicine, Salt Lake City, UT, USA

Sunil Amin Division of Gastroenterology and Hepatology, Virginia Mason Medical Center, Seattle, WA, USA

Jeffrey S. Bank Department of Internal Medicine, Division of Gastroenterology and Hepatology, University of Utah School of Medicine, Salt Lake City, UT, USA

Christine Boumitri Division of Gastroenterology and Hepatology, University of Missouri, Columbia, MO, USA

William R. Brugge Department of Gastroenterology, Mt. Auburn Hospital, Cambridge, MA, USA

Kenneth J. Chang Department of Gastroenterology, H. H. Chao Comprehensive Digestive Disease Center, University of California, Irvine Medical Center, Orange, CA, USA

Aamir N. Dam Department of Gastrointestinal Oncology, Moffitt Cancer Center, Tampa, FL, USA

Enad Dawod Department of Gastroenterology and Hepatology, Weill Cornell Medicine, New York, NY, USA

David L. Diehl Geisinger Commonwealth School of Medicine, Scranton, PA, USA

Department of Gastroenterology and Nutrition, Geisinger Medical Center, Danville, PA, USA

Larissa L. Fujii-Lau Division of Gastroenterology, Queens Medical Center, Honolulu, HI, USA

University of Hawaii, Honolulu, HI, USA

Nan Ge Endoscopy Center, Shengjing Hospital of China Medical University, Shenyang, Liaoning, China

Michel Kahaleh Division of Gastroenterology and Hepatology, Rutgers Robert Wood Johnson, New Brunswick, NJ, USA

Vivek Kaul Division of Gastroenterology and Hepatology, Department of Medicine, University of Rochester Medical Center, Rochester, NY, USA

Jason B. Klapman Department of Gastrointestinal Oncology, Moffitt Cancer Center, Tampa, FL, USA

Gursimran Singh Kochhar Department of Gastroenterology and Hepatology, The Mayo Clinic, Jacksonville, FL, USA

Shivangi Kothari Division of Gastroenterology and Hepatology, Department of Medicine, University of Rochester Medical Center, Rochester, NY, USA

Truptesh H. Kothari Division of Gastroenterology and Hepatology, Department of Medicine, University of Rochester Medical Center, Rochester, NY, USA

Michael J. Levy Division of Gastroenterology and Hepatology, Mayo Clinic, Rochester, MN, USA

Enqiang Linghu Department of Gastroenterology, Chinese People's Liberation Army General Hospital, Beijing, China

Constantine Melitas Michigan State University College of Human Medicine/Providence-Providence Park Hospitals, Southfield, MI, USA

Jose M. Nieto Department of Gastroenterology and Hepatology, Borland Groover Clinic, Advanced Therapeutic Endoscopy Center, Jacksonville, FL, USA

Kristopher Philogene Department of Medicine, Mt. Auburn Hospital, Cambridge, MA, USA

Bhupinder Romana Division of Gastroenterology and Hepatology, University of Missouri, Columbia, MO, USA

Jason B. Samarasena Department of Gastroenterology, H. H. Chao Comprehensive Digestive Disease Center, University of California, Irvine Medical Center, Orange, CA, USA

Amrita Sethi Division of Digestive and Liver Diseases, Columbia University Medical Center, New York, NY, USA

Shawn L. Shah Department of Gastroenterology and Hepatology, New York-Presbyterian/Weill Cornell Medical Center, New York, NY, USA

Steven P. Shamah Center for Endoscopic Research and Therapeutics (CERT), University of Chicago, Chicago, IL, USA

Ali Siddiqui Department of Gastroenterology, Fish Memorial Hospital, Orange City, FL, USA

Uzma D. Siddiqui Center for Endoscopic Research and Therapeutics (CERT), University of Chicago, Chicago, IL, USA

Siyu Sun Endoscopy Center, Shengjing Hospital of China Medical University, Shenyang, Liaoning, China

Amy Tyberg Division of Gastroenterology, Department of Medicine, Rutgers University Medical School, Robert Wood Johnson University Medical Center, New Brunswick, NJ, USA

Michael Wallace Department of Gastroenterology and Hepatology, The Mayo Clinic, Jacksonville, FL, USA

Louis M. Wong Kee Song Division of Gastroenterology and Hepatology, Mayo Clinic, Rochester, MN, USA

Allen R. Yu Department of Gastroenterology, H. H. Chao Comprehensive Digestive Disease Center, University of California, Irvine Medical Center, Orange, CA, USA

译者前言

内镜超声是消化内镜与超声巧妙结合的突破性内镜技术，其具有的双重功能，扩大了消化内镜的内涵，开启了内镜超声下诊断、治疗的新篇章。自1980年以来，美国与日本相继研制了线阵式内镜超声和机械扇形扫描内镜超声。1987年这项技术引入我国，经过国内外众多内镜医师对内镜超声技艺的总结创新，其经历了诊断、穿刺活检、治疗三个重要的阶段。目前内镜超声已成为消化内镜的重要组成部分，其微创、价廉等多种优势使广大患者从中获益，甚至解决了部分外科手术无法处理的疑难问题。

对于新入门和想要深入探索内镜超声的内镜医师，在求知过程中需要准确、全面、深入浅出的知识分享。恰逢消化内镜顶级杂志高级主编 Douglas G. Adler 教授的 *Interventional Endoscopic Ultrasound* 出版，我们拜读后认为其包含的内容充分展示了内镜超声操作的广度和深度，同时也对未来内镜超声的发展方向提出了设想，而且配备了翔实的图片使各项技术更加易于理解和学习。因此，我们决定翻译此书，与从事内镜超声的同仁共飨，以从中获取有益知识，提高技能，更好地为患者服务。

在本书翻译过程中，我们始终本着严谨的科学态度，逐字逐句地进行翻译，力求忠实于原著。本书涉及的专业词汇，对于不清楚之处，我们查阅了大量资料，咨询了中外同行，并邀请美国埃默里（Emory）大学蔡强教授主审，力求翻译准确。在文字表达上，我们尽可能采用简单易懂的词句进行表达，但难免会有差错和不妥，请同行批评、指正。

本书能得以顺利地翻译及出版，得益于北京协和医院、中国人民解放军战略支援部队特色医学中心领导的大力支持与帮助，他们为该书的顺利翻译和出版提供了大力支持；本书的出版与各位译者的辛勤付出更是密不可分，译者们孜孜不倦，保质保量地完成了翻译工作，在此向他们一并表示由衷的感谢！希望本书的出版能为内镜超声的发展、内镜医师的技能进步及患者的幸福健康提供实际的支持！

北京协和医院 杨爱明

中国人民解放军战略支援部队特色医学中心 李连勇

原著前言

内镜技术发展的速度参差不齐。自从约 20 年前我第一次进行内镜操作以来，有些手术方式一直保持不变，而有些手术则变化巨大。内镜逆行胰胆管造影（ERCP）是我喜欢的第一个内镜手术，时至今日，尽管内镜、导管和导丝都有了明显升级，但我们仍然使用导管和导丝来进入胆道树和胰管，所以手术步骤并未发生太多改变。另外，我们以相同的方式行乳头括约肌切开术，并且在大多数情况下仍使用与过去相同的工具球囊和网篮进行取石。尽管许多 ERCP 的实践已经发生了改变，包括选择哪些患者进行 ERCP、如何行 ERCP 以及如何预防术后胰腺炎，但对于那些在 20 世纪 80 年代做过 ERCP 的医生来说，对现今 ERCP 的大部分原理仍非常熟悉。

然而，不断发展的内镜超声（EUS）却完全不同。在过去的几年里，EUS 经历了根本性的转变。从 20 世纪 90 年代早期开始广泛应用直到几年前，EUS 几乎完全由一套诊断程序组成，主要用于对可疑病变或器官进行检查或取样。治疗性 EUS 最近才逐渐出现。但内镜超声器材设计上的缺陷、人们对并发症的忧虑、缺乏商品化的配件，这些因素都严重阻碍了 EUS 治疗的发展。

仅仅在最近几年，利用 EUS 进行介入治疗才逐渐被广泛接受，并迅速发展。目前，世界各地的医疗中心都在积极开发新的 EUS 手术方式和设备，并将以前由外科医生或介入放射科医生操作的手术逐步改为由介入内镜超声医生操作。

介入 EUS 大多以适应证范围外的方式应用 ERCP 配件，开发和应用适合 EUS 的腔并排金属支架（LAMS）代表了第一个真正意义上介入 EUS 配件，这与简单改进穿刺针的意义有很大不同。LAMS 迅速在临床上被广泛应用。虽然 LAMS 主要应用于胰腺液体积聚引流，但也丰富了 EUS 其他治疗方式，包括透壁胆囊引流、胃空肠吻合术、胃旁路术后患者内镜超声引导下经胃途径辅助 ERCP 以及许多其他治疗操作。

除了 LAMS 及其应用之外，介入 EUS 可以做更多的工作，而不仅是简单地对可疑病变或体液进行采样。改良的细针可用于测量门静脉压力，递送治疗药物到实体和囊性肿瘤，植入基准标记以利于靶向放射治疗，并递送止痛药物以治疗各种良、恶性疾病所致的疼痛。

对介入性 EUS 及其应用进行单独或全面论述的时机已经成熟。本书包含 17 章，涵盖了介入 EUS 的整体研究现状，其中既论述了 EUS 目前的应用领域，也着眼于其未来发展方向。每一章都有丰富的内镜和超声配图。

在日常的内镜治疗实践中，我进行过各种形式的 EUS 介入治疗，并且非常享受这份工作。我希望读者能运用本书中的知识扩展治疗性和介入性 EUS 手术的范围，并在治疗实践中更加得心应手。此外，我希望读者将来也能对 EUS 知识的更新有所页献，促进介入 EUS 的整体发展，从而更好地服务于患者。

道格拉斯·G. 阿德勒（Douglas G. Adler）

美国 犹他州 盐湖城

（李连勇 译 杨爱明 校）

目　录

第 1 章　内镜超声引导下胰腺液体积聚引流术

著者　Jeffrey S. Bank，Douglas G. Adler
译者　黄　鑫　冯云路

引言

目前，胰腺液体积聚（pancreatic fluid collection，PFC）经常由胃肠病学医生进行诊断和治疗。胰腺液体积聚可发生于急性胰腺炎发作后胰管损伤的情况下，也可见于慢性胰腺炎患者、医源性因素（如手术胰腺损伤）、创伤或胰管离断综合征患者[1-2]。胰腺液体积聚分为胰腺假性囊肿（pancreatic pseudocysts，PP）或包裹性坏死（walled-off necrosis，WON）。本章将对 PFC 的诊断和治疗进行探讨，重点介绍使用双猪尾塑料支架（double pigtail plastic stents，DPPS）、自膨式全覆膜金属支架（fully covered self-expanding metal stents，FCSEMS）和腔并排金属支架（lumen-apposing metal stents，LAMS）进行内镜引流。此外，我们针对每种支架的置入技术，比较了各自优缺点、有效性和恰当的适应证，并对不良事件发生率进行讨论。

背景

胰腺假性囊肿（PP）和包裹性坏死（WON）的定义

通常将 PFC 分类为 PP 和 WON。根据 2012 年亚特兰大分类标准，PP 是一种"位于胰腺外被完整炎性囊壁包裹的不含或仅含少量坏死物的液体积聚"，通常在水肿性胰腺炎发作 4 周后形成。PP 对比增强计算机断层扫描（contrast-enhanced computerized tomography，CECT）诊断标准如下：①边界清楚，通常为圆形或椭圆形；②液体密度均匀；③无非液体成分；④囊壁完整。PP 最常见的病因是主胰管或其胰内分支胰管受损。另一种较少见的病因是胰管离断综合征，即胰腺颈部或体部胰腺实质坏死会损害存活的远端残存胰腺[3-4]。

WON 是一种"成熟的、被界限分明的炎性囊壁包裹的胰腺和（或）胰周坏死"。WON 通常在坏死性胰腺炎发作 4 周后形成。CECT 具有下列特征：①液体和非液体密度混杂、不均一分隔；②边界清楚的囊壁，即完全包裹；③位于胰腺内和（或）胰腺外。WON 由胰腺实质坏死和（或）胰腺周围组织坏死所致，可能会感染，可多发，亦可存在于距离胰腺较远的部位[2]。

胰腺假性囊肿（PP）和包裹性坏死（WON）的区别

PP 在外观上通常是均匀的，完全由液体成分组成，而 WON 则不均一，至少在外观上具有一些固体组分。PP 由主胰管破裂所致，无胰腺实质坏死；WON 则源于坏死的胰腺实质。

尽管有亚特兰大分类标准，但严格区分 PP 和 WON 仍具有挑战性。事实上，在计算机断层扫描（computerized tomography, CT）中发现的许多被认为是 PP 的病变，却在磁共振成像（magnetic resonance imaging, MRI）或内镜超声（endoscopic ultrasound, EUS）检查中被发现包含固体碎屑。现已证明在鉴别胰腺液体积聚种类时，MRI 在检测固体碎屑方面优于 CT 或超声[5-6]。在 47 名出现 PFC 的患者中，在急性坏死性胰腺炎（acute necrotizing pancreatitis, ANP）发作后 3 天内进行 CT 扫描显示，57% 的患者的坏死范围超过 50%。在 6 周时使用 EUS 进行重复评估，87% 的患者的 PFC 中存在固体碎屑，在 3 个月和 6 个月时随访 EUS 检查发现这些碎屑逐渐减少。6 个月时，超过一半的 PFC 无固体碎屑迹象。这可能是固体碎屑随时间延长被分解所致[7]。

根据当前亚特兰大分类标准，假性囊肿和 WON 均可与胰管连接，这也使得区分假性囊肿和 WON 更加困难。与仅含液体的 PFC 患者相比，含固体碎屑的 PFC 患者预后更差，不良事件更多[8]。在临床实践中，许多 PFC 既不完全符合 PP，也不完全符合 WON 特点。由于亚特兰大分类标准存在灰色区域，因此建议将 PP 和 WON 称为"成熟的胰腺液体积聚"，并描述液体积聚是否存在固体成分[9]。

内镜治疗 PFC 概要

EUS 引导下引流是目前最常用的 PFC 内镜引流方法，该法在许多中心已基本取代了外科或介入放射学方法。其临床成功率较高，类似于手术和经皮入路，但发病率和费用降低[10-11]。与非 EUS 引导的方法相比，即使无明显腔内突起，EUS 也允许内镜医师识别并引流 PFC。单独的透壁引流可以解决大多数患者的 PFC。WON 有时需要行直接内镜下坏死组织清除术（direct endoscopic necrosectomy, DEN）。过去多采用双猪尾塑料支架（double pigtail plastic stents, DPPS）处理 PFC。最近，FCSEMS 和 LAMS 的应用越来越多。由于金属支架直径较大，尤其是在处理 WON 时，可以内镜直接进入 WON 进行 DEN[12]。

EUS 引导下入路

标准方法

尽管 PFC 引流并无统一的技术标准，但有些方法已被广泛使用。根据术者的意愿，EUS 引导下 PFC 引流术可在有或无射线的情况下进行。

内镜图像确定 PFC 后，首先应用 19 G 穿刺细针进行细针穿刺抽吸（fine needle aspiration, FNA）。抽吸的囊液送检细胞计数、革兰氏染色、培养和细胞学检查。在一些中心，如果病变明显为 PFC，该步骤可略过。

必要时向 PFC 内注射造影剂，以确保穿刺针处于正确位置。通过穿刺针推送 0.025 或 0.035 导丝直至在 PFC 中盘绕。在 PFC 腔内保持足够的导丝袢，有助于内镜、针、导丝位置固定。留置导丝，退出穿刺针，然后通过导丝推入囊肿切开刀、针刀或扩张球囊。通过球囊扩张或通过囊肿切开刀和（或）导热针、针刀组合扩张窦道。充分扩张后，沿导丝推送并放置支架。囊液从支架顺畅流至胃肠道腔内表明支架置入成功[13]。

双猪尾塑料支架（DPPS）

通常使用多个 DPPS 进行 PFC 透壁引流（图 1.1）。当将多枚 DPPS 置入囊腔内时，可在插入第一根支架之前将几枚导丝置入囊内，以便更容易置入支架，也可以在每次置入新支架时连续使用单根导丝。支架使胃或十二指肠壁和 PFC 之间形成瘘管，从而使 PFC 持续引流。值得注意的是，当放置多枚支架时，PFC 可以通过支架内部和支架之间的缝隙进行引流。置入多枚支架也可以降低支架脱落和移位的风险。由于直径较小的支架（如 7 Fr）闭塞率增加，因此通常使用较大直径的支架，但使用 7 Fr 支架并无原则性错误[11]。

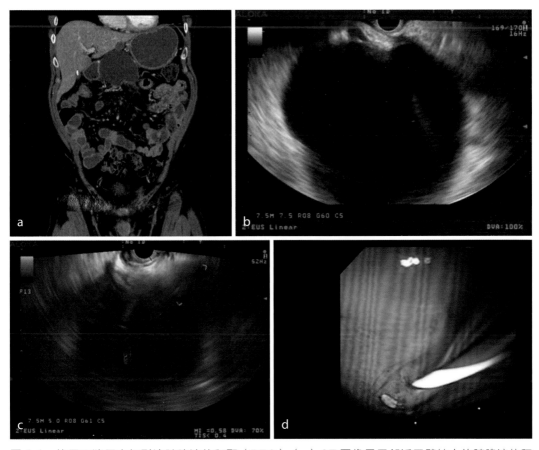

图 1.1　使用双猪尾支架引流胰腺液体积聚（PFC）。（a）CT 图像显示邻近胃壁较大的胰腺液体积聚；（b）线阵 EUS 图像显示 PFC 内主要为液体成分；（c）将一根 19 G 穿刺针刺入 PFC 内；（d）胆道导丝通过针进入 PFC，留置导丝将针取出

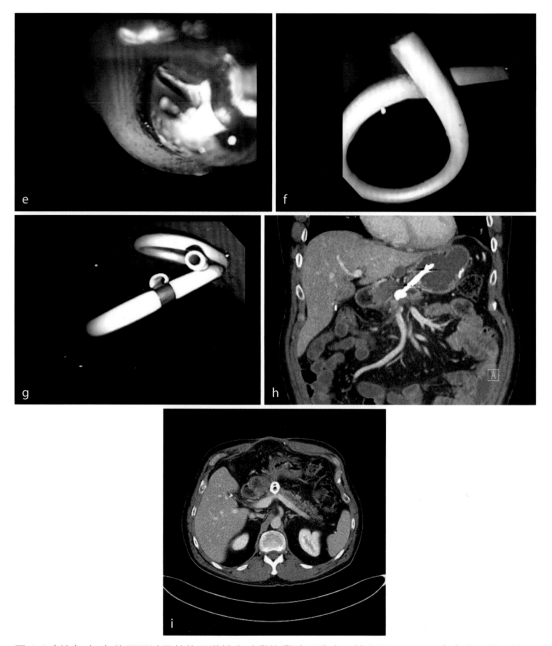

图1.1（续）（e）使用通过导丝的胆道扩张球囊将囊肿胃造瘘口扩张至10mm；（f）将一枚双猪尾支架穿过囊肿胃造瘘口放置于PFC内；（g）将第二枚双猪尾支架穿过囊肿胃造瘘口放置在第一枚支架旁边；（h）PFC中双猪尾支架的冠状面CT图像；（i）双猪尾支架移除前矢状面CT图像，PFC完全塌陷，PFC没有复发

自1996年EUS用于PFC引流以来，几个病例系研究列报道了技术成功率为83%～100%[14-16]。大多数内镜医师使用透视，因为它可以优化视觉效果和进入PFC的路径，并且可以使所用的各种器械保持良好位置。但是使用透视不是强制性的，也不是成功引流PFC所必需的。既往大多数研究使用透视辅助PFC引流。Seicean等评价了不使用荧光透视条件下EUS引导PFC引流的安全性。大多数DPPS近端和远端在

囊肿盘绕成圈时不会内外移位。在一项前瞻性研究中，Seicean 等[17] 对 24 例患者（9 例脓肿，15 例 PP）通过导丝置入 DPPS，20 例患者（83.3%）获得技术成功，经过 18 个月中位随访时间后，均被治愈。失败的 4 例患者（16.7%）病变直径均 < 6 cm，壁厚 > 2 mm。Seicean 等认为，未应用 X 线透视可能是直径 < 6 cm PFC 引流术技术失败的原因。其研究中的所有技术失败均是由在小的假性囊肿壁上、囊肿切开刀不稳定所致，其中，缺少 X 线透视起到一定作用。

一项对 93 例有症状 PFC 患者的回顾性研究报道，使用单枚塑料支架的临床成功率为 93.6%，使用多枚塑料支架的临床成功率为 97.4%（P = 0.309）。作者发现，使用单枚支架引流的继发感染率为 18.4%，相比之下，使用多枚支架引流的继发感染率为 5.3%（P = 0.134）。令人惊讶的是，较小直径支架（8.5 Fr 或更小）的二次感染率低于较大直径支架（10 Fr 或更大），分别为 3.4% 与 17.2%（P = 0.138）[18]。如上所述，应强调的是，通过支架引流（当使用多枚支架时）有助于降低感染率。

两项研究已证明，使用 DPPS 引流 PFC 的技术成功率较高（93%~94%）。两者临床成功率分别为 74.2% 和 82%。DPPS 后 PFC 复发是支架堵塞和（或）移位所致，发生率为 12%~25%。操作相关并发症发生率为 5.4%~15%，包括穿孔、出血、阻塞、移位、复发、继发感染和无症状性气腹[19-20]。

金属胆道支架

另一种腔内引流 PFC 的方法是 FCSEMS（图 1.2）。这些支架直径更大（6 mm、8 mm 或 10 mm），放置单枚支架可以提供更大的引流口径，而 DPPS 通常需要放置多枚支架。由于直径更大，可以降低阻塞的风险，特别是对于含有大量固体物质的 PFC[11]。

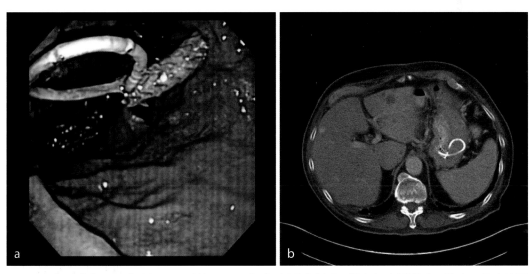

图 1.2　全覆膜金属胆道支架用于引流 PFC。（a）全覆膜金属胆道支架穿过囊肿胃造瘘口的内镜图像，通过金属支架放置双猪尾支架，以减少移位的风险；（b）同一患者的 CT 图像，显示支架通过囊肿胃造瘘口的位置

需要注意的是，FCSEMS 是为与管腔狭窄相关的引流而设计的，而非透壁途径引流，该应用于此超适应证范围。当胆道金属支架用于 PFC 引流时，支架的末端突出于胃或十二指肠管腔和 PFC 腔内，可引起接触性溃疡，增加支架迁移和出血的风险。由于 FCSEMS 没有提供锚定力的凸缘，对于不能与胃肠壁紧密相邻的 PFC，FCSEMS 可能不是最佳选择。此外，FCSEMS 可能像 DPPS 一样发生移位。许多内镜医师通过 FCSEMS 放置 DPPS 以降低移位风险，并帮助维持支架通畅[11]。

总的来说，FCSEMS 的技术成功率和临床成功率分别为 78%~100% 和 81%~94%[21-25]。包括两项单中心前瞻性研究在内，已有多篇病例系列研究报道了胆道 FCESMS 应用于有症状的 PFC 引流[26-28]。Talreja 等对 18 例 PFC 患者使用 FCSEMS 引流，并将 DPPS 与 FCSEMS 一起放置（4 例）或通过 FCSEMS 放置（14 例）以加强引流和防止移位。经过平均 77 天的随访，14 例（78%）患者 PFC 完全消失[29]。Penn 等在 20 例 PP 患者中使用了 FCSEMS 引流，发现 14 例（70%）患者的 PP 在支架成功置入后得到解决，无复发、无不良事件、不需要手术干预。1 例（5%）患者因内镜下引流失败而需要手术治疗，另外 2 例（10%）患者发生假性囊肿感染，需要手术治疗。3 例（15%）患者的 PP 最初消退，但在支架拔除后复发[30]。

与 Penn 等报道的不良事件发生率（15%）相比，Talreja 等报道的不良事件发生率（44%）更高，这可能部分是因为纳入了风险较高的 WON 患者。两项研究中最常见的不良事件是重复感染、出血、支架移位和发热。Sharaiha 等报道使用 FCSEMS 治疗 PP 患者的不良事件发生率为 16%[31]，与 Penn 等报道相似。然而多因素分析表明，使用塑料支架的 PP 患者的不良事件发生率可能是使用 FCSEMS 治疗的 2.9 倍。一项对 211 名接受 FCSEMS 治疗的 PFC 患者的大规模回顾性研究显示，不良事件发生率为 21%，包括感染（11%）、出血（7%）、支架移位和（或）穿孔（3%）[21]。

腔并排金属支架（LAMS）

与塑料或胆道金属支架相比，LAMS 具有鞍形设计和更大的内腔直径，这在理论上降低了移位的风险，允许内镜进入 PFC，并能够进行 DEN（图 1.3）。目前，全球有三种不同的 LAMS 可用（AXIOS、NAGI 和 Niti-S Spaxus）。AXIOS 支架（Xlumena Inc.，Mountain View，CA，USA）含有双壁凸缘，垂直于支架管腔，可与组织管壁并行紧贴[32]。NAGI 支架（Taewoong-Medical Co.）有 3 种长度、4 种直径，并有末端 20 mm 的喇叭口[33]。Niti-S Spaxus 支架（Taewoong Medical Co.，Ltd，Ilsan，Korea）由镍钛合金丝和全覆盖的硅胶膜组成[34]。目前可用的 LAMS 的直径范围从 8 mm 到 20 mm 可选。

在过去的 10 年里，随着内镜技术进展，内镜超声引导下 PFC 引流已成为大多数三级医院的一线治疗措施[35]。最近几年，LAMS 已经被证明是一种可用于 PP 和 WON 的经内镜透壁引流安全、有效的方式[19-21，36-38]。

由于 AXIOS、NAGI 和 Spaxus LAMS 的直径较大，内镜医师可以将镜身直接通过支架进入 PFC 以清除坏死物质。因此在需要 DEN 时，其更具优势[23-24]。

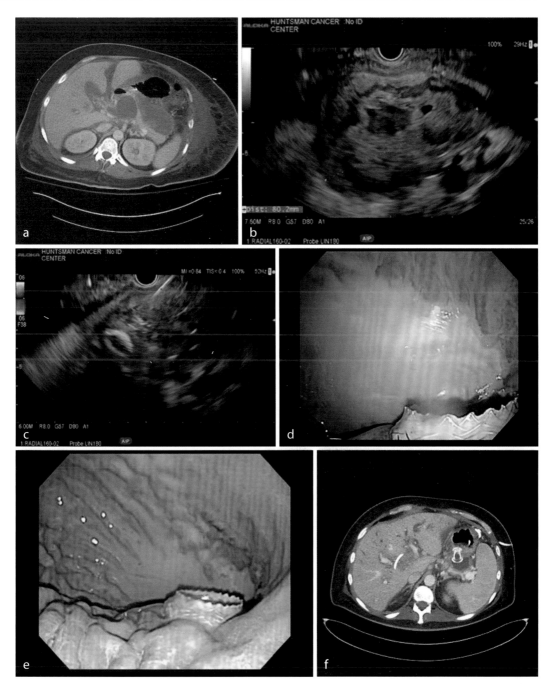

图 1.3　使用直径 15 mm 的腔并排金属支架（LAMS）治疗感染性胰腺包裹性坏死（WON）。（a）CT 扫描图像，一个体积较大的 WON 占据了胰腺的大部分区域；（b）EUS 引导下 WON 腔内含较多浑浊固体内容物；（c）电凝增强 LAMS 被推送至 PFC 中，且 LAMS 已释放一半；（d）LAMS 完全展开后的内镜图像，显示内容物流进胃内；（e）胃内吸引后观察 LAMS 处于良好位置；（f）CT 扫描显示 LAMS 在囊肿胃造瘘口的位置

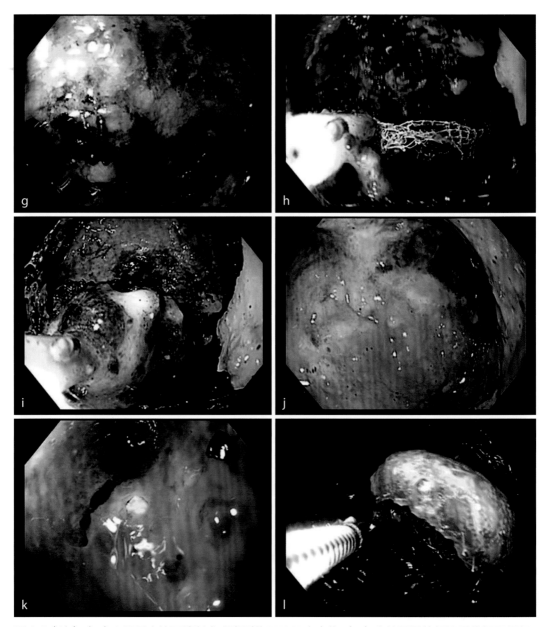

图 1.3（续）（g）1 周后内镜下清创术观察到的 WON 内容物；（h）内镜用网篮抓取固体坏死组织；（i）抓取一大块坏死组织，并通过 LAMS 被拉到胃里；（j）完全清创后 WON 腔内表现；确保无残余坏死组织；（k）8 周时 WON 腔最终完全塌陷；（l）用鼠牙钳取出 LAMS

　　分级扩张技术是冷 LAMS 引流 PFC 最常用的技术。应用 19 G 穿刺针刺入 PFC 后，0.035 英寸导丝沿针送入 PFC，并在透视监视下于 PFC 内盘圈。拔除穿刺针，通过导丝推送扩张导管、球囊扩张器（4 mm、6 mm 或 8 mm）或针刀，扩大窦道。在一些中心，使用更大口径的气囊扩张器（8~15 mm）进一步扩张瘘道，但该步骤并非必需。扩张后，在窦道释放 LAMS。然后，内镜医师可以根据患者和医生的需要和偏好，选择进行 DEN、LAMS 球囊扩张，或通过 LAMS 放置 DPPS。如果通过 LAMS 放置 DPPS

（7 F 或 10 F），则在内镜和（或）透视引导下，通过导丝将其放置到 PFC，内部猪尾位于 PFC 内，外部猪尾位于胃或十二指肠内。一些内镜医师选择通过 LAMS 放置 DPPS，以减少移位的风险，并通过该机械过程辅助打碎 PFC 中的固体内容物[39]。

DPPS 与金属支架（FCSEMS 和 LAMS）的比较

一项系统性研究对 17 项研究纳入的 881 例 PFC 支架引流的患者分析显示，塑料支架与金属支架（包括 FCSEMS 和 LAMS）具有相似的临床成功率［定义为 PFC 尺寸减小和（或）症状缓解］，分别为 81% 和 82%，对 PP 的临床成功率分别是 85% 和 83%，对 WON 分别为 70% 和 78%。此外，塑料支架与金属支架的不良事件（如出血、继发性感染和支架移位）发生率（分别为 16% 和 23%）或复发率（分别为 10% 和 9%）没有统计学上的显著差异。总的不良事件发生率较高可能与内镜下 PFC 引流为高风险操作有关[40]。

一项针对 103 名 PFC 患者的大型回顾性研究对 LAMS 与 DPPS 的疗效和不良事件进行了探讨。其中 PP 80 例（DPPS 70 例，LAMS 10 例），WON 23 例（DPPS 14 例，LAMS 9 例）。根据 PFC 在 6 个月内消失作为临床成功的标准，DPPS 的临床成功率为 67/70（96%），LAMS 的临床成功率为 16/17（94%）（$P = 0.78$）。4 例（3.9%）患者出现 PFC 复发（3 例 DPPS，1 例 LAMS）。总的不良事件发生率为 18%。9 例（12%）DPPS 患者和 10 例（53%）LAMS 患者发生不良事件（$P = 0.0003$）。LAMS 组出血发生率高于 DPPS 组（21% vs. 1%，$P = 0.0003$）。LAMS 组非计划重复内镜检查发生率更高（10% vs. 26%，$P = 0.07$）[41]。

另外，一项对 49 名患者（31 名 PP 患者和 18 名 WON 患者）的回顾性研究分析了使用 LAMS（NAGI 支架）和 DPPS 引流 PFC 的临床成功率、费用和不良事件。LAMS 治疗组均充分引流，而 DPPS 治疗组中有 10 例引流不充分。DPPS 的临床成功率为 25/38（64.9%），LAMS 的为 11/12（91.7%）。与此前研究不同，本研究中 DPPS 组比 LAMS 组重复引流频率增加（34.2% vs. 6.3%，$P = 0.032$）。DPPS 对非感染 PP 的引流费用明显较少；而引流感染 PP 和 WON 的费用相似。DPPS 的总不良事件发生率为 13.5%，而 LAMS 的不良事件发生率为 0%[42]。

Siddiqui 等对 313 例 WON 患者应用 DPPS、FCSEMS 和 LAMS 引流（其中 DPPS 106 例，FCSEMS 121 例，LAMS 86 例）疗效进行了研究。三种支架的技术成功率没有差异。然而，在 6 个月的随访中，使用 DPPS 治疗的患者中，WON 完全消除率明显低于 FCSEMS 和 LAMS 治疗组（81% vs. 95% vs. 90%；$P = 0.001$）。与 FCSEMS 和 DPPS 组相比，LAMS 组平均内镜治疗次数显著减少（2.2 vs. 3 vs. 3.6；$P = 0.04$）。313 例患者中，有 27 例（8.6%）发生不良事件，包括穿孔（6 例）、出血（8 例）、重复感染（9 例）和其他（7 例）。FCSEMS 组早期不良事件发生率较 DPPS 和 LAMS 组少（1.6% vs. 7.5% vs. 9.3%；$P < 0.01$）。总体而言，与 DPPS 相比，FCSEMS 或 LAMS 引流 WON 最有效[25]。

在一项回顾性病例对照研究中，Bang 等比较了 21 例 PP 引流患者（LAMS 引流 7 例，双猪尾塑料支架引流 14 例）和 39 例 WON 引流患者（LAMS 引流 14 例，塑料支架引流 26 例）使用 LAMS 和 DPPS 引流 PFC 的疗效。治疗成功的标准为：经过 8 周随访，CT 或 MRI 检查的 PP 或 WON ≤ 2 cm，并且患者症状消除。使用塑料支架和 LAMS 治疗 WON 的住院费用无明显差异，但使用塑料支架治疗 PP 的住院费用显著降低（ $18 996 vs. $58 649，$P = 0.03$）。手术成功治疗率为 80.9%（17/21），在 4 例治疗失败的患者中，3 例患者为 WON，1 例患者为 PP。本研究并没有证明 LAMS 治疗 PP 或 WON 的临床效果优于塑料支架。LAMS 的主要优点是缩短了操作时间，缺点是增加了成本[43]。

电凝增强 LAMS

最近，一种电凝增强 LAMS（electrocautery-enhanced LAMS，EC-LAMS）已用于 EUS 引导下的 PFC 引流。EC-LAMS 通过减少内镜医师的操作步骤，以更有效的方式进行 PFC 引流，并且在许多情况下完全不需要使用导丝。EC-LAMS 操作也不需要使用扩张导管，进一步节省了时间和额外耗材的成本。

有 3 项研究报道了共 131 例患者使用 EC-LAMS 引流 PFC。一项回顾性研究报道了采用 EC-LAMS 引流 25 例 PFC 的患者（PP 3 例，WON 22 例），在平均 7.8 个月的随访中，25 例（100%）患者获得技术成功，24 例（96%）患者 PFC 消除。1 例引流失败者为 WON 患者。不良事件发生率为 8%，包括支架阻塞（1 例），PFC 消除后支架移位至肠腔内（1 例）[44]。Rinninella 等对 13 个欧洲中心的 93 名 PFC 患者（80% 为复杂液体积聚）进行了大规模回顾性研究，技术成功率为 99%。在平均 320 天的随访中，86/93 例患者（92%）临床成功，无复发迹象。6/93 例患者（6%）治疗失败，其原因是：持续感染需要手术（3 例），经鼻囊肿引流导管引起的穿孔和明显出血（2 例）及需要扩大开窗清理坏死组织（1 例）。5/93 例（5%）发生明显不良事件，包括经鼻囊肿引流导管引起的穿孔和明显出血（2 例），气腹（1 例），DEN 时支架移位（1 例），引流后感染（1 例）[45]。

在最近 Adler 等的一项多中心回顾性研究中，13 例 PFC 患者（69% 为 WON 患者）接受了 EC-LAMS 引流，技术和临床成功率均为 100%。值得注意的是，9 例 WON 患者均进行了 DEN，平均随访时间为 2.5 个月，无复发迹象。有 1 例操作相关不良事件，1 例患者 LAMS 在释放后即刻移位，脱落至胃，遂被拔除。该患者随后被放置了第二个 EC-LAMS 进行引流[46]。总体而言，早期数据已证明 EC-LAMS 在 PFC 引流方面的安全和高效，正在逐渐被广泛采用。

不良事件

金属支架（LAMS 和 FCSEMS）与双猪尾塑料支架（DPPS）比较

关于 LAMS 与 DPPS 的安全性，最近一项有关 LAMS 与 DPPS 引流 PFC 的小型随机研究显示，50%（6/12）接受 LAMS 的患者出现支架相关不良事件，而接受 DPPS 的患者没有出现不良事件[47]。此前的一项研究中也得出类似的结果，接受 LAMS 的患者中有 10%（2/20）发生支架相关不良事件，接受 DPPS 的患者中有 2.5%（1/40）发生支架相关不良事件[36]。其他应用 LAMS 引流 PFC 较大样本量（47～124 例）的研究报道不良事件发生率为 5%～20%[6, 43, 48-50]。Bang 等建议所有接受 LAMS 的患者术后 3 周进行 CT 扫描，如 PFC 消失，应拔除支架[44]。目前，LAMS 放置后最佳拔除时间仍不明确。

Sharaiha 等在 230 例接受 DPPS（118 例）和 FCSEMS（112 例）治疗的 PP 患者中发现，使用 DPPS 治疗和 FCSEMS 治疗的患者的手术不良事件发生率分别为 31% 和 16%（$P = 0.006$）。多因素分析显示，使用塑料支架治疗的患者发生不良事件的可能性是使用 FCSEMS 治疗的患者的 2.9 倍（95% 置信区间，1.4~6.3）[29]。一项对 211 例接受 FCSEMS 治疗的 PFC 患者的大规模研究显示不良事件发生率为 21%，包括感染（11%）、出血（7%）、支架移位和（或）穿孔（3%）[21]。

关于金属支架（LAMS 和 FCSEMS）的不良事件发生率是否高于 DPPS，目前文献尚存争议。对包含 881 名 PFC 患者的 17 项研究总结的系统综述发现，使用金属支架与塑料支架治疗之间的不良事件（例如出血、继发性感染和支架移位）发生率无统计学显著差异[38]。而对 103 名 PFC 患者进行的另一项回顾性研究发现，与 DPPS 相比，LAMS 的不良事件发生率增加（53% vs. 12%，$P = 0.0003$），尤其是出血事件和非计划重复内镜检查增加[39]。对 49 名患者（31 名 PP 患者和 18 名 WON 患者）进行的一项回顾性研究发现，10 例接受 DPPS 治疗的患者引流不充分，而 LAMS 组为 0 例；此外，DPPS 和 LAMS 的总体不良事件发生率分别为 13.5% 和 0%[40]。一项前瞻性研究在 313 例患者中使用 DPPS、FCSEMS 和 LAMS 进行 WON 引流，总体不良事件发生率为 8.6%，包括穿孔（6 例）、出血（8 例）、双重感染（9 例）和其他（7 例）[41]。

EC-LAMS 法

总体而言，EC-LAMS 的不良事件发生率较低，只有 5%~8%。报告的最常见不良事件包括支架闭塞、支架移位、穿孔、出血以及感染[25, 43-44]。

感染

感染性胰腺坏死通常发生在坏死性胰腺炎首次发作后最初的 2~3 个月内，在第一周内发作较为罕见[51-52]。在临床研究中，不同类型支架置入后的继发性感染率差别较大，DPPS 为 2.7%~12%，FCSEMS 为 0%~28%，LAMS 为 0%~15.2%[16, 25, 28, 49, 51, 53-54]。

Guo 等研究了 83 例 EUS 引导下 PFC 引流术后感染的危险因素，发现有 7 例（8.4%）患者出现术后感染。7 例患者均有急性胰腺炎病史，囊肿直径均大于 15 cm。他们得出结论，囊肿直径是感染的独立风险因素，直径大于 15 cm 的囊肿应使用大直径 FCSEMS 或多个 DPPS 引流，以降低感染风险[53]。

一项对 93 名患者进行的回顾性研究令人惊讶地发现，较小直径支架（8.5 Fr 或更低）的二次感染率低于较大直径支架（10 Fr 或更大），分别为 3.4% 与 17.2%（$P = 0.138$）[16]。其原因尚不清楚，甚至有些费解。

一项个案报告描述了一个坏死性胰腺炎 2 年后发生的感染性胰腺坏死病例。使用 LAMS 对感染的胰腺坏死进行治疗，随后进行内镜下坏死切除术，以清除固体碎片[54]。该个案是有记录的从胰腺坏死开始到发生感染的最长间隔时间的报道。

支架移位和闭塞

文献报道的每种支架类型的移位发生率都有很大的差异，其中塑料支架的移位发生率为 0.7%~18%，FCSEMS 为 0%~10%，LAMS 为 3%~6.7%[25, 27-28, 55-60]。

在一项回顾性研究中，31 例 PP 患者经 DPPS 治疗，平均随访 12.6 个月，有 6 例（25%）因支架闭塞或移位而出现症状性复发，有 2 例继发感染，这 2 例患者均接受了新的 DPPS 支架治疗[17]。在 DPPS 中，闭塞率随着支架直径减小（如 7 Fr）而增加，因此通常使用较大直径的支架[11]。

结论

介入内镜医师可从 DPPS、FCSEMS 和 LAMS 支架中进行选择以用于 PFC 的内镜引流。DPPS 的技术和临床成功率较高，并且比 FCSEMS 和 LAMS 便宜，但更容易发生支架闭塞，尤其是在 WON 的情况下。因此，我们建议主要用于 PP 引流，而不是 WON。FCSEMS 的技术和临床成功率也很高。与 DPPS 相比，其闭塞风险降低，但支架移位率相似。与 LAMS 不同的是，FCSEMS 应用于与管腔狭窄相关的引流，而 LAMS 是为透壁途径设计的。与 DPPS 和 FCSEMS 相比，LAMS 在 WON 引流方面具有更高的技术和临床成功率。这可能是由于其直径较大，从而允许进行 DEN。内镜医师在 EUS 引导下的 PFC 引流中有许多安全有效的支架可选择，且临床成功率高。

参考文献

[1] Baillie J. Pancreatic pseudocysts (part I). Gastrointest Endosc. 2004;59(7):873–9. Review.

[2] Brun A, Agarwal N, Pitchumoni CS. Fluid collections in and around the pancreas in acute pancreatitis. J Clin Gastroenterol. 2011;45(7):614–25.

[3] Pelaez-Luna M, Vege SS, Petersen BT, Chari ST, Clain JE, Levy MJ, Pearson RK, Topazian MD, Farnell MB, Kendrick ML, Baron TH. Disconnected pancreatic duct syndrome in severe acute pancreatitis: clinical and imaging characteristics and outcomes in a cohort of 31 cases. Gastrointest Endosc. 2008;68(1):91–7.

[4] Banks PA, Bollen TL, Dervenis C, Gooszen HG, Johnson CD, Sarr MG, Tsiotos GG, Vege SS, Acute Pancreatitis Classification Working Group. Classification of acute pancreatitis—2012: revision of the Atlanta classification and definitions by international consensus. Gut. 2013;62(1):102–11.

[5] Morgan DE, Baron TH, Smith JK, Robbin ML, Kenney PJ. Pancreatic fluid collections prior to intervention: evaluation with MR imaging compared with CT and US. Radiology. 1997;203(3):773–8.

[6] Dhaka N, Samanta J, Kochhar S, Kalra N, Appasani S, Manrai M, Kochhar R. Pancreatic fluid collections: what is the ideal imaging technique? World J Gastroenterol. 2015;21(48):13403–10.

[7] Rana SS, Bhasin DK, Reddy YR, Sharma V, Rao C, Sharma RK, Gupta R. Morphological features of fluid collections on endoscopic ultrasound in acute necrotizing pancreatitis: do they change over time? Ann Gastroenterol. 2014;27(3):258–61.

[8] Siddiqui AA, Adler DG, Nieto J, Shah JN, Binmoeller KF, Kane S, Yan L, Laique SN, Kowalski T, Loren DE, Taylor LJ, Munigala S, Bhat YM. EUS-guided drainage of peripancreatic fluid collections and necrosis by using a novel lumen-apposing stent: a large retrospective, multicenter U.S. experience (with videos). Gastrointest Endosc. 2016;83(4):699–707.

[9] Adler DG, Siddiqui AA. What's in a name? Pancreatic pseudocysts, walled-off necrosis, and pancreatic fluid collections. Endosc Ultrasound. 2016;5(4):215–7.

[10] Seewald S, Ang TL, Kida M, Teng KY, Soehendra N, EUS 2008 Working Group. EUS 2008 Working Group document: evaluation of EUS-guided drainage of pancreatic-fluid collections (with video). Gastrointest Endosc. 2009;69(2 Suppl):S13–21.

[11] Teoh AY, Dhir V, Jin ZD, Kida M, Seo DW, Ho KY. Systematic review comparing endoscopic, percutaneous and surgical pancreatic pseudocyst drainage. World J Gastrointest Endosc. 2016;8(6):310–8.

[12] Ang TL, Teoh AYB. Endoscopic ultrasonography-guided drainage of pancreatic fluid collections. Dig Endosc. 2017;29(4):463–71.

[13] Mangiavillano B, Pagano N, Baron TH, Arena M, Iabichino G, Consolo P, Opocher E, Luigiano C. Biliary and pancreatic stenting: devices and insertion techniques in therapeutic endoscopic retrograde cholangiopancreatography and endoscopic ultrasonography. World J Gastrointest Endosc. 2016; 8(3):143–56.

[14] Wiersema MJ. Endosonography-guided cystoduodenostomy with a therapeutic ultrasound endoscope. Gastrointest Endosc. 1996;44(5):614–7.

[15] Giovannini M, Bernardini D, Seitz JF. Cystogastrotomy entirely performed under endo-sonography guidance for pancreatic pseudocyst: results in six patients. Gastrointest Endosc. 1998; 48(2):200–3.

[16] Seifert H, Dietrich C, Schmitt T, Caspary W, Wehrmann T. Endoscopic ultrasound-guided one-step transmural drainage of cystic abdominal lesions with a large-channel echo endoscope. Endoscopy. 2000;32(3):255–9.

[17] Seicean A, Stan-Iuga R, Badea R, Tantau M, Mocan T, Seicean R, Iancu C, Pascu O. The safety of endo-scopic ultrasonography-guided drainage of pancreatic fluid collections without fluoroscopic control: a single tertiary center experience. J Gastrointestin Liver Dis. 2011;20(1):39–45.

[18] Lin H, Zhan XB, Sun SY, Yang XJ, Jin ZD, Zou DW, Li ZS. Stent selection for endoscopic ultrasound-guided drainage of pancreatic fluid collections: a multicenter study in China. Gastroenterol Res Pract. 2014;2014:193562.

[19] Lopes CV, Pesenti C, Bories E, Caillol F, Giovannini M. Endoscopic ultrasound-guided endoscopic transmural drainage of pancreatic pseudocysts. Arq Gastroenterol. 2008;45(1):17–21.

[20] Antillon MR, Shah RJ, Stiegmann G, Chen YK. Single-step EUS-guided transmural drainage of simple and complicated pancreatic pseudocysts. Gastrointest Endosc. 2006;63(6):797–803.

[21] Singhal S, Rotman SR, Gaidhane M, Kahaleh M. Pancreatic fluid collection drainage by endo-scopic ultrasound: an update. Clin Endosc. 2013; 46(5):506–14.

[22] Bang JY, Varadarajulu S. Metal versus plastic stent for transmural drainage of pancreatic fluid collections. Clin Endosc. 2013;46(5):500–2.

[23] Vazquez-Sequeiros E, Baron TH, Pérez-Miranda M, Sánchez-Yagüe A, Gornals J, Gonzalez-Huix F, de la Serna C, Gonzalez Martin JA, Gimeno-Garcia AZ, Marra-Lopez C, Castellot A, Alberca F, Fernandez-Urien I, Aparicio JR, Legaz ML, Sendino O, Loras C, Subtil JC, Nerin J, Perez-Carreras M, Diaz-Tasende J, Perez G, Repiso A, Vilella A, Dolz C, Alvarez A, Rodriguez S, Esteban JM, Juzgado D, Albillos A, Spanish Group for FCSEMS in Pancreas Collections. Evaluation of the short- and long-term effectiveness and safety of fully covered self-expandable metal stents for drainage of pancreatic fluid collections: results of a Spanish nationwide registry. Gastrointest Endosc. 2016;84(3):450–457.e2.

[24] Varadarajulu S, Wilcox CM, Latif S, Phadnis M, Christein JD. Management of pancreatic fluid collections: a changing of the guard from surgery to endoscopy. Am Surg. 2011;77(12):1650–5.

[25] Siddiqui AA, Kowalski TE, Loren DE, Khalid A, Soomro A, Mazhar SM, Isby L, Kahaleh M, Karia K, Yoo J, Ofosu A, Ng B, Sharaiha RZ. Fully covered self-expanding metal stents versus lumen-apposing fully covered self-expanding metal stent versus plastic stents for endoscopic drainage of pancreatic walled-off necrosis: clinical outcomes and success. Gastrointest Endosc. 2017;85(4):758–65.

[26] Adler DG. Drainage of a symptomatic pancreatic pseudocyst via a fully covered self expanding metal stent (FCSEMS). Pract Gastroenterol. 2014;4:26–30.

[27] Berzosa M, Maheshwari S, Patel KK, Shaib YH. Single-step endoscopic ultrasonography-guided drainage of peripancreatic fluid collections with a single self-expandable metal stent and standard linear echoendoscope. Endoscopy. 2012;44(5):543–7.

[28] Weilert F, Binmoeller KF, Shah JN, Bhat YM, Kane S. Endoscopic ultrasound-guided drainage of pancreatic fluid collections with indeterminate adherence using temporary covered metal stents. Endoscopy. 2012;44(8):780–3.

[29] Talreja JP, Shami VM, Ku J, Morris TD, Ellen K, Kahaleh M. Transenteric drainage of pancreatic-fluid collections with fully covered self-expanding metallic stents (with video). Gastrointest Endosc. 2008;68(6):1199–203.

[30] Penn DE, Draganov PV, Wagh MS, Forsmark CE, Gupte AR, Chauhan SS. Prospective evaluation of the use of fully covered self-expanding metal stents for EUS-guided transmural drainage of pancreatic pseudocysts. Gastrointest Endosc. 2012;76(3):679–84.

[31] Sharaiha RZ, DeFilippis EM, Kedia P, Gaidhane M, Boumitri C, Lim HW, Han E, Singh H, Ghumman SS, Kowalski T, Loren D, Kahaleh M, Siddiqui A. Metal versus plastic for pancreatic pseudocyst drainage: clinical outcomes and success. Gastrointest Endosc. 2015;82(5):822–7.

[32] Binmoeller KF, Shah J. A novel lumen-apposing stent for transluminal drainage of nonadherent extraintestinal fluid collections. Endoscopy. 2011;43(4):337–42.

[33] Itoi T, Nageshwar Reddy D, Yasuda I. New fully covered self-expandable metal stent for endoscopic ultrasonography-guided intervention in infectious walled-off pancreatic necrosis (with video). J Hepatobiliary Pancreat Sci. 2013;20(3):403–6.

[34] Moon JH, Choi HJ, Kim DC, Lee YN, Kim HK, Jeong SA, et al. A newly designed fully covered metal stent for lumen apposition in EUS-guided drainage and access: a feasibility study (with videos). Gastrointest Endosc. 2014;79(6):990–5.

[35] Baron TH, Harewood GC, Morgan DE, Yates MR. Outcome differences after endoscopic drainage of pancreatic necrosis, acute pancreatic pseudocysts, and chronic pancreatic pseudocysts. Gastrointest Endosc. 2002;56(1):7–17.

[36] Lee HS, Chung MJ. Past, present, and future of gastrointestinal stents: new endoscopic ultrasonography-guided metal stents and future developments. Clin Endosc. 2016;49(2):131–8.

[37] McVay T, Adler DG. EUS-guided drainage of pancreatic fluid collections: double pigtails, metal biliary, or dedicated transluminal stents? Endosc Ultrasound. 2015;4(1):1–3.

[38] Bang JY, Hasan MK, Navaneethan U, Sutton B, Frandah W, Siddique S, et al. Lumen apposing metal stents (LAMS) for drainage of pancreatic fluid collections: when and for whom? Dig Endosc. 2017;29:83.

[39] Varadarajulu S, Tamhane A, Blakely J. Graded dilation technique for EUS-guided drainage of peripancreatic fluid collections: an assessment of outcomes and complications and technical proficiency (with video). Gastrointest Endosc. 2008;68(4):656–66.

[40] Bang JY, Hawes R, Bartolucci A, Varadarajulu S. Efficacy of metal and plastic stents for transmural drainage of pancreatic fluid collections: a systematic review. Dig Endosc. 2015;27(4):486–98.

[41] Lang GD, Fritz C, Bhat T, Das KK, Murad FM, Early DS, Edmundowicz SA, Kushnir VM, Mullady DK. EUS-guided drainage of peripancreatic fluid collections with lumen-apposing metal stents and plastic double-pigtail stents: comparison of efficacy and adverse event rates. Gastrointest Endosc. 2018;87:150.

[42] Ang TL, Kongkam P, Kwek AB, Orkoonsawat P, Rerknimitr R, Fock KM. A two-center comparative study of plastic and lumen-apposing large diameter self-expandable metallic stents in endoscopic ultrasound-guided drainage of pancreatic fluid collections. Endosc Ultrasound. 2016;5(5):320–7.

[43] Bang JY, Hasan MK, Navaneethan U, Sutton B, Frandah W, Siddique S, Hawes RH, Varadarajulu S. Lumen-apposing metal stents for drainage of pancreatic fluid collections: when and for whom? Dig Endosc. 2017;29(1):83–90.

[44] Yoo J, Yan L, Hasan R, Somalya S, Nieto J, Siddiqui AA. Feasibility, safety, and outcomes of a single-step endoscopic ultrasonography-guided drainage of pancreatic fluid collections without fluoroscopy using a novel electrocautery-enhanced lumen-apposing, self-expanding metal stent. Endosc Ultrasound. 2017;6(2):131–5.

[45] Rinninella E, Kunda R, Dollhopf M, Sanchez-Yague A, Will U, Tarantino I, Gornals Soler J, Ullrich S, Meining A, Esteban JM, Enz T, Vanbiervliet G, Vleggaar F, Attili F, Larghi A. EUS-guided drainage of pancreatic fluid collections using a novel lumen-apposing metal stent on an electrocautery-enhanced delivery system: a large retrospective study (with video). Gastrointest Endosc. 2015;82(6):1039–46.

[46] Adler DG, Taylor LJ, Hasan R, Siddiqui AA. A retrospective study evaluating endoscopic ultrasound-guided drainage of pancreatic fluid collections using a novel lumen-apposing metal stent on an electrocau-tery enhanced delivery system. Endosc Ultrasound. 2017;6(6):389–93. https://doi.org/10.4103/eus.eus_4_17.

[47] Bang JY, Hasan M, Navaneethan U, Hawes R, Varadarajulu S. Lumen-apposing metal stents (LAMS) for pancreatic fluid collection (PFC) drainage: may not be business as usual. Gut. 2017;66:2054.

[48] Walter D, Will U, Sanchez-Yague A, Brenke D, Hampe J, Wollny H, López-Jamar JM, Jechart G, Vilmann P, Gornals JB, Ullrich S, Fähndrich M, de Tejada AH, Junquera F, Gonzalez-Huix F, Siersema PD, Vleggaar FP. A novel lumen-apposing metal stent for endoscopic ultrasound-guided

drainage of pancreatic fluid collections: a prospective cohort study. Endoscopy. 2015;47(1):63–7.

[49] Chandran S, Efthymiou M, Kaffes A, Chen JW, Kwan V, Murray M, Williams D, Nguyen NQ, Tam W, Welch C, Chong A, Gupta S, Devereaux B, Tagkalidis P, Parker F, Vaughan R. Management of pancreatic collections with a novel endoscopically placed fully covered self-expandable metal stent: a national experience (with videos). Gastrointest Endosc. 2015;81(1):127–35.

[50] Sharaiha RZ, Tyberg A, Khashab MA, Kumta NA, Karia K, Nieto J, Siddiqui UD, Waxman I, Joshi V, Benias PC, Darwin P, DiMaio CJ, Mulder CJ, Friedland S, Forcione DG, Sejpal DV, Gonda TA, Gress FG, Gaidhane M, Koons A, DeFilippis EM, Salgado S, Weaver KR, Poneros JM, Sethi A, Ho S, Kumbhari V, Singh VK, Tieu AH, Para V, Likhitsup A, Womeldorph C, Casey B, Jonnalagadda SS, Desai AP, Carr-Locke DL, Kahaleh M, Siddiqui AA. Endoscopic therapy with lumen-apposing metal stents is safe and effective for patients with pancreatic walled-off necrosis. Clin Gastroenterol Hepatol. 2016;14:1797.

[51] Besselink MG, van Santvoort HC, Boermeester MA, Nieuwenhuijs VB, van Goor H, Dejong CH, Schaapherder AF, Gooszen HG, Dutch Acute Pancreatitis Study Group. Timing and impact of infections in acute pancreatitis. Br J Surg. 2009; 96(3):267–73.

[52] van Santvoort HC, Besselink MG, Bakker OJ, Hofker HS, Boermeester MA, Dejong CH, van Goor H, Schaapherder AF, van Eijck CH, Bollen TL, van Ramshorst B, Nieuwenhuijs VB, Timmer R, Laméris JS, Kruyt PM, Manusama ER, van der Harst E, van der Schelling GP, Karsten T, Hesselink EJ, van Laarhoven CJ, Rosman C, Bosscha K, de Wit RJ, Houdijk AP, van Leeuwen MS, Buskens E, Gooszen HG, Dutch Pancreatitis Study Group. A step-up approach or open necrosectomy for necrotizing pancreatitis. N Engl J Med. 2010;362(16):1491–502.

[53] Guo J, Feng L, Sun S, Ge N, Liu X, Wang S, Wang G, Sun B. Risk factors for infection after endoscopic ultrasonography-guided drainage of specific types of pancreatic and peripancreatic fluid collections (with video). Surg Endosc. 2016;30(7):3114–20.

[54] Eliason K, Adler DG. Endoscopic ultrasound-guided transmural drainage of infected pancreatic necrosis developing 2 years after acute pancreatitis. Endosc Ultrasound. 2015;4(3):260–5.

[55] Kahaleh M, Shami VM, Conaway MR, Tokar J, Rockoff T, De La Rue SA, de Lange E, Bassignani M, Gay S, Adams RB, Yeaton P. Endoscopic ultrasounddrainage of pancreatic pseudocyst: a prospective comparison with conventional endoscopic drainage. Endoscopy. 2006;38(4):355–9.

[56] Ahlawat SK, Charabaty-Pishvaian A, Jackson PG, Haddad NG. Single-step EUS-guided pancreatic pseudocyst drainage using a large channel linear array echoendoscope and cystotome: results in 11 patients. JOP. 2006;7(6):616–24.

[57] Itoi T, Binmoeller KF, Shah J, Sofuni A, Itokawa F, Kurihara T, Tsuchiya T, Ishii K, Tsuji S, Ikeuchi N, Moriyasu F. Clinical evaluation of a novel lumen-apposing metal stent for endosonography-guided pancreatic pseudocyst and gallbladder drainage (with videos). Gastrointest Endosc. 2012;75(4):870–6.

[58] Shah RJ, Shah JN, Waxman I, Kowalski TE, Sanchez-Yague A, Nieto J, Brauer BC, Gaidhane M, Kahaleh M. Safety and efficacy of endoscopic ultrasound-guided drainage of pancreatic fluid collections with lumen-apposing covered self-expanding metal stents. Clin Gastroenterol Hepatol. 2015;13(4):747–52.

[59] Bapaye A, Itoi T, Kongkam P, Dubale N, Mukai S. New fully covered large-bore wide-flare removable metal stent for drainage of pancreatic fluid collections: results of a multicenter study. Dig Endosc. 2015;27(4):499–504.

[60] Varadarajulu S, Christein JD, Wilcox CM. Frequency of complications during EUS-guided drainage of pancreatic fluid collections in 148 consecutive patients. J Gastroenterol Hepatol. 2011;26(10):1504–8.

第 2 章 内镜超声引导下胆管入路和引流：顺行入路

著者 Nan Ge，Siyu Sun
译者 王国栋 吴 晰

引言

内镜超声引导的胆管引流（EUS-BD）

内镜超声（endoscopic ultrasound，EUS）结合内镜和超声用于胃肠道和邻近结构检查，增进了我们对许多疾病状态的理解[1-3]。1992 年首次报告了 EUS 引导的细针穿刺活检（fine needle aspiration，FNA），已证明其在恶性肿瘤的准确诊断和分期方面优于单纯 EUS，从而有助于治疗选择。EUS 也是一种独特、有效和微创的治疗技术[4]，也可施行胆管引流[5]。

自 2001 年 EUS 引导的胆管引流（EUS-guided biliary drainage，EUS-BD）出现以来[6-7]，已充分证明了该方法的有效性和安全性。最近的一项 meta 分析显示，EUS-BD 在治疗应用中的技术成功率为 90%~95%，内镜逆行胰胆管造影术（endoscopic retrograde cholangiopancreatography，ERCP）失败后的不良事件累积发生率相对较低（14%~17%）[8]。这些数据得到了一项新的国际多中心前瞻性研究的支持，该研究意向治疗分析显示，该技术对远端胆道恶性梗阻患者治疗具有相当高的技术成功率（95.7%）和临床成功率（95%），不良事件发生率为 10.5%。和经皮经肝胆管引流术（percutaneous transhepatic biliary drainage，PTBD）相比，EUS-BD 在引流管脱位、复发感染、急性胆管炎、气胸和美观（由于外部引流）方面具有优势[9]。

对接技术和 EUS 引导胆总管十二指肠造瘘术（EUS-guided choledochoduodenostomy，EUS-CDS）、EUS 引导肝胃造瘘术（EUS-guided hepaticogastrostomy，EUS-HGS）或肝胆十二指肠造瘘术、EUS 引导顺行（EUS-guided antegrade，EUS-AG）支架置入术是 EUS-BD 最常见的干预技术。

EUS-AG

对于由于手术解剖结构改变[10]、十二指肠梗阻或无法乳头插管导致 ERCP 失败的胆管结石（bile duct stones，BDS）或胆管梗阻（bile duct obstruction，BDO）患者，EUS-AG 支架置入术是一种可行的治疗选择。

与其他 EUS 引导技术相比，EUS-AG 支架置入术操作可能具有几个优势，尤其是对于因手术发生解剖结构改变而无法进行胆总管十二指肠造瘘术的患者。同样，与 HGS 相比，EUS-AG 支架置入术可降低支架移位的发生率。肠道内容物长期反流入胆道系统是一种潜在风险。EUS-AG 支架置入术维持支架更持久通畅，且不良事件（如胆汁性腹膜炎）更少。EUS-AG 支架置入术有望成为治疗胆道疾病安全有效的替代方案（表 2.1）。

表 2.1　EUS-AG 支架置入术研究汇总

研究	作者	治疗	病因	技术成功	临床成功	不良事件	穿刺点封闭
1[11]	Godat	SEMS 支架置入 20/20	恶性胆管梗阻 1/20 良性胆管消化道吻合口狭窄 19/20	20/20	17/20	反复梗阻性胆管炎 1/20 感染 2/20	否
2[12]	Iwashita	SEMS 支架置入 1/6 球囊扩张（1~15 mm）和取石术 5/6	恶性胆管梗阻 1/6 胆总管结石 4/6 吻合口狭窄 1/6	6/6	6/6	轻度胰腺炎 1/6 轻度腹痛 1/6	否
3[13]	Ogura	SEMS 支架置入	恶性胆管梗阻	42/49	40/49	高淀粉酶血症 4/49 出血 1/49	否
4[14]	Iwashita	SEMS 支架置入	恶性胆管梗阻 胆管梗阻	19/20	19/20	轻度胰腺炎 3/20 轻度发热 1/20	否

适应证

- 梗阻性黄疸和 ERCP 失败或无法达到壶腹部者
  - （a）手术解剖改变；
  - （b）上消化道梗阻；
  - （c）原位肠内支架；
  - （d）胆管插管困难（壶腹周围憩室或浸润性肿瘤影响）。
- 胆总管结石和 ERCP 失败或无法达到壶腹部者
  - （a）手术解剖改变；
  - （b）上消化道梗阻；
  - （c）原位肠内支架；
  - （d）胆管插管困难（壶腹周围憩室或浸润性肿瘤影响）。

禁忌证

- EUS（包括 ERCP）禁忌证；
- 凝血功能检查和血小板计数异常；

17

- 重度器官衰竭；
- 未能获得同意。

器械（表2.2）

EUS-AG胆汁引流术建议的器械如下。不同厂家的不同设备均可能应用于本操作。

- 穿刺针和扩张器
  - （a）19 G EchoTip 穿刺针或 EchoTip Access 穿刺针（Cook Medical, Bloomington, IN，美国）。EchoTip Access 穿刺针可以在操作过程中防止导丝削皮的发生。在 Godat 等进行的研究中[11]，19 G EchoTip 穿刺针和 19 G EchoTip Access 穿刺针均用于肝内胆管（intrahepatic bile duct, IHBD）穿刺，最终 19 G EchoTip 穿刺针的成功率更高（16/16，100% vs. 5/7，71%）。本研究中未记录到导丝削皮事件发生。
  - （b）波士顿 19 G Flexible 穿刺针（BostonScientific Corp, Marlborough, Ma，美国）。
  - （c）SonoTip Pro Control 19 G 穿刺针（Medi-Global GmbH, Rosenheim，德国；Medico's Hirata Inc, Osaka，日本）。
  - （d）扩张器（肝胃通道扩张）。
  - （e）6 Fr 囊肿切开刀（ENDO-FLEX GmbH）用于扩张肝胃通道或胆道狭窄。
  - （f）6 Fr、8 Fr Soehendra 胆道扩张导管（Cook Medical）。
  - （g）6 Fr 电扩张器（Cysto-Gastro-Set；Endo-Flex, Voerde，德国）。
  - （h）球囊，用于扩张胆道狭窄。
  - （i）6 Fr、7Fr Bougie 扩张器（PD-SS6F180C；Gadelius Medical, Tokyo，日本）。
- 导丝
  - （a）0.035 英寸（Tracer Metro Direct Wire Guide, Cook Medical or Radiofocus, Terumo, Tokyo，日本）。
  - （b）囊肿导丝（镍钛诺无涂层；Medi-GloveGmbH）。
  - （c）0.025 英寸（VisiGlide, Olympus, Tokyo，日本或 Revowave, PiolaxMedical Devices, Kanagawa，日本）。
  - （d）22 G 穿刺针带 0.018 英寸的导丝也是一些术者的选择。

表2.2　EUS-AG 支架置入术研究中的器械使用

	针	导丝（英寸）	扩张器	ENBD	支架
1	19 G EchoTip（16/20） 19 G EchoTip Access（7/20）	0.035	囊肿切开刀 6Fr		非覆膜金属支架
2	19 G EchoTip（7/7）	0.025	Bougie 扩张器 7Fr	5/6	非覆膜金属支架
3	19 G SonoTip Pro Control 19 G EchoTip Ultra	0.025	扩张导管（23/49） 球囊导管（24/49） 电扩张器（1/49）		部分覆膜金属支架
4	19 G SonoTip Pro Control	0.025	Bougie 扩张器 6Fr	3/19	非覆膜 SEMS 支架

操作方法

- EUS-AG 胆管结石清除（图 2.1）

  （a）EUS 扫描左肝叶肝内胆管（IHBD）扩张；

  （b）彩色多普勒识别并避开穿刺过程中的干扰血管；

  （c）EchoTip Ultra 内镜超声针通过内镜超声的工作通道，在 EUS 引导下穿刺胆管；

  （d）抽吸（针芯拔出后）以确认胆管穿刺成功；

  （e）将不透射线造影剂注入胆道以显示胆总管结石；

  （f）将导丝插入胆管；

  （g）操作导丝顺行穿过胆总管和乳头（最大限度地减少撤退动作，避免导丝表面受损）；

  （h）一旦导丝穿过乳头，拔出穿刺针，使用囊肿切开刀（6 Fr）扩张针道（肝胃通道）；

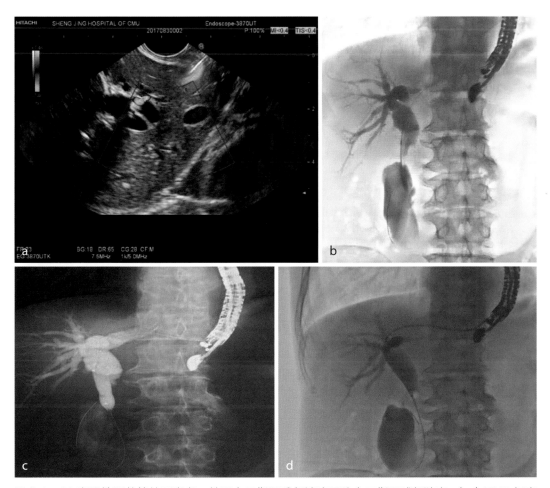

图 2.1 61 岁男性胆总管结石患者，并因十二指肠球部溃疡导致十二指肠球部狭窄。（a）EUS 扫查扩张的肝内胆管（左叶），通过 19 G 针穿刺；（b）导丝进入胆总管并穿过乳头，胆总管内注射造影剂；（c）通过球囊实现乳头扩张；（d）取石球囊将结石推至十二指肠腔内

（i）通过新形成的肝胃瘘道，在 X 线监视下将球囊扩张器置于乳头处（扩张器的直径取决于结石大小）；

（j）取石球囊在荧光透视引导下沿着导丝将结石推入胃肠道管腔内；

（k）必要时将鼻胆引流管（nasobiliary drainage，NBD）置入胃和肝瘘管。

- EUS-AG 胆管引流（图 2.2）

（a）EUS 肝扫描扩张的 IHBD；

（b）彩色多普勒识别并避开穿刺过程中的干扰血管；

（c）内镜超声针通过内镜超声的工作通道，在 EUS 引导下穿刺胆管；

（d）针尖进入胆道时，针芯拔出；

（e）抽吸（针芯拔出后）以确认胆管穿刺成功；

（f）将不透射线造影剂注入以显示胆管狭窄；

（g）将导丝插入胆管，通过狭窄进行操作（最大限度地减少撤回运动，以避免导丝表面损坏）；

（h）一旦导丝通过狭窄，则拔出穿刺针，使用囊肿切开刀（6 Fr）扩张针道；

（i）成功扩张后，在荧光透视引导下推入 SEMS（沿着导丝），在狭窄部位展开（最好是在经乳头位置）；

（j）必要时，将 NBD 置入胃和肝之间的瘘管中。

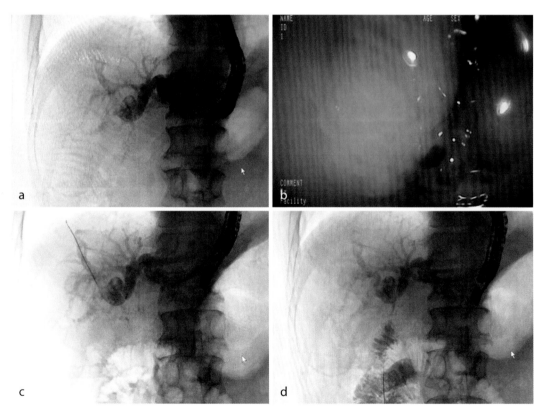

图 2.2　55 岁不可切除的恶性胆管梗阻患者，4 年前接受了胰十二指肠切除术，由于手术改变解剖结构，初始尝试 ERCP 失败。（a）导丝进入肝内胆管；（b）囊肿切开刀（6 Fr）扩张针道；（c）导丝与囊肿切开刀配合操作进入胆总管；（d）导丝穿过狭窄部位，进入十二指肠腔

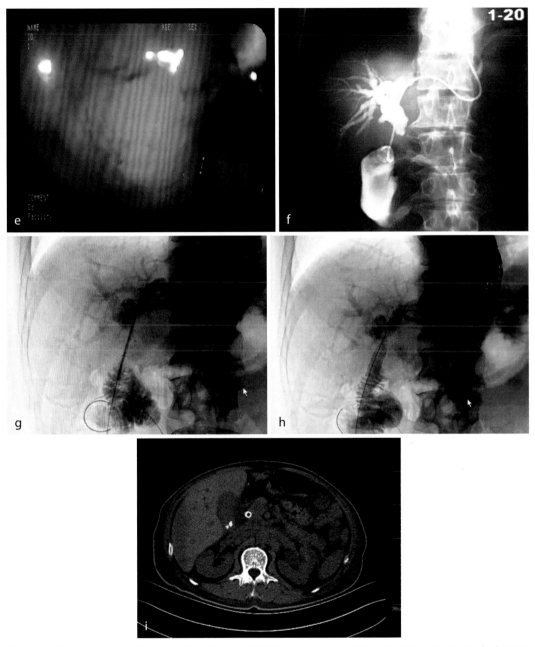

图 2.2（续）（e）将 ENBD 插入胆总管（内镜视图）；（f）X 线图像显示 NBD 通过乳头；（g）胆总管支架置入，既往狭窄；（h）在狭窄处展开的未覆膜金属支架；（i）CT 显示支架

成功率

尽管数据仍然有限，但 EUS-AG 支架置入术的技术和临床成功率相对较高（技术成功率：85.7%~100%；临床成功率：81.6%~100%）。在操作过程中可能会发生导丝剪切，这是失败的原因之一。一些医生可能使用小口径导丝（0.025 英寸）或 19 G EchoTip Access 针，以避免此问题。与 19 G EchoTip 针相比，19 G EchoTip Access 针

的缺点是胆管黏膜下刺入风险，以及 IHBD 穿刺的成功率较低。在一些情况下，胆道梗阻的程度可能会妨碍导丝进入肠道。

并发症

尚未报告 EUS-AG 支架置入术的严重并发症。其他轻微并发症包括梗阻性胆管炎、感染、胰腺炎、轻度腹痛和发热，发生率为 10%～33%。如前所述，应将胆道 SEMS 置于经乳头位置以缓解对胆汁流的阻力。部分学者[11]对本技术进一步延伸，通过一步法在 15%（3/20）的患者中置入第二个非覆膜 SEMS，并在 10%（2/20）的患者中放置鼻胆管确保 SEMS 通畅。在这项特殊试验中，10%（2/20）接受治疗的患者认为 EUS-AG 支架置入术引流不充分，因此一名患者同时接受 EUS-HGS 引流，另一名患者通过右侧 IHBD 经皮引流。

在任何研究中均未报告胆汁性腹膜炎。尽管由于胰管出口阻塞可能会导致急性胰腺炎，但在临床上，EUS-AG 支架的通畅性持久，不良事件风险较小。

对于术后解剖结构发生改变或乳头插管失败的胆道疾病患者，EUS-AG 支架置入术有可能是一种有效和安全的替代治疗方法。目前，与其他途径（ERCP、PTBD 或 EUS-HGS）相比，它显示出一些潜在优势。然而，没有足够的证据得出结论认为某种手术优于另一种。各种方法尚需要进一步研究比较。

参考文献

[1] Saftoiu A, Vilmann P, Bhutani MS. The role of contrast-enhanced endoscopic ultrasound in pancreatic adenocarcinoma. Endosc Ultrasound. 2016; 5(6):368–72.

[2] Sharma M, Rameshbabu CS, Dietrich CF, Rai P, Bansal R. Endoscopic ultrasound of the hepatoduodenal ligament and liver hilum. Endosc Ultrasound. 2016;7:168–74.

[3] De Castro VL, Moura EG, Chaves DM, Bernardo WM, Matuguma SE, Artifon EL. Endoscopic ultrasound versus magnetic resonance cholangiopancreatography in suspected choledocholithiasis: a systematic review. Endosc Ultrasound. 2016;5(2):118–28.

[4] Martin A, Kistler CA, Wrobel P, Yang JF, Siddiqui AA. Endoscopic ultrasound-guided pancreaticobiliary intervention in patients with surgically altered anatomy and inaccessible papillae: a review of current literature. Endosc Ultrasound. 2016;5(3):149–56.

[5] Mukai S, Itoi T. How should we use endoscopic ultrasonography-guided biliary drainage techniques separately? Endosc Ultrasound. 2016;5(2):65–8.

[6] Dhir V, Itoi T, Khashab MA, Park DH, Yuen Bun Teoh A, Attam R, et al. Multicenter comparative evaluation of endoscopic placement of expandable metal stents for malignant distal common bile duct obstruction by ERCP or EUS-guided approach. Gastrointest Endosc. 2015;81(4):913–23.

[7] Giovannini M, Moutardier V, Pesenti C, Bories E, Lelong B, Delpero JR. Endoscopic ultrasound-guided bilioduodenal anastomosis: a new technique for biliary drainage. Endoscopy. 2001;33(10):898–900.

[8] Sharaiha RZ, Khan MA, Kamal F, Tyberg A, Tombazzi CR, Ali B, et al. Efficacy and safety of EUS-guided biliary drainage in comparison with percutaneous biliary drainage when ERCP fails: a systematic review and meta-analysis. Gastrointest Endosc. 2017;85(5):904–14.

[9] Oh HC, Lee SK, Lee TY, Kwon S, Lee SS, Seo DW, et al. Analysis of percutaneous transhepatic cholangioscopy-related complications and the risk factors for those complications. Endoscopy. 2007;39(8):731–6.

[10] Nakai Y, Isayama H, Koike K. Two-step EUS-guided antegrade treatment of a difficult bile duct stone in a surgically altered anatomy patient. Dig Endosc. 2017;30:125–7.

[11] Godat S, Bories E, Caillol F, Pesenti C, Ratone JP, de Cassan C, et al. Efficacy and safety in case of technical success of endoscopic ultrasound-guided transhepatic antegrade biliary drainage: a report of a monocentric study. Endosc Ultrasound. 2017;6(3):181–6.

[12] Iwashita T, Yasuda I, Doi S, Uemura S, Mabuchi M, Okuno M, et al. Endoscopic ultrasound-guided antegrade treatments for biliary disorders in patients with surgically altered anatomy. Dig Dis Sci. 2013; 58(8):2417–22.

[13] Ogura T, Kitano M, Takenaka M, Okuda A, Minaga K, Yamao K, et al. A multicenter prospective evalua-tion study of endoscopic ultrasound-guided hepatico-gastrostomy combined with antegrade stenting (with video). Dig Endosc. 2017;30:252–9.

[14] Iwashita T, Yasuda I, Mukai T, Iwata K, Doi S, Uemura S, et al. Endoscopic ultrasound-guided antegrade biliary stenting for unresectable malignant biliary obstruction in patients with surgically altered anatomy: single-center prospective pilot study. Dig Endosc. 2017;29(3):362–8.

第 3 章　内镜超声引导下胆管引流：逆行入路

著者　Constantine Melitas, Douglas G. Adler
译者　王　敏　吴　晰

引言

内镜超声（EUS）对非直接接触的脏器结构也可探及，由此，与其他腔内操作相比具有多方面的优势。此外，由于疾病浸润，邻近结构可能会发生解剖结构改变，使得通常简单的管腔手术变得困难，有时甚至无法实施。因此，在胆道梗阻中，由于术后解剖结构改变或恶性胃出口梗阻，内镜逆行胰胆管造影术（endoscopic retrograde cholangiopancreatography，ERCP）失败或在技术上无法实现，EUS 则可用于直接通过肠壁进入胆道系统，以辅助胆管引流[1-3]。

如果内镜无法通过到达壶腹部和（或）胆道梗阻水平非常高（最常见的水平为分叉处），这时可采用 EUS 顺行入路，通常通过肝胃造瘘术，进入肝内胆道系统以辅助引流。如果壶腹部可及且标准 ERCP 插管技术失败或肝内胆管无扩张，则逆行 EUS 引导入路更有利[4]。

与肝内胆管途径相比，由于胆总管壁更厚，更接近肠腔，器械操作的稳定性更好，直接进入胆总管（common bile duct，CBD）成为 EUS 引导下胆管引流应用更为广泛的技术，具有更高的成功率[5]。

EUS 引导下对接技术

通过 EUS 逆行胆管引流有两种主要方法。第一种方法也被称为"对接"手术，在过去，该手术在介入放射科医师的帮助下进行[6]。通过内镜检查，可以通过肝内入路或肝外入路进行此操作[7]。肝内途径为经胃途径，而肝外方法为经十二指肠途径（通过十二指肠的第一或第二部分，称为 D1 和 D2）。在逆行入路中，使用 19 G 穿刺针进入胆管。为了进一步确保成功穿透胆道系统，应抽吸胆汁。此时应注射造影剂以显示胆道系统的解剖结构。然后使用长导丝经过穿刺针向下进入 CBD，然后通过壶腹进入十二指肠。最常见的是，针和导丝通过 D1 或 D2 逆行插入，然后沿着顺行方向操作导丝。

操作导丝是迄今为止最具挑战性的操作，因为其常常会卷绕在胆管中或远离目标方向前进。将导丝推进到所需位置可能是一个麻烦的过程，有时也是一个繁琐的过程。这通常是手术过程中最耗时的一个环节。然而，这是手术最关键的环节[4, 8-9]。

最近的研究表明，使用亲水性导丝和尽可能靠近壶腹的位置（如 D2）可以更容易地操作，并最大限度地减少与导丝操作相关的挑战[10]。然后，该导丝可通过 ERCP

24

逆行插入胆道系统。插管通过第一根导丝引导、应用第二根导丝逆行通过，可以简单地从第一个导丝旁边进入乳头，或者抓住第一根导丝并通过十二指肠镜将其拉出，以便将造影导管沿导丝推入。由术者决定选择这两种技术中的哪一种。

肝外与肝内 EUS 引导对接

肝外入路首先涉及内镜超声的正确定位。逆行途径的位置被称为"推"或"拉"位置[11-12]。推的位置类似于 ERCP 中的长通道，其中内镜超声沿着胃大弯行进。这通常将内镜超声的头端置于十二指肠球部或第二部分，方向朝向胆总管。位于此位置的细针穿刺活检（fine needle aspiration，FNA）针探出内镜后，穿过 CBD 头端朝向肝门。而拉的位置与 ERCP 中的短入路相似。在拉位置（短入路），内镜超声的头端与十二指肠壁齐平，超声探头更容易朝向胆总管远端。此位置的针头朝后、朝壶腹部方向。

当经十二指肠入路胆道系统引流时，推位置（长入路）的内镜更稳定，但可能限制FNA 针的可操作性[4]。针的操作性有时在推位置（长入路）更好，然而，内镜稳定性通常会受到影响。因此，内镜位置应基于个体化临床条件和解剖条件。当通过肝内胆管进入胆道系统时，内镜处于拉直位置，可有效实现穿刺针的可操作性和内镜的高度稳定性[4]。然而，由于到壶腹部的距离增加，该内镜位置可能会使导丝操作难度增加[10-11, 13]。

许多患者因胆道狭窄需要进行胆道减压。因此，一旦进入胆管，胆道造影是关键步骤，用以明确狭窄的存在、位置和程度。

通过左肝内胆管入路是理想的途径，因为该入路可使导丝更直接通过肝门并穿过狭窄[14]。在进行导丝操作时必须拔出 EUS 穿刺针，以避免剪断或切割导丝[15]。操作导丝成功通过狭窄后，可使用 4 mm 球囊扩张乳头和胆道系统，以便通过导丝推进支架顺利穿过狭窄的两端[15]。

胆总管十二指肠造瘘术

EUS 引导下逆行胆管引流的第二种方法是透壁支架置入术。透壁支架置入术可通过四种方法进行：胆总管十二指肠造瘘术、肝胃造瘘术、胆总管胃窦造瘘术和肝管十二指肠造瘘术，后两种方法很少应用[16-19]。逆行引流主要通过胆总管十二指肠造瘘术进行（图 3.1），该方法需要在十二指肠球部（D1）和 CBD 之间进行透壁支架置入术。该方法最早于 2001 年被报道，最常用于远端胆道梗阻和胃肠道解剖结构正常的患者[20]。解剖结构异常的患者可接受其他形式的逆行入路，包括胆总管空肠吻合。

进行胆总管十二指肠造瘘术时，首选内镜超声的推位置（长入路），针头朝向肝门[21]。应将内镜超声推进至十二指肠的第一部分，肝外胆管通常扩张且易于识别和显示。理想情况下，进入胆管的穿刺点处 CBD 扩张至少 5 mm，胆管段长度应为 1~3 cm，以便成功进行支架置入术[21]。通常使用 19 G 穿刺针以一定角度穿刺，便于导丝进入胆道系统。为了充分确认定位，应抽吸胆汁，并注射造影剂以显示胆道解剖结构。一些学者建议，应通过球囊、探条、电凝扩张器或细直径球囊扩张器扩张窦道，但这种操作并未统一[22-23]。

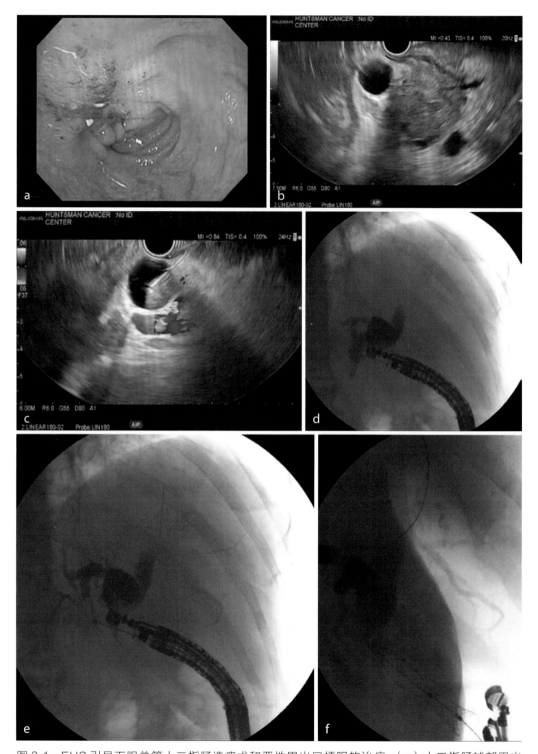

图 3.1　EUS 引导下胆总管十二指肠造瘘术和恶性胃出口梗阻的治疗。（a）十二指肠球部胃出口梗阻的内镜图像，标准 ERCP 无法到达壶腹部；（b）EUS 图像显示胰腺头巨大实性肿物阻塞 CBD，CBD 明显扩张；（c）使用 19 G 穿刺针以经十二指肠的方式穿刺 CBD；（d）通过穿刺针注射造影剂显示远端 CBD 狭窄；（e）导丝穿过穿刺针并进入近端胆道树；（f）透视图像显示通过导丝于胆总管十二指肠造瘘口展开全覆膜金属胆道支架

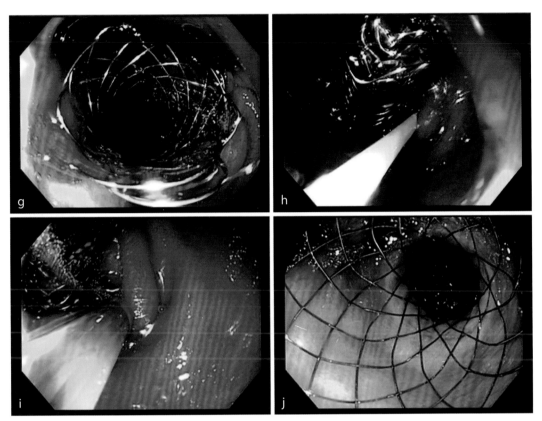

图 3.1（续）（g）内镜下图像显示，通过导丝于胆总管十二指肠造瘘口展开全覆膜金属胆道支架；（h）使用胆道球囊导管，导丝穿过胃出口梗阻处；（i）通过导丝推进 22 mm×60 mm 未覆膜肠道支架，并跨过胃出口梗阻处；（j）释放后的十二指肠支架，患者的胆道梗阻和胃出口梗阻在一次门诊手术中得到缓解

所选支架应放置在扩张的医源性瘘管内连接十二指肠和 CBD。传统上，长度大于 4 cm 且完全覆膜或部分覆膜的自膨式金属支架（self-expanding metal stents，SEMS）最常使用。大多数研究中也证实，应用该支架可降低支架移位风险[4, 24-29]。然而，随着双蘑菇头金属支架（lumen apposing metal stents，LAMS）的引入，成功率、手术难度和操作时间均得到了显著改善[30]（图 3.2）。

成功率

几项 meta 分析报告了 EUS 引导胆管引流术的成功率超过 90%[24-26, 31]，EUS 引导下对接技术的总体成功率约为 81%，且透壁支架置入术的总体成功率较高，接近 95%[25, 32]。自引入 EUS 引导的胆管引流术以来，其成功率已有所改善，并且与术者的经验累积相关，表明该操作属于复杂高风险手术，具有自身学习曲线[31]。同样，手术相关死亡率也显著降低[33]。成功率也受助手的经验影响，经验丰富的助手对导丝操作、支架释放和手术的其他环节更加熟悉，这有助于实现预期的手术效果[34]。

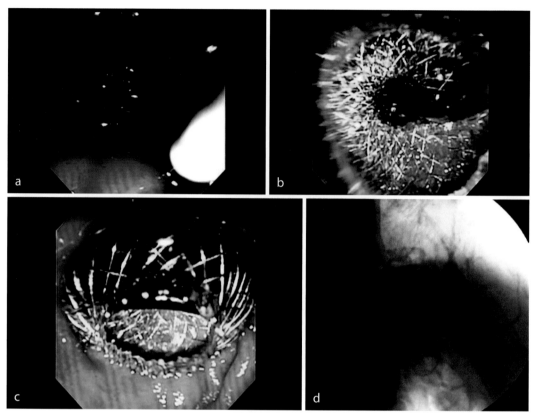

图 3.2　使用双蘑菇头金属支架（LAMS）进行胆总管十二指肠造瘘术。（a）在应用类似图 3.1 所用的方式将导丝送入 CBD 后，将 10 mm Axios 支架（Boston Scientific，Natick，MA）推送至胆总管十二指肠造瘘口；（b）在胆总管十二指肠造瘘口展开后即刻的 Axios 支架；（c）展开后 Axios 支架处于良好位置，大量胆汁排出；（d）透视图像显示患者胆管造影以及 Axios 支架位置良好，胆总管十二指肠瘘道畅通

在比较 EUS 引导下对接和透壁支架置入术时，关于哪种胆管引流方式更优，尚未达成共识。许多操作者明显受到他们自己使用一种或两种技术的经验影响。然而，在比较 EUS 引导下肝胃造瘘术和胆总管十二指肠造瘘术时，成功率和不良事件没有显著差异[25]。尽管如此，胆总管十二指肠造瘘术可能受益更多，其技术上更易直接向前推送支架，使支架功能丧失率更低，且 3 个月通畅率较高[35]。

不良事件

系统性综述显示，与 EUS 引导的胆管引流相关的总体并发症发生率在 16.5%～23.3%[24-26]。在一项包含超过 1100 例患者的大型系统性综述中，最常见的并发症包括：出血（4.03%）、胆漏（4.03%）、气腹（3.02%）、支架移位（2.68%）、胆管炎（2.43%）、腹痛（1.51%）和腹膜炎（1.26%）[24-26]。大多数并发症患者接受了保守治疗。并发症的类型通常与使用方法、使用器械、疾病过程和内镜医师的经验有关[33-34]。

据报道，与 EUS 引导下对接技术相关的并发症发生率约为 15%。这些并发症包括胆漏、气腹、包膜下血肿和胰腺炎（最常与手术的 ERCP 部分相关）[36]。

当比较 EUS 引导下胆管引流的方法时，发现肝外方法更安全，约 14% 的病例发生不良事件，而通过肝内方法发生不良事件的病例为 18%[37]。然而，在一项纳入近 30 个研究的 meta 分析中，透壁支架置入术的并发症发生率为 24%。最常见的不良事件为支架移位（5.4%）、气腹（3.4%）、腹膜炎（3%）、胆管炎（3%）、出血（2.8%）和胆漏（1.5%）[25]。在接受经十二指肠和经胃壁入路的患者中，这些并发症的发生率相似。

当比较胆道支架的使用时，有研究证明塑料支架的胆漏发生率显著增加，为 11%；而使用覆膜金属支架的病例为 4%[35]。针对这些手术的新型配件研究，如 LAMS、混合金属支架（由未覆膜的近端部分和已覆膜的远端部分组成）、钩状支架（带有锚钩的金属支架）和带有四个凸缘的猪尾塑料支架，已显示可以进一步减少支架相关的并发症发生[30, 38-43]。由于使用的大多数工具和器械均改自 ERCP，EUS 引导胆管引流的器械极少，针对该手术开发更多器械后，很可能会进一步降低手术并发症发生率。

其他胆管引流方法与 EUS 引导管道引流

当 ERCP 失败或不可行 ERCP 胆管引流术时，一种常用的替代方法是经皮胆管引流术。许多研究和系统性综述比较了经皮方法与 EUS 引导方法，并报告了相似的成功率和不良事件发生率[44]。然而，有研究发现经皮途径需要频繁的二次干预和更高的成本[45]。此外，当把二次干预手术考虑在内时，经皮入路手术的并发症发生率更高[45]。除了总体费用较高，经皮方法还有其他几个缺点，如其对生活方式的影响。这是一种体外引流，可能会干扰日常活动、亲密关系、外表，导致睡眠困难，甚至可能对穿衣造成影响。

其他研究将 EUS 引导胆管引流术与 ERCP 作为胆道减压的主要干预措施进行了比较。ERCP 和 EUS 引导的方法在恶性胆道梗阻的初次干预成功率相似，然而，EUS 引导的方法，尤其是透壁支架置入术，手术时间缩短[46-47]。此外，有研究将 ERCP 失败后 EUS 引导胆管引流与非 ERCP 失败 EUS 引导胆管引流进行了比较，发现两者成功率和不良事件发生率也相似[48]。

结论

EUS 引导逆行胆管引流术是令人兴奋的革命性方法，尤其适用于 ERCP 失败、解剖结构改变以及壶腹部不易探及的患者。研究已发现两种 EUS 引导逆行胆管引流方法非常安全有效，成功率高，并发症发生率可以接受。研究显示这些手术作为一线胆管减压策略具有前景。然而，还需要进一步的前瞻性研究证实。由于这些手术使用的大多数工具最初是为 ERCP 开发的，因此开发更多特定用于这些手术的器械以及由有经验的内镜医师进行手术很可能会进一步降低手术并发症发生率。此外，与经皮胆管引流术相比，手术时间缩短（尤其是透壁支架置入术的时间）和总成本降低可进一步帮助这些手术成为胆道减压的常规方法。

参考文献

[1] Ekkelenkamp VE, de Man RA, Ter Borg F, et al. Prospective evaluation of ERCP performance: results of a nationwide quality registry. Endoscopy. 2015; 47:503–7.

[2] Williams EJ, Ogollah R, Thomas P, et al. What predicts failed cannulation and therapy at ERCP? Results of a large-scale multicenter analysis. Endoscopy. 2012; 44:674–83.

[3] Widmer J, Sharaiha RZ, Kahaleh M. Endoscopic ultrasonography-guided drainage of the pancreatic duct. Gastrointest Endosc Clin N Am. 2013; 23:847–61.

[4] Iwashita T, Doi S, Yasuda I. Endoscopic ultrasound-guided biliary drainage: a review. Clin J Gastroenterol. 2014;7(2):94–102.

[5] Paik WH, Park DH. Endoscopic ultrasound-guided biliary access, with focus on technique and practical tips. Clin Endosc. 2017;50(2):104–11.

[6] De Cobelli F, Marra P, Diana P, Brembilla G, Venturini M, Therapeutic EUS. Biliary drainage—the interventional radiologist's perspective. Endosc Ultrasound. 2017;6(Suppl S3):127–31.

[7] Tarantino I, Barresi L, Repici A, Traina M. EUS-guided biliary drainage (EUS-BD): a case series. Endoscopy. 2008;40(4):336–9.

[8] Isayama H, Nakai Y, Kawakubo K, et al. The endoscopic ultrasonography-guided rendezvous technique for biliary cannulation: a technical review. J Hepatobiliary Pancreat Sci. 2013;20:413–20.

[9] Kahaleh M, Hernandez AJ, Tokar J, Adams RB, Shami VM, Yeaton P. Interventional EUS-guided cholangiography: evaluation of a technique in evolution. Gastrointest Endosc. 2006;64:52–9.

[10] Dhir V, Bhandari S, Bapat M, Maydeo A. Comparison of EUS-guided rendezvous and precut papillotomy techniques for biliary access (with videos). Gastrointest Endosc. 2012;75:354–9.

[11] Iwashita T, Lee JG, Shinoura S, Nakai Y, Park DH, Muthusamy VR, et al. Endoscopic ultrasound-guided rendezvous for biliary access after failed cannulation. Endoscopy. 2012;44(1):60–5.

[12] Kawakubo K, Isayama H, Sasahira N, Nakai Y, Kogure H, Hamada T, et al. Clinical utility of an endoscopic ultrasound-guided rendezvous technique via various approach routes. Surg Endosc. 2013;27:3437–43.

[13] Iwashita T, Yasuda I, Mukai T, et al. EUS-guided rendezvous for difficult biliary cannulation using a standardized algorithm: a multicenter prospective pilot study (with videos). Gastrointest Endosc. 2016;83:394–400.

[14] Park DB. Endoscopic ultrasonography-guided hepaticogastrostomy. Gastrointest Endosc Clin N Am. 2012;22:271–80. ix.

[15] Park DH, Jeong SU, Lee BU, et al. Prospective evaluation of a treatment algorithm with enhanced guidewire manipulation protocol for EUS-guided biliary drainage after failed ERCP (with video). Gastrointest Endosc. 2013;78:91–101.

[16] Itoi T, Itokawa F, Tsuchiya T, Tsuji S, Tonozuka R. Endoscopic ultrasound-guided choledochoantrostomy as an alternative extrahepatic bile duct drainage method in pancreatic cancer with duodenal invasion. Dig Endosc. 2013;25(Suppl 2):142–5.

[17] Cho MK, So H, Jung K, Lee JH, Park DH. Percutaneous transhepatic biliary drainage-assisted, endoscopic ultrasound-guided hepaticoduodenostomy for isolated complete right intrahepatic duct obstruction. Endoscopy. 2016;48:E317–8.

[18] Park do H. Endoscopic ultrasound-guided biliary drainage of hilar biliary obstruction. J Hepatobiliary Pancreat Sci. 2015;22:664–8.

[19] Park SJ, Choi JH, Park DH, et al. Expanding indica-tion: EUS-guided hepaticoduodenostomy for isolated right intrahepatic duct obstruction (with video). Gastrointest Endosc. 2013;78:374–80.

[20] Giovannini M, Moutardier V, Pesenti C, Bories E, Lelong B, Delpero JR. Endoscopic ultrasound-guided bilioduodenal anastomosis: a new technique for biliary drainage. Endoscopy. 2001;33:898–900.

[21] Oh D, Park DH, Song TJ, et al. Optimal biliary access point and learning curve for endoscopic ultrasound-guided hepaticogastrostomy with transmural stenting. Therap Adv Gastroenterol. 2017;10:42–53.

[22] Amano M, Ogura T, Onda S, et al. Prospective clinical study of EUS-guided biliary drainage using novel balloon catheter (with video). J Gastroenterol Hepatol. 2017;32:716–20.

[23] Ogura T, Takagi W, Onda S, et al. Endoscopic ultrasound-guided biliary drainage with a novel fine-gauge balloon catheter: simplified technique using a coaxial guidewire. Endoscopy. 2015;47(Suppl 1): E573–4.

[24] Khan MA, Akbar A, Baron TH, et al. Endoscopic ultrasound-guided biliary drainage: a systematic review and meta-analysis. Dig Dis Sci. 2016;61:684–703.

[25] Wang K, Zhu J, Xing L, Wang Y, Jin Z, Li Z. Assessment of efficacy and safety of EUS-guided biliary drainage: a systematic review. Gastrointest Endosc. 2016;83:1218–27.

[26] Moole H, Bechtold ML, Forcione D, Puli SR. A meta analysis and systematic review: success of endoscopic ultrasound guided biliary stenting in patients with inoperable malignant biliary strictures and a failed ERCP. Medicine. 2017;96:e5154.

[27] Khashab MA, Van derMerwe S, Kunda R, et al. Prospective international multicenter study on endoscopic ultrasound-guided biliary drainage for patients with malignant distal biliary obstruction after failed endoscopic retrograde cholangiopancreatography.Endosc Int Open. 2016;4:E487–96.

[28] Hara K, Yamao K, Mizuno N, et al. Endoscopic ultrasonography-guided biliary drainage: who, when, which, and how? World J Gastroenterol. 2016; 22:1297–303.

[29] Bruno MJ. Interventional endoscopic ultrasonography: where are we headed? Dig Endosc. 2017; 29:503–11.

[30] Kunda R, Pérez-Miranda M, Will U, et al. EUS-guided choledochoduodenostomy for malignant distal biliary obstruction using a lumen-apposing fully covered metal stent after failed ERCP. Surg Endosc. 2016;30:5002–8.

[31] Attasaranya S, Netinasunton N, Jongboonyanuparp T, et al. The spectrum of endoscopic ultrasound intervention in biliary diseases: a single center's experience in 31 cases. Gastroenterol Res Pract. 2012;2012:680753.

[32] Iwashita T, Lee JG. Endoscopic ultrasonography-guided biliary drainage: rendezvous technique. Gastrointest Endosc Clin N Am. 2012;22(2):249–58. viii–ix.

[33] Poincloux L, Rouquette O, Buc E, et al. Endoscopic ultrasound-guided biliary drainage after failed ERCP: cumulative experience of 101 procedures at a single center. Endoscopy. 2015;47:794–801.

[34] Vila JJ, Pérez-Miranda M, Vazquez-Sequeiros E, et al. Initial experience with EUS-guided cholangiopancreatography for biliary and pancreatic duct drainage: a Spanish national survey. Gastrointest Endosc. 2012;76:1133–41.

[35] Kawakubo K, Isayama H, Kato H, et al. Multicenter retrospective study of endoscopic ultrasound-guided biliary drainage for malignant biliary obstruction in Japan. J Hepatobiliary Pancreat Sci. 2014;21:328–34.

[36] Weilert F, Binmoeller KF. Endoscopic ultrasound-guided access to the bile duct: a new frontier. Gastrointest Interv. 2012;1(1):11–8.

[37] Alvarez-Sánchez MV, Jenssen C, Faiss S, Napoléon B. Interventional endoscopic ultrasonography: an overview of safety and complications. Surg Endosc. 2014;28:712–34.

[38] French JB, Coe AW, Pawa R. Endoscopic ultrasound-guided choledochoduodenostomy with a lumen-apposing, self-expandable fully covered metal stent for palliative biliary drainage. Clin J Gastroenterol. 2016;9:79–85.

[39] Sejpal DV, Trindade AJ, Vamadevan AS. Lumen-apposing metal stent placement for biliary drainage may be preferable in the setting of duodenal obstruc-tion when dual stenting is performed. Gastrointest Endosc. 2015;82:170.

[40] Brückner S, Arlt A, Hampe J. Endoscopic ultrasound-guided biliary drainage using a lumen-apposing self-expanding metal stent: a case series. Endoscopy. 2015;47:858–61.

[41] Cho DH, Lee SS, Oh D, et al. Long-term outcomes of a newly developed hybrid metal stent for EUS-guided biliary drainage (with videos). Gastrointest Endosc. 2017;85:1067–75.

[42] Song TJ, Lee SS, Park DH, Seo DW, Lee SK, Kim MH. Preliminary report on a new hybrid metal stent for EUS-guided biliary drainage (with videos). Gastrointest Endosc. 2014;80:707–11.

[43] Umeda J, Itoi T, Tsuchiya T, et al. A newly designed plastic stent for EUS-guided hepaticogastrostomy: a prospective preliminary feasibility study (with videos). Gastrointest Endosc. 2015;82:390–6.

[44] Artifon EL, Aparicio D, Paione JB, et al. Biliary drainage in patients with unresectable, malignant obstruction where ERCP fails: endoscopic ultrasonography-guided choledochoduodenostomy versus percutaneous drainage. J Clin Gastroenterol. 2012;46:768–74.

[45] Khashab MA, Valeshabad AK, Afghani E, et al. A comparative evaluation of EUS-guided biliary

drain-age and percutaneous drainage in patients with distal malignant biliary obstruction and failed ERCP. Dig Dis Sci. 2015;60:557–65.

[46] Hara K, Yamao K, Niwa Y, et al. Prospective clinical study of EUS-guided choledochoduodenostomy for malignant lower biliary tract obstruction. Am J Gastroenterol. 2011;106:1239–45.

[47] Kawakubo K, Kawakami H, Kuwatani M, et al. Endoscopic ultrasound-guided choledochoduodenostomy vs. transpapillary stenting for distal biliary obstruction. Endoscopy. 2016;48:164–9.

[48] Nakai Y, Isayama H, Yamamoto N, et al. Indications for endoscopic ultrasonography (EUS)-guided biliary intervention: does EUS always come after failed endoscopic retrograde cholangiopancreatography? Dig Endosc. 2017;29:218–25.

第4章　内镜超声引导下胆囊引流术

著者　Sunil Amin，Amrita Sethi
译者　王晓英　钟长青

引言

对于大多数患者，急性胆囊炎是一种外科疾病。腹腔镜胆囊切除术是手术患者的标准治疗，而患者状况较差时通常接受经皮胆囊造瘘置管[1-2]。内镜经乳头胆囊管支架置入术虽然可行，但技术专业程度要求较高，并且需要进行内镜逆行胰胆管造影术（endoscopic retrograde cholangiopancreatography，ERCP），会增加患者额外的手术相关风险。因此，胆囊管支架置入术通常用于经肝入路存在禁忌或解剖学上无法实施的患者[3-4]。然而，近年来内镜超声引导下透壁胆囊引流术（EUS-guided gallbladder drainage，EUS-GBD）无须外部引流导管或 ERCP，这已成为一种可行和可能达到同样疗效的选择。早期采用 EUS-GBD 的患者使用塑料或自膨式全覆膜金属胆道支架（fully covered metal self-expandable metal biliary stents，FCSEMS），但最近，双蘑菇头金属支架（lumen-apposing metal stent，LAMS）的使用已越来越广泛[5-8]。急性胆囊炎管理东京指南 2018（Tokyo Guidelines 2018）认为，在大规模三级医院，由技术熟练的内镜医师进行操作时，EUS-GBD 是高风险手术患者的恰当治疗方法[9]。该治疗方案的纳入是一种认知的转变，因为早期版本中不推荐使用 EUS-GBD[10]。本章将阐述 EUS-GBD 的原理、适应证、技术、并发症、预后和争议等方面的内容。

适应证 / 禁忌证

在考虑行 EUS-GBD 之前，必须满足几项要求。首先，患者应被诊断为急性胆囊炎，并且应是高风险手术者（预估死亡率高于 10%）或拒绝手术治疗者。2018 东京指南建议，经皮经肝胆囊引流（percutaneous transhepatic gallbladder drainage，PT-GBD）是高风险手术患者胆囊切除术的第一种替代方案，但同时指出，当由技术熟练的内镜医师进行手术时，包括 EUS-GBD 在内的内镜引流可在规模较大的医疗机构进行[9]。2013 东京指南（TG 13）将伴器官功能障碍的急性胆囊炎定义为Ⅲ级疾病，EUS-GBD 非常符合该类疾病[10]。在这类患者中，PT-GBD 与较高的死亡率、较高的再入院率和较长的住院时间相关[10-11]。

尽管不是绝对禁忌证，但应慎重考虑是否存在腹水或重度凝血功能障碍。在这种情况下，内镜下经乳头引流（置入胆囊管支架或鼻胆引流管）可能更合适。

技术 / 手术

一般而言，EUS-GBD 只能在三级医疗中心进行，如果发生并发症，内镜医师可获得外科和介入放射科医师的全力支持。尽管 EUS-GBD 手术技术有轻微变化，但总体流程如下。手术开始前，患者镇静（通常为全身麻醉），仰卧位或左侧卧位，并静脉注射抗生素。

然后将治疗性线阵内镜超声推进至胃窦幽门前或十二指肠球部，并通过内镜检查识别胆囊。必须选择适当的入路点，使胃肠道腔和胆囊壁之间的距离等于或小于可用 LAMS 的鞍长，且路径上没有血管穿行。然后进行一步法或两步法手术，以创建胆囊 - 胃造瘘术或胆囊 - 十二指肠造瘘术，随后放置金属支架。

在一步法操作中，15 mm 内径 LAMS（AXIOS-EC，Boston Scientific，Natick，MA）尖端为 10.8 F 的电凝导管，将其同时刺穿胆囊体或胆囊颈部并释放 LAMS（图 4.1）。尽管该方法也可以通过导丝引导方式进行（先插入导丝，再放置电凝增强导管），但一般认为放置导丝可能会将胆囊壁推离胃壁或十二指肠壁，从而增加支架误放或胆漏的风险。因此，无导丝操作似乎是最受青睐的方法。

在两步法手术中，首先使用 19 G 针穿刺胆囊，抽出胆汁，经针道推进 0.035 英寸（1 英寸 = 2.54 厘米）的导丝，并在胆囊腔内盘圈。然后在内镜引导下进行长导丝交换，并使用 6 mm 扩张球囊对瘘道进行快速扩张。这种扩张虽然必要，但不能扩张过度，以尽量降低长导丝交换过程中发生胆汁腹膜渗漏的风险[12-13]。然后将 10.8 F LAMS 导管沿导丝推进到胆囊腔中，其远端蘑菇头放置在胆囊中，近端蘑菇头放置在胃肠道腔中。

如果需要，采用这两种方法，可以使用标准扩张球囊通过内镜扩张 LAMS。此时，某些内镜医师会在结束手术之前通过 LAMS 置入一个短的双猪尾支架，或在几天后再给患者实施该手术。同样，内镜医师在手术细节方面存在差异，例如患者体位、是否在展开后扩张 LAMS（如果是，扩大到何种尺寸）以及是否需要置入双猪尾支架和置入时机。

并发症

meta 分析报告了 EUS-GBD 的不良事件发生率在 8%～17%[6, 14-15]。潜在的严重手术相关并发症可能包括胆漏、穿孔、支架移位和支架闭塞导致复发性胆囊炎。当按支架类型分层时，Anderoli 等报告了塑料支架、自膨式金属支架（self-expanding metal stents，SEMS）和 LAMS 的不良事件发生率分别为 18.2%、12.3% 和 9.9%[14]。不出意料，他们的数据表明了每种方法的利弊。胆漏仅与使用塑料支架相关（胆囊壁很容易与胃壁或十二指肠壁分离），而支架迁移和支架闭塞仅发生在 SEMS 中，LAMS 与较高的出血、感染和疼痛发生率相关。在一项 meta 分析中，仅对 LAMS 进行分析，最常见的早期不良事件为出血（3.9%，7/181）、支架移位（1.1%，2/181）和支架闭塞所致的复发性胆囊炎（1.7%，3/181）[15]。

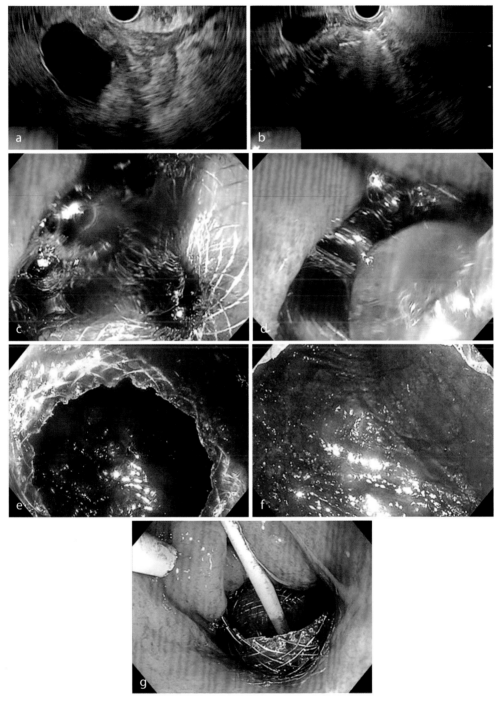

图 4.1 一名 64 岁转移性乳腺癌女性患者在 EUS 引导下经胃胆囊引流。(a) EUS 图像提示胆囊壁增厚和充满胆泥;(b) EUS 显示 AXIOS 释放第 3 步胆囊内远端蘑菇头展开(回拉导管将蘑菇头拉至并贴近胆囊壁);(c)展开 AXIOS 支架近端蘑菇头(胃侧)后引流胆囊内容物;(d)使用 CRE 球囊扩张展开后的支架管腔;(e)通过展开和扩张后的 AXIOS 支架观察胆囊壁;(f)使诊断性内镜通过展开和扩张后的 AXIOS 支架后,胆囊壁在内镜下的图像;(g)AXIOS 支架的胃镜下图像,通过 LAMS 管腔放置 7 F 双猪尾支架。由 Doug Adler、Amrita Sethi 和 Reem Z.Sharaiha 三位医学博士提供

围术期护理

对于接受 EUS-GBD 的患者，没有标准化的围术期管理方法。这些患者中大多数是高风险手术患者，可能因腹水或凝血功能障碍而不适合进行经皮经肝引流。因此，需个性化管理这些危重患者。然而，一般情况下，一旦确诊急性胆囊炎，患者应继续接受 NPO 和静脉抗生素治疗。患者术后通常需要住院治疗，保持 NPO 直至症状开始缓解，并至少数天持续使用广谱抗生素。一些医师给予患者传统肠内支架术后饮食（低渣），以降低支架闭塞的风险，但其他医师允许患者正常进食。

结局

已报道的 EUS-GBD 的技术和临床成功率均超过 90%。Anderoli 等对具有外科手术高风险的 166 例急性胆囊炎患者接受 EUS-GBD 进行了系统综述和 meta 分析，汇总技术成功率为 95.8%，临床成功率为 93.4%[14]。在对 155 例患者进行的 meta 分析（8 份系列报告和 12 份病例报告）中，Peñas-Herrero 等报告的成功率更高（分别为 97% 和 99%）[6]。最近，一项专门对 181 例 EUS-GBD 手术中使用 LAMS 进行的 meta 分析显示，汇总技术成功率为 95%（CI：91%~99%），临床成功率为 93%（CI：90%~97%）[15]。

一些研究比较了 EUS-GBD 与经皮胆囊引流（percutaneous GBD，PC-GBD）的结局[5,16-19]。Tyberg 等回顾性分析了 7 个国际三级医疗中心中 155 名接受 EUS-GBD（42 例）或 PC-GBD（113 例）的患者[16]。PC-GBD 组的技术成功率略高（99% vs. 95%），EUS-GBD 组的临床成功率更高（95% vs. 86%）。然而，这些差异均未达到统计学意义（分别为 $P=0.179$ 和 $P=0.157$）。有趣的是，与 EUS-GBD 组（4 例，10%）相比，PC-GBD 组中需要重复干预的患者明显更多（28 例，24%）。两组之间发生的不良事件无差异。因此，作者得出结论，EUS-GBD 和 PC-GBD 具有相似的安全性和有效性；然而，EUS-GBD 可显著减少成本。

Irani 等的一项随访研究比较了 45 例 EUS-GB 患者与 45 例 PC-GBD 患者，但仅对 LAMS 进行了观察[5]。作者同样发现两组的技术或临床成功率没有差异。然而，EUS-GBD 的平均术后疼痛评分较低（2.5 vs. 6.5，$P<0.05$），平均住院时间较短（3 天 vs. 9 天，$P<0.05$），患者的重复干预次数较少（0.2 vs. 2.5，$P<0.05$）。此外，EUS-GBD 组中的不良事件发生率有降低的趋势（分别为 11% 和 32%，$P=0.065$）。

在一项略大规模的研究中，Teoh 等专门研究了 EUS-GBD 和 PT-GBD 之间的不良事件[17]。在 118 例被认为不适合手术的急性胆囊炎患者中，接受 EUS-GBD 的 59 例患者的严重不良事件发生率（23.7% vs. 74.6%，$P<0.001$）和总体不良事件发生率（32.2% vs. 74.6%，$P<0.001$）显著低于 PT-GBD 的 59 例患者。

当前争议 / 未来考虑

尽管大多数专家进行 EUS-GBD 获得了较高的临床和技术成功率（>90%），但 EUS-GBD 仍处于发展初期，最佳的操作技术和应用实践尚待确定。

目前，尚无关于最佳引流支架类型（塑料、FCSEMS 和 LAMS）或穿刺部位位置的共识。经胃和十二指肠途径似乎在技术上可行且安全（图 4.2）。理论上，LAMS 可实现更好的管腔贴壁，从而可降低胆漏和支架移位的风险。此外，引流支架口径越大，症状缓解越快。最近 Anderloli 等对 21 项研究和 166 名患者进行的系统综述和 meta 分析中，报告了使用塑料支架的技术成功率为 100%，使用 SEMS 的技术成功率为 98.6%，使用 LAMS 的技术成功率为 91.5%[14]，其临床成功率分别为 100%、94.4% 和 91.5%。在对 42 名接受 EUS-GBD 的患者进行的亚组分析中，Tyberg 等发现，塑料支架、FSCEMS 或 LAMS 之间的不良事件（$P = 0.895$）或临床失败（$P = 0.978$）没有差异[16]。基于支架位置（经胃 vs. 经十二指肠 vs. 经空肠），不良事件（$P = 0.289$）或临床失败（$P = 0.432$）也无差异。无论如何，塑料支架、FCSEMS、LAMS 的头对头试验对技术成功、临床成功和不良事件方面进行研究，肯定有助于指导未来的治疗。

另外还没有达成共识的一项是支架移除的最佳时间，或者支架是否应该移除。鉴于许多接受 EUS-GBD 的患者虚弱，某些专家反对按计划取出支架，从而降低与进一步手术相关的风险和成本[5]。这种策略使 EUS 引导胆囊引流成为所谓的最终治疗。然而，该策略的风险为支架闭塞和复发性胆囊炎。作为替代方法，Kamata 等对 12 名接受 EUS-GBD 治疗并在症状缓解后 4 周取出 SEMS 的患者进行了一项回顾性研究[20]。8 例患者取出 SEMS，未行更换；4 例患者更换了 7 F 猪尾支架。仅在 1 例未接受猪尾支架的患者中观察到胆囊炎复发。因此，作者得出结论，4 周是取出支架的合理时间间隔，以防止移位和食物嵌塞导致的复发。

与 PT-GBD 后的治疗[10]一样，第三个争议点是，在 EUS-GBD 后临床症状缓解并达到特定时间间隔后，患者是否应转诊接受胆囊切除术。虽然一项研究报告称，接受 EUS-GBD 的患者胆囊完全切除的发生率显著低于 PT-GBD 组（5% vs. 27%，$P = 0.003$）[16]，但未获得比较两组预后的实质性数据。此外，没有关于最终接受胆囊切除术是否会改善该患者预后或 EUS-GBD 是否会影响胆囊切除术结局的长期数据。

最后与 EUS-GBD 相关的问题是胃内容物反流至胆囊腔内，可能导致迟发疼痛、支架闭塞，甚至胆囊穿孔，需要手术处理。Kim 等报道了 2 例上述情况[21]。尽管 2 名患者均获得了初始临床成功，但第 1 例患者因难治性右上腹疼痛再次入院，横断面成像证实大量胃内容物反流进入胆囊。该患者在门诊进行了重复内镜引流处理。第 2 例患者发生支架闭塞，需要重复内镜手术，发生感染性胆汁瘤、腹腔游离气体，最终需要手术探查。

关于未来的考虑，EUS-GBD 使用大孔径 LAMS，可重复进入胆囊进行经口胆囊镜检查和其他进一步干预[22-24]。在 EUS-GBD 后对 27 例胆囊镜检查的可行性研究中，Chan 等通过大量实际应用证实了其安全性和有效性[23]。首先，内镜医师能够在移除 LAMS 前确认结石是否清除。如果结石仍然存在，可以使用胆管取石网篮取石，必要时可以进行碎石术。其次，如果怀疑胆总管结石，内镜医师可以通过 X 线透视下的胆囊管开口注射造影剂进行胆管造影。最后，窄带成像（narrow band imaging，NBI）和共聚焦内镜（confocal endomicroscopy，nCLE）可用于检查胆囊壁中的潜在不规则黏膜。尽管迄今为止尚未证实，对于需要胆囊切除术治疗的大胆囊息肉（>1 cm），EUS-GBD 也可提供一个路径用于内镜下切除。

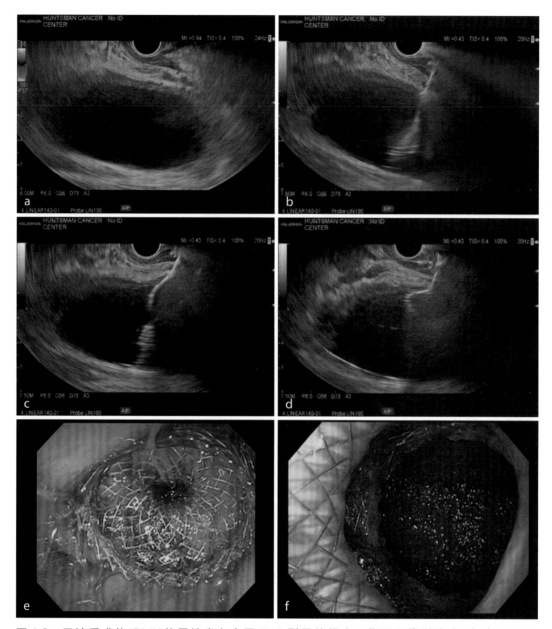

图 4.2 无法手术的 IPMN 的男性患者应用 EUS 引导的经十二指肠胆囊引流术。（a）EUS 图像显示扩大的胆囊，壁增厚；（b）EUS 图像显示电凝增强 LAMS 导管通过十二指肠壁进入胆囊；（c）LAMS 远端蘑菇头在胆囊腔内展开的 EUS 图像；（d）LAMS 在十二指肠球部至胆囊完全展开的 EUS 图像；（e）LAMS 释放后近端的内镜图像，可见脓液流出；（f）支架释放 1 周后通过 LAMS 进入胆囊的内镜图像

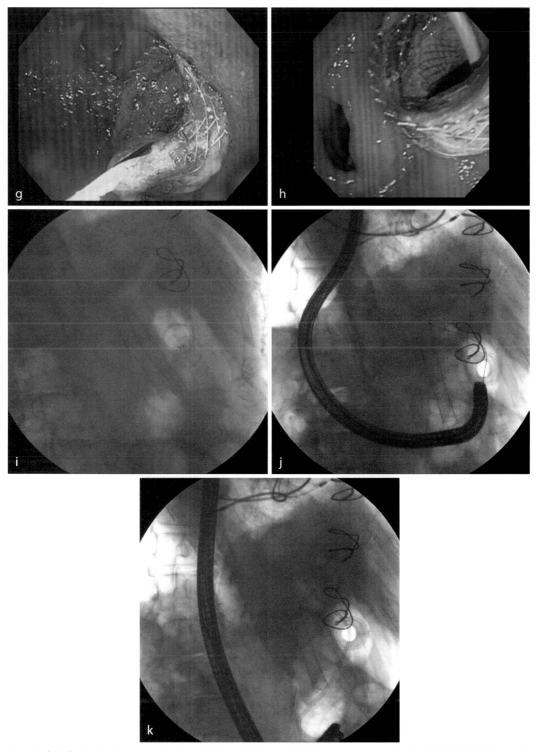

图 4.2（续）（g）穿过 LAMS 进入胆囊内导丝的内镜图像；（h）通过 LAMS 管腔放置双猪尾支架的内镜图像，十二指肠降部位于图像左侧；（i）LAMS 释放后的透视图像，患者有金属胆道支架以及 LAMS；（j）导丝通过 LAMS 进入胆囊的透视图像；（k）通过 LAMS 的双猪尾支架透视图像。由 Douglas G. Adler 医学博士提供

总结

目前，EUS-GBD 对于手术风险高的急性胆囊炎患者是一种可接受的治疗选择。共识指南表明，这种新出现的手术尤其适用于有经皮经肝胆囊引流禁忌证或重度 3 型胆囊炎的患者[9-10]。不良事件发生率较低（8%~17%），但即使专家进行手术操作也不容忽视。潜在并发症包括支架闭塞导致的复发性胆囊炎、支架移位、胆漏或出血。因此，EUS-GBD 只能在具有手术和放射学支持的三级医疗中心进行。早期研究表明，与 PT-GBD 相比，EUS-GBD 为手术高风险患者提供了一种相对安全、侵入性较小且更具成本效益的选择。EUS-GBD 在急性胆囊炎治疗方案中的其他价值尚需要进一步研究。虽然早期研究使用了塑料和全覆膜金属支架，但大多数专家现在更倾向于 LAMS，LAMS 提供了更好的管腔贴壁、更快速的展开，并将胆漏和支架移位的风险降至最低。此外，LAMS 还提供了继续进入胆囊腔进行胆囊镜检查和其他进一步干预的途径。在症状消失后，仍需要进行具有充分随访的前瞻性研究，以阐明最佳支架类型、引流部位以及对支架和胆囊本身的标准化管理策略。

披露声明 Dr. A. Sethi 担任 Boston Scientific Corp. 和 Olympus America 的带薪顾问。

参考文献

[1] Glenn F. Cholecystostomy in the high risk patient with biliary tract disease. Ann Surg. 1977;185(2):185–91.

[2] Elyaderani MK, McDowell DE, Gabriele OF. A preliminary report of percutaneous cholecystostomy under ultrasonography and fluoroscopy guidance.J Clin Gastroenterol. 1983;5(3):277–81.

[3] Kozarek RA. Selective cannulation of the cystic duct at time of ERCP. J Clin Gastroenterol. 1984;6(1):37–40.

[4] Itoi T, Sofuni A, Itokawa F, Tsuchiya T, Kurihara T, Ishii K, et al. Endoscopic transpapillary gallbladder drainage in patients with acute cholecystitis in whom percutaneous transhepatic approach is contraindicated or anatomically impossible (with video). Gastrointest Endosc. 2008;68(3):455–60.

[5] Irani S, Ngamruengphong S, Teoh A, Will U, Nieto J, Abu Dayyeh BK, et al. Similar efficacies of endoscopic ultrasound gallbladder drainage with a lumen-apposing metal stent versus percutaneous transhepatic gallbladder drainage for acute cholecystitis. Clin Gastroenterol Hepatol. 2017;15(5):738–45.

[6] Peñas-Herrero I, de la Serna-Higuera C, Perez-Miranda M. Endoscopic ultrasound-guided gall-bladder drainage for the management of acute cholecystitis (with video). J Hepatobiliary Pancreat Sci. 2015;22(1):35–43.

[7] Dollhopf M, Larghi A, Will U, Rimbaş M, Anderloni A, Sanchez-Yague A, et al. EUS-guided gallbladder drainage in patients with acute cholecystitis and high surgical risk using an electrocautery-enhanced lumen-apposing metal stent device. Gastrointest Endosc. 2017;86(4):636–43.

[8] Itoi T, Binmoeller KF, Shah J, Sofuni A, Itokawa F, Kurihara T, et al. Clinical evaluation of a novel lumen-apposing metal stent for endosonography-guided pancreatic pseudocyst and gallbladder drainage (with videos). Gastrointest Endosc. 2012;75(4):870–6.

[9] Mori Y, Itoi T, Baron TH, Takada T, Strasberg SM, Pitt HA, et al. TG18 management strategies for gallbladder drainage in patients with acute cholecystitis: updated Tokyo guidelines 2018 (with

videos). J Hepatobiliary Pancreat Sci. 2017;25:87.

[10] Takada T, Strasberg SM, Solomkin JS, Pitt HA, Gomi H, Yoshida M, et al. TG13: updated Tokyo guidelines for the management of acute cholangitis and cholecystitis. J Hepatobiliary Pancreat Sci. 2013;20(1):1–7.

[11] Dimou FM, Adhikari D, Mehta HB, Riall TS. Outcomes in older patients with grade III cholecystitis and cholecystostomy tube placement: a propensity score analysis. J Am Coll Surg. 2017;224(4):502–511.e1.

[12] Itoi T, Baron TH, Mouen K, Tsuchiya T, Irani S, Dhir V, et al. Technical review of EUS-guided gastroenterostomy in 2017. Dig Endosc. 2017;29(4):495–502.

[13] Itoi T, Ishii K, Ikeuchi N, Sofuni A, Gotoda T, Moriyasu F, et al. Prospective evaluation of endoscopic ultrasonography-guided double-balloon-occluded gastrojejunostomy bypass (EPASS) for malignant gastric outlet obstruction. Gut. 2016;65(2):193–5.

[14] Anderloni A, Buda A, Vieceli F, Khashab MA, Hassan C, Repici A. Endoscopic ultrasound-guided transmural stenting for gallbladder drainage in high-risk patients with acute cholecystitis: a systematic review and pooled analysis. Surg Endosc. 2016;30(12):5200–8.

[15] Han D, Inamdar S, Lee CW, Miller LS, Trindade AJ, Sejpal DV. Lumen apposing metal stents (LAMSs) for drainage of pancreatic and gallbladder collections: a meta-analysis. J Clin Gastroenterol. 2017. Oct 9.

[16] Tyberg A, Saumoy M, Sequeiros EV, Giovannini M, Artifon E, Teoh A, et al. EUS-guided versus percutaneous gallbladder drainage: isn't it time to convert? J Clin Gastroenterol. 2016;52(1):79–84.

[17] Teoh AYB, Serna C, Penas I, Chong CCN, Perez-Miranda M, Ng EKW, et al. Endoscopic ultrasound-guided gallbladder drainage reduces adverse events compared with percutaneous cholecystostomy in patients who are unfit for cholecystectomy. Endoscopy. 2017;49(2):130–8.

[18] Choi JH, Kim HW, Lee J-C, Paik K-H, Seong NJ, Yoon CJ, et al. Percutaneous transhepatic versus EUS-guided gallbladder drainage for malignant cystic duct obstruction. Gastrointest Endosc. 2017;85(2):357–64.

[19] Kedia P, Sharaiha RZ, Kumta NA, Widmer J, Jamal-Kabani A, Weaver K, et al. Endoscopic gallbladder drainage compared with percutaneous drainage. Gastrointest Endosc. 2015;82(6):1031–6.

[20] Kamata K, Takenaka M, Kitano M, Omoto S, Miyata T, Minaga K, et al. Endoscopic ultrasound-guided gallbladder drainage for acute cholecystitis: longterm outcomes after removal of a self-expandable metal stent. World J Gastroenterol. 2017;23(4):661–7.

[21] Kim JJ, Hiotis SP, Sur MD. Gastric reflux into the gallbladder after EUS-guided stenting-letter to the editor regarding "EUS-guided versus percutaneous gallbladder drainage: isn't it time to convert?" J Clin Gastroenterol. 2017. July 10.

[22] Yeung B, Teoh AYB. Endoscopic management of gallbladder stones: can we eliminate cholecystectomy? Curr Gastroenterol Rep. 2016;18(8):42.

[23] Chan SM, Teoh AYB, Yip HC, Wong VWY, Chiu PWY, Ng EKW. Feasibility of per-oral cholecystoscopy and advanced gallbladder interventions after EUS-guided gallbladder stenting (with video). Gastrointest Endosc. 2017;85(6):1225–32.

[24] Teoh AYB, Chan AWH, Chiu PWY, Lau JYW. In vivo appearances of gallbladder carcinoma under magnifying endoscopy and probe-based confocal laser endomicroscopy after endosonographic gallbladder drainage. Endoscopy. 2014;46(Suppl 1 UCTN):E13–4.

第 5 章　内镜超声引导下胰管引流术

著者　Shawn L. Shah，Amy Tyberg
译者　李　逗　李连勇

引言

在过去 25 年中，内镜超声（endoscopic ultrasound，EUS）已从诊断工具发展为具有多种治疗功能的手段[1-3]。一个新的适应证是针对症状性胰管（pancreatic duct，PD）梗阻患者的治疗，当传统内镜逆行胰胆管造影术（endoscopic retrograde cholangiopancreatography，ERCP）失败后，可行 EUS 引导下胰管引流术。目前，经皮或手术引流仍是这些患者的主要选择（也仅是有少数的尝试）；然而，EUS 引导下胰管引流术（EUS-guided pancreatic duct drainage，EUS-PD）可以作为一种微创、有效和安全的替代方案[4]。手术步骤为在 EUS 监视下穿刺胰管，将导丝置于胰管内，建立瘘道，最后放置支架进行减压引流。EUS-PD 仍然是所有治疗性 EUS 手术中技术难度最大的手术之一。该手术可成功引流胰管，并可避免经皮或手术干预，这使其成为常规操作方法失败时的一个有吸引力的选择。

Harada 等于 1995 年首次描述了在胰十二指肠切除术后的患者中使用 EUS 引导的胰管造影[5]。此后，全球范围内已有多个病例系列研究报道了治疗性内镜医师的 EUS-PD 经验。随着技术的改进，已可通过 EUS-PD 进行狭窄扩张、结石取出、组织采样和长期引流等治疗[2, 6-8]。本章我们将描述 EUS-PD，并重点关注当前关于 EUS 作为胰管通路和引流方式的文献，评价既往研究的优势和局限性，并向治疗性内镜医师推荐，当传统 ERCP 插管 PD 失败时，可考虑使用该方法。

手术技术

患者选择

EUS-PD 最常见的适应证为无法达到壶腹部、PD 狭窄、结石阻塞、慢性胰腺炎、胰管离断综合征和外科术后复杂的 PD 解剖结构（例如胰十二指肠切除术后）[2]。EUS-PD 常见禁忌证包括重度不可纠正的凝血功能障碍或血小板减少症、无法在 EUS 上观察到 PD 或无法找到避开血管的安全合适的入路、多发 PD 狭窄或任何妨碍内镜检查的状况。当传统方法失败后，决定换为 EUS-PD 的最重要因素是治疗内镜医师的经验以及适当的患者选择。

术前准备

尽管从镇静角度来看 MAC 可能是一种可行的替代方案，但在实践中，我们所有的 EUS-PD 均在全身麻醉下进行，并使用二氧化碳气体注入和在透视下进行。围术期静脉给予抗生素、经直肠给予吲哚美辛，以预防和降低术后可能发生的重症胰腺炎[9]。在术前有必要使用计算机断层扫描（computed tomography，CT）或磁共振成像以优化手术方法和干预措施。首选治疗通道的内镜超声，因为它允许多种配件和支架通过。为帮助处理无法预见的困难，内镜医师应备好相应设备，包括用于入路的穿刺针、导丝、PD 通道扩张器和电凝装置以及支架，还有各种标准 ERCP 工具和附件[10-11]。此外，尽管在 EUS-PD 手术过程中不需要介入放射科医生和外科医生在场，但由他们和内镜工作人员一起组成的多学科团队提供全面的医疗服务是必要的。

手术流程

一旦决定选择 EUS-PD，患者的个体解剖结构将决定入路方式，影响入路技术和路径的选择。使用治疗通道线阵内镜超声通过两种主要方法进入主胰管：经胃或经肠。最佳入路部位通常由胃肠腔与主胰管之间无干扰血管的最短距离、胰管目标段和患者解剖结构决定（图 5.1）。在大多数研究报道中，经胃途径技术成功率最高[2]。当内镜相对稳定后，使用 19 G 穿刺针进行穿刺，并轻轻注射造影剂进行胰腺造影（图 5.2～图 5.4）。然后，通过针头推进导丝并卷绕到胰管中（图 5.5 和图 5.6）。针道通电切开（图 5.7），随后扩张球囊（图 5.8 和图 5.9）创建瘘道，以便置入支架。通常针道通电切开通过针刀或囊肿切开刀进行。为了避免胰液渗漏的风险，胰管应扩张至最小直径，以便置入支架。

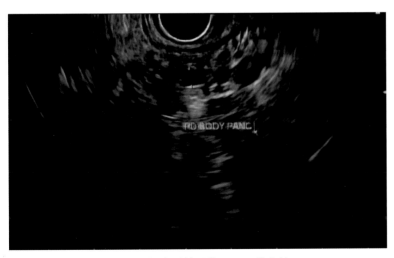

图 5.1　内镜超声从胃腔内探查胰管图像，无干扰血管

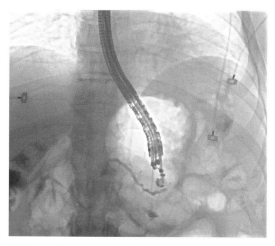

图 5.2　经胃内镜超声引导下胰尾穿刺，透视下胰腺造影

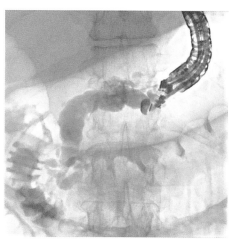

图 5.3　经胃内镜超声引导下胰体穿刺，透视下胰腺造影，小肠充盈显影

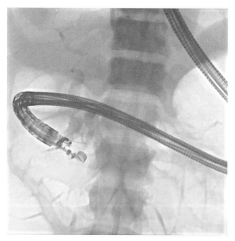

图 5.4　经十二指肠入路通过细针穿刺活检针注射造影剂获得胰腺造影透视图像

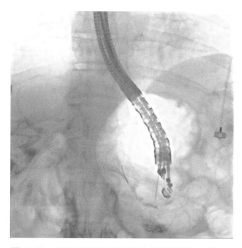

图 5.5　导丝推送至胰管的透视图像，顺行方向

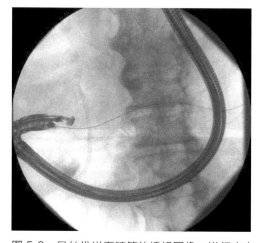

图 5.6　导丝推送至胰管的透视图像，逆行方向

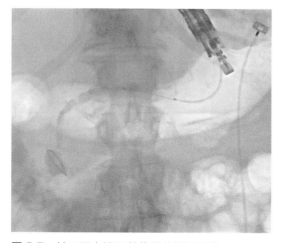

图 5.7　针刀通电沿导丝推送的透视图像

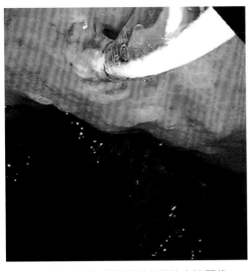

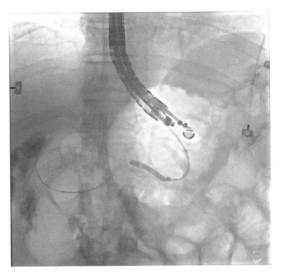

图 5.8 使用扩张球囊扩张瘘道的内镜图像　　　图 5.9 使用扩张球囊扩张瘘道的透视图像

大多数病例使用塑料支架。偶尔，当 PD 明显扩张时置入金属支架（图 5.10 和图 5.11）。支架可以顺行展开（朝向胰腺头部）或逆行展开（朝向胰腺尾部）（图 5.12）。尽可能先考虑通过乳头或吻合口（图 5.13 和图 5.14）。当无法实现时，行透壁支架置入，即将支架远端置于胰管中，支架近端置于胃肠道腔内（图 5.15～图 5.17）。然而，在导管成功减压后，通常可以在重复治疗时成功实现乳头或吻合口跨越。

在乳头 / 吻合口跨越后且内镜可达到壶腹时，可使用对接技术并进行常规 ERCP：留置并盘曲导丝至小肠内，通过导丝撤出内镜超声。然后将十二指肠镜插入壶腹 / 吻合口，用活检钳或圈套器抓取导丝并穿过内镜的工作通道，然后进行常规 ERCP。或者，第一根导丝留在原位作为引导，用第二根导丝在第一根导丝旁边通常可以在短时间内完成插管。然后使用止血夹闭合穿刺部位的创面。

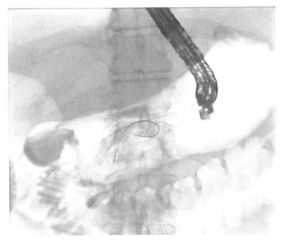

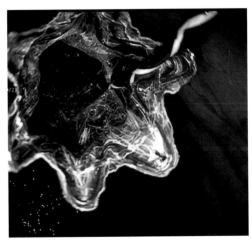

图 5.10 胰腺胃造瘘金属支架透视图像，顺行技术，远端在胰管内，近端在胃腔内

图 5.11 胰腺胃造瘘金属支架内镜图像，顺行技术，远端在胰管内，近端在胃腔内

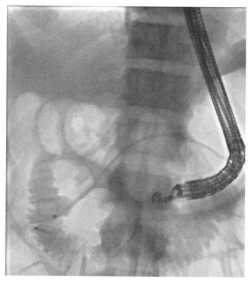

图 5.12　胰腺十二指肠造瘘塑料支架内镜图像，逆行技术，远端在胰管内，近端在十二指肠内

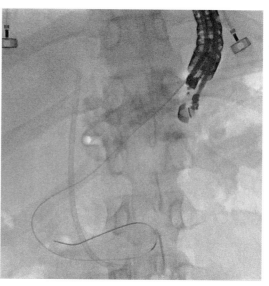

图 5.13　经胃入路导丝进入胰管的透视图像，顺行技术，导丝通过乳头进入小肠

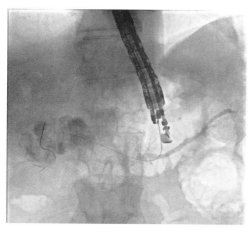

图 5.14　经胃入路导丝进入胰管的透视图像，顺行技术，导丝通过乳头进入小肠

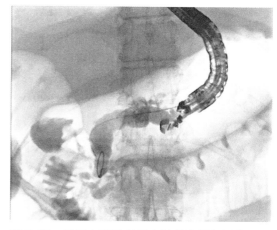

图 5.15　经胃入路导丝进入胰管的透视图像，顺行技术，导丝盘曲在近端胰管

在壶腹 / 吻合口完成跨越但内镜无法达到壶腹时，首选经乳头 / 吻合口放置支架，其中支架远端穿过壶腹 / 吻合口，中间部分穿过胰管，近端终止于胃肠道腔内（图 5.18）。虽然有报告称有两名内镜医师在场时可增加技术的成功率（一名接受过 ERCP 培训，另一名接受过 EUS 培训），但在大多数医疗中心进行该手术的医生都接受了两种模式的培训[12]。

对 EUS-PD 的研究发现，手术时间差异很大，完成更多病例后手术时间有缩短的趋势[13]。Tyberg 等在 80 名患者的多中心回顾性研究中，由于内镜医师的经验增加，手术成功率高于之前的几项研究。这突出显示了在熟练 EUS-PD 操作前所需的学习曲线。

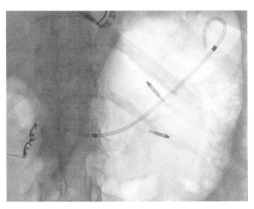

图 5.16　胰腺胃造瘘塑料支架的透视图像，顺行技术，远端位于胰管，近端位于胃腔内

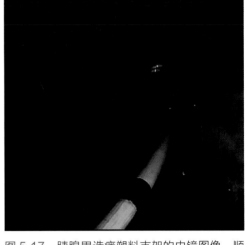

图 5.17　胰腺胃造瘘塑料支架的内镜图像，顺行技术，远端位于胰管，近端位于胃腔内

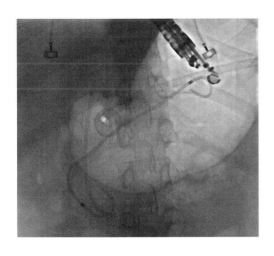

图 5.18　胰腺胃造瘘塑料支架的透视图像，顺行技术，远端位于小肠内，中央位于胰管内，近端位于胃腔内

术后管理

接受 EUS-PD 的患者通常在术后住院观察，并根据需要给予镇痛药、止吐药及短期口服抗生素。然而，由于研究的总体数量较少，对于接受 EUS-PD 的患者，仍无标准化的术后处理方法，并且尚不清楚是否所有接受该手术的患者均需要住院。虽然一些专家建议根据患者的症状对支架进行调整，但其他专家使用 CT 来确定是否需要调整支架。

对 EUS-PD 文献的分析

尽管有许多描述 EUS-PD 结局的文献，但迄今为止尚无前瞻性研究，总体数据有限（表 5.1）。2014 年，Fujii-Lau 等发表了不包括病例报告的 EUS-PD 研究综述和 EUS 引导的胰腺造影[2]。作者纳入了 14 项回顾性研究，共有 222 例患者具有自然和手术改变的解剖结构，并报告总体技术成功率为 76.6%（170 例），临床成功率为 70%[7, 10, 12, 14-24]，数据令人鼓舞。然而，技术成功率范围从最低 36% 到最高 100% 不等。

表 5.1　EUS 引导下胰管引流的结局（30 例或更多患者的研究）

作者，年份	患者数量	技术成功率（%）	临床成功率（%）	并发症发生率
Tessier 等，2007[22]	36	33/36（91.7%）	25/36（69.4%）	5/36（13.9%）
Fujii-Lau 等，2013[16]	43	32/43（74.4%）	20/29a（69.0%）	16/43（37.2%）
Will 等，2015[23]	94	94/94（100%）	68/83b（81.9%）	24/111c（21.6%）
Tyberg 等，2017[12]	80	71/80（88.8%）	65/80（81.3%）	16/80（20%）
总计	253	230/253（90.9%）	178/253（70.4%）	61/253（24.1%）

a：患者随访至死亡或至少 12 个月

b：83 例患者需要引流

c：对 94 名患者进行了 111 次手术

EUS：内镜超声

2013 年，Fujii-Lau 与其梅奥诊所的同事发表了当时最大的单中心美国 EUS-PD 经验，涉及 43 例常规 ERCP 失败或解剖结构发生手术改变的患者[17]。总体技术成功率为 74%（32 例），随访超过 1 年，68.9% 的患者症状解决。在技术成功的患者中，18 例患者顺行置入支架，14 例患者逆行置入支架。支架置入失败的原因包括无法通过乳头 / 吻合口（8 例）或主胰管（1 例）、推进导丝、通道扩张困难（1 例）和导丝损伤（1 例）。这强调无论是否穿过乳头或吻合口，均需要对 MPD 进行减压。此外，11 例 EUS-PD 失败的患者中，5 例需要胰腺手术，2 例保持无症状，2 例出现复发性胰腺炎，2 例失访。有趣的是，作者报道当 EUS-PD 手术在 ERCP 失败的同一天进行时，不成功的可能性在统计学上更大。在单因素分析中，较短支架和除良性吻合结构外的适应证，临床成功率较高；既往胰腺外科手术患者临床成功的可能性较低，可能是与胰管直径较大有关。该研究的局限性和既往研究相似，包括研究为回顾性设计、样本量较小以及缺乏标准化 EUS-PD 技术。

2015 年，Will 与其德国同事发表了国际最大规模的病例系列研究，涉及 12 年期间 ERCP 失败后接受 EUS-PD 的患者[25]。作者对 94 名患者进行了 111 次手术，研究报道胰腺造影成功率为 100%。总体技术成功率为 56.6%（47 例），临床成功率为 81.9%（68 例）。在成功置入支架的患者中，26 名患者接受了经胃或经肠支架置入，而 21 名患者使用对接技术进行了经乳头支架置入。经随访，3 例患者接受了共计 6 次再次介入治疗，原因为支架移位（2 例）、支架闭塞（2 例）和 PD 引流定位不成功（2 例）。有趣的是，36 例 EUS-PD 失败的患者中，12 例在入路部位使用内镜刀和（或）球囊扩张进行额外操作后出现临床改善。此外，36 例患者中有 15 例在 EUS-PD 失败后症状仍存在，1 例因穿孔需要紧急手术干预，4 例在随访时认为需要进行手术治疗。作者报告称，PD 失败的最常见原因是难以获得进入胰管的通路。然而，在引入用于创建进入胰管通路的 Will 高频环形刀（48 例患者使用）后，内镜医师的临床成功率从 71.4% 上升至 89.6%，而再次介入率从 31.4% 下降至 12.5%。此外，不良事件总数从 14 例降至 11 例。作者报告无操作相关死亡。该研究的局限性包括所有手术均由一名经验丰富的内镜医师操作，并使用了一种不广泛应用的内镜工具，导致该数据的适用性可能有限。

2017 年，Tyberg 等发表了迄今为止最大的 EUS-PD 多中心经验[13]。作者对 3 个国家 4 个医学中心的 80 名传统 ERCP 失败的患者进行了评估。ERCP 失败主要归因于吻合口或主胰管良性狭窄。总体技术成功率为 89%（71 例），其中 92% 的患者临床症状或影像有所改善。在 71 例技术成功的患者中，51 例顺行置入支架，20 例逆行置入支架。即使在控制适应证后，入路方法、解剖结构改变和既往 ERCP 失败均不能预测技术成功率（$P = 0.23$）。也就是说，逆行支架置入似乎有更大的临床成功的趋势（95% vs. 76%，$P = 0.67$）。EUS-PD 后平均随访时间为 24 个月，仅 1 例患者最终需要手术干预。研究的局限性包括缺乏标准化方法和 20% 的不良事件发生率。

直到最近，Chen 等回顾性比较了既往胰腺十二指肠切除术患者 ERCP 和 EUS-PD 两种方式[26]。作者评估了全球 7 个三级医疗中心的 66 例患者，共行 75 例手术［40 例 EUS-PD，35 例肠镜辅助 ERCP（enteroscopy-assisted ERCP，e-ERCP）］。EUS-PD 的总体技术成功率为 92.5%，相比之下，e-ERCP 组为 20%［比值比（odds ratio，OR）49.3，$P < 0.001$］。52.5% 的病例进行了透壁支架置入术，40% 的病例进行了顺行支架置入术，7.5% 的病例进行了对接支架置入术。EUS-PD 组 87.5% 获得临床成功，而 e-ERCP 组为 23.1%（OR 23.3，$P < 0.001$）。作者报道 EUS-PD 组无严重不良事件，手术时间或住院时间无显著差异。虽然这是第一项直接比较 EUS-PD 和 e-ERCP 的研究，但局限性包括缺乏随机化和可能存在选择偏倚。此外，由于 e-ERCP 在很大程度上取决于是否到达胰腺空肠造瘘口，更不用说插管进入，因此很难直接比较这两种手术。

不良事件

应用推广 EUS-PD 最重要的障碍之一是，已发表的研究中不良事件的高发生率。即使由经验丰富的内镜医师进行操作，也有相当数量的患者发生不良事件。Fujii-Lau 等回顾了 222 例 EUS-PD 病例，作者报告了 42 例不良事件（18.9%），包括胰腺炎（7 例）、出血（4 例）、穿孔（2 例）、胰腺周围脓肿（2 例）、导丝剪切（2 例）、胃周积液（1 例）、气腹（1 例）、胰腺假性囊肿（1 例）和胰腺动脉瘤（1 例）[2]。在 Fujii-Lau 对 43 名患者的大型单中心研究中，3 名患者（5.8%）发生了中度或重度并发症，包括急性胰腺炎、需要 EUS 引导透壁引流的胰腺周围脓肿以及导丝剪切到后腹膜[17]。值得注意的是，13 例患者（31.0%）术后因腹痛需住院治疗（中位住院时间为 2 天）。

同样，Tyberg 等在迄今为止规模最大的 EUS-PD 研究中纳入了 80 例患者，12 例有严重直接不良事件（15%）[13]，包括 6 例 ERCP 术后胰腺炎、4 例胰腺积液、1 例主胰管漏和 1 例消化道穿孔。此外，作者报告 10% 的患者（8 例）发生迟发不良事件，其中 4 名患者发生胰腺脓肿，需要抗生素治疗；2 名患者发生胰腺炎；1 名患者发生消化道穿孔，需要手术治疗；1 名患者发生主胰管渗漏。无上述任何并发症导致的死亡发生。然而，必须认识到 EUS-PD 是一种复杂且风险相对高的胰腺介入措施。这需要考虑到其他治疗的侵袭性，认识到包括胰腺手术在内的这些干预如果不是有更高风险，至少是高风险的。

讨论

　　EUS 治疗的最新进展允许内镜医师为患者提供有效的微创治疗方法。然而在过去，对传统 ERCP 失败的患者仅能采取经皮或手术治疗，现在 EUS-PD 为内镜医师提供了一种可行的胰管干预替代方案。目前，EUS-PD 仅在高度专业化的医疗中心进行。当然，为更好地理解 EUS-PD 的长期预后和技术标准化的改进，仍需努力在前瞻性研究中进行验证和评价。随着附件和内镜工具技术的改进，总体不良事件发生率有望降低，成功率有望提高。在此阶段，ERCP 治疗 PD 干预失败的患者在转诊至介入放射学或外科治疗之前，在经验丰富的医疗中心，应考虑 EUS-PD。

参考文献

[1] Erickson RA. EUS-guided pancreaticogastrostomy: invasive endosonography coming of age. Gastrointest Endosc. 2007;65(2):231–2.

[2] Fujii-Lau LL, Levy MJ. Endoscopic ultrasound-guided pancreatic duct drainage. J Hepatobiliary Pancreat Sci. 2015;22(1):51–7.

[3] Giovannini M. EUS-guided pancreatic duct drainage: ready for prime time? Gastrointest Endosc. 2013;78(6):865–7.

[4] Oh HC, Lee SK, Lee TY, et al. Analysis of percutaneous transhepatic cholangioscopy-related complications and the risk factors for those complications. Endoscopy. 2007;39(8):731–6.

[5] Harada N, Kouzu T, Arima M, Asano T, Kikuchi T, Isono K. Endoscopic ultrasound-guided pancreatography: a case report. Endoscopy. 1995;27(8):612–5.

[6] Dhir V, Isayama H, Itoi T, et al. Endoscopic ultrasonography-guided biliary and pancreatic duct interventions. Dig Endosc. 2017;29(4):472–85.

[7] Kahaleh M, Hernandez AJ, Tokar J, Adams RB, Shami VM, Yeaton P. EUS-guided pancreaticogastrostomy: analysis of its efficacy to drain inaccessible pancreatic ducts. Gastrointest Endosc. 2007;65(2):224–30.

[8] Chapman CG, Waxman I, Siddiqui UD. Endoscopic ultrasound (EUS)-guided pancreatic duct drainage: the basics of when and how to perform EUS-guided pancreatic duct interventions. Clin Endosc. 2016;49(2):161–7.

[9] Sotoudehmanesh R, Eloubeidi MA, Asgari AA, Farsinejad M, Khatibian M. A randomized trial of rectal indomethacin and sublingual nitrates to prevent post-ERCP pancreatitis. Am J Gastroenterol. 2014;109(6):903–9.

[10] François E, Kahaleh M, Giovannini M, Matos C, Devière J. EUS-guided pancreaticogastrostomy. Gastrointest Endosc. 2002;56(1):128–33.

[11] Kahaleh M, Hernandez AJ, Tokar J, Adams RB, Shami VM, Yeaton P. Interventional EUS-guided cholangiography: evaluation of a technique in evolution. Gastrointest Endosc. 2006;64(1):52–9.

[12] Vila JJ, Pérez-Miranda M, Vazquez-Sequeiros E, et al. Initial experience with EUS-guided cholangiopancreatography for biliary and pancreatic duct drainage: a Spanish national survey. Gastrointest Endosc. 2012;76(6):1133–41.

[13] Tyberg A, Sharaiha RZ, Kedia P, et al. EUS-guided pancreatic drainage for pancreatic strictures after failed ERCP: a multicenter international collaborative study. Gastrointest Endosc. 2017;85(1):164–9.

[14] Barkay O, Sherman S, McHenry L, et al. Therapeutic EUS-assisted endoscopic retrograde pancreatography after failed pancreatic duct cannulation at ERCP. Gastrointest Endosc. 2010;71(7):1166–73.

[15] Brauer BC, Chen YK, Fukami N, Shah RJ. Single operator EUS-guided cholangiopancreatography for difficult pancreaticobiliary access (with video). Gastrointest Endosc. 2009;70(3):471–9.

[16] Ergun M, Aouattah T, Gillain C, Gigot JF, Hubert C, Deprez PH. Endoscopic ultrasound-guided transluminal drainage of pancreatic duct obstruction: long-term outcome. Endoscopy.

2011;43(6):518–25.

[17] Fujii LL, Topazian MD, Abu Dayyeh BK, et al. EUS-guided pancreatic duct intervention: outcomes of a single tertiary-care referral center experience. Gastrointest Endosc. 2013;78(6):854–64. e851.

[18] Kahaleh M, Yoshida C, Yeaton P. EUS antegrade pancreatography with gastropancreatic duct stent placement: review of two cases. Gastrointest Endosc. 2003;58(6):919–23.

[19] Kinney TP, Freeman ML. The role of endoscopic retrograde cholangiopancreatography and endoscopic ultrasound in diagnosis and treatment of acute pancreatitis. Minerva Gastroenterol Dietol. 2005;51(4):265–88.

[20] Kurihara T, Itoi T, Sofuni A, Itokawa F, Moriyasu F. Endoscopic ultrasonography-guided pancreatic duct drainage after failed endoscopic retrograde cholangiopancreatography in patients with malignant and benign pancreatic duct obstructions. Dig Endosc. 2013;25(Suppl 2):109–16.

[21] Mallery S, Matlock J, Freeman ML. EUS-guided rendezvous drainage of obstructed biliary and pan-creatic ducts: report of 6 cases. Gastrointest Endosc. 2004;59(1):100–7.

[22] Shah JN, Marson F, Weilert F, et al. Single-operator, single-session EUS-guided antegrade cholangiopancreatography in failed ERCP or inaccessible papilla. Gastrointest Endosc. 2012;75(1):56–64.

[23] Tessier G, Bories E, Arvanitakis M, et al. EUS-guided pancreatogastrostomy and pancreatobulbostomy for the treatment of pain in patients with pancreatic ductal dilatation inaccessible for transpapillary endoscopic therapy. Gastrointest Endosc. 2007;65(2): 233–41.

[24] Will U, Fueldner F, Thieme AK, et al. Transgastric pancreatography and EUS-guided drainage of the pancreatic duct. J Hepato-Biliary-Pancreat Surg. 2007;14(4):377–82.

[25] Will U, Reichel A, Fueldner F, Meyer F. Endoscopic ultrasonography-guided drainage for patients with symptomatic obstruction and enlargement of the pancreatic duct. World J Gastroenterol. 2015;21(46):13140–51.

[26] Chen YI, Levy MJ, Moreels TG, et al. An international multicenter study comparing EUS-guided pancreatic duct drainage with enteroscopy-assisted endoscopic retrograde pancreatography after Whipple surgery. Gastrointest Endosc. 2017;85(1):170–7.

第 6 章 内镜超声引导下消化道出血的治疗

著者 Larissa L. Fujii-Lau，Louis M. Wong Kee Song，Michael J. Levy
译者 刘 磊 杨爱明

引言

急性胃肠道（gastrointestinal，GI）出血是住院患者需要消化科会诊最常见的指征之一。虽然常规的内镜技术可以成功治疗大多数胃肠道出血，但有 25% 的患者属于难治性或复发性出血[1]。在这种情况下，通常会为患者进行补救性手术或介入放射（interventional radiology，IR）引导下的血管治疗。一般情况下，识别病因和有效止血的困难之处在于明确出血灶的部位和范围。内镜超声（endoscopic ultrasound，EUS）引导血管治疗的有效性和安全性已得到证实，可以在有挑战性的消化道出血的特定病例中替代 IR 或外科手术。

EUS 引导血管治疗的基本原理和局限性

与标准疗法相比，EUS 引导的血管治疗有几个潜在的优势。EUS 成像可以增强对主要病变血管的检测，并实现精确的血管靶向治疗。在治疗前和治疗期间使用多普勒可以即时监测治疗反应，并指导是否需要额外的治疗。EUS 还可用于病变的监测，以确定治疗的长期疗效。

EUS 引导的血管治疗有几个局限性。第一，它一般局限于在有熟练介入内镜医师的三级医疗中心开展。第二，相对于治疗内镜，内镜超声口径较小，不仅限制了其吸引血液和血凝块的能力（可视化损害），而且在对胃底、十二指肠降段或结肠实施治疗时，其翻转和环周旋转也受限制。第三，EUS 比常规内镜治疗更耗时，可能还需要使用透视，在必须使用便携式透视机的重症监护病房难以进行治疗。第四，当使用氰基丙烯酸酯（胶）化合物时，必须考虑到有损坏内镜通道、抬钳器或探头的风险，维修费用更高。在治疗后立即清洗内镜超声，应注意将因胶粘连而导致仪器损坏的风险降到最低。

因 EUS 引导血管治疗的复杂性和局限性，它通常用于治疗出血病变不适合或难以接受常规治疗的患者，包括常规的内镜和介入放射治疗。已发表的关于 EUS 引导血管治疗的数据大多是用于治疗胃静脉曲张（gastric varices，GV）。以下我们重点介绍内镜超声引导治疗静脉曲张和非静脉曲张出血病变的当前技术和临床应用。

EUS 引导血管治疗技术

　　无论使用何种注射方式，EUS 引导的血管进入技术都是相同的。在利用内镜超声和多普勒成像确定目标病灶后，应充分显示血管网。不仅要明确出血的具体部位，还应尽可能明确交通血管和供血血管网。对于静脉曲张，目标是寻找局部静脉曲张网或曲张静脉最大的供血血管。应将选择的止血剂（如线圈、氰基丙烯酸酯、凝血酶或硬化剂）预先装入细针穿刺（fine needle aspiration，FNA）活检针中。与 19 G 针相比，我们更喜欢用 22 G 针，因为使用更方便，能减少穿刺部位出血。22 G FNA 针可能优于 19 G 穿刺针，而如果行 EUS 引导下放置血管内线圈，应使用较粗的 19 G FNA 针。在注射过程中，应同时使用 EUS 和透视检查以确保置入和治疗的位置准确。虽然透视不是强制性的，但在可行的情况下倾向于尽可能使用，特别是对于复杂的病变和在操作者最初使用 EUS 引导的血管治疗期间。每一次止血注射之后，可利用多普勒超声监测即时疗效，了解全部止血范围，血管完全闭塞后不容易显现。这种对治疗反应的初步评估经常被用来确定治疗效果。

　　应告知患者并取得知情同意：EUS 引导下的与血管治疗相关的各种注射器材，如线圈或胶，并不是美国食品药品监督管理局（Food and Drug Administration，FDA）批准的适应证。此外，对胶和线圈的使用尚需研究，且存在一定的风险，这在知情同意过程中应充分告知患者。由于手术复杂且操作时间长，建议采用全身麻醉。术前预防性静脉注射抗生素，术后酌情口服抗生素。

EUS 引导静脉曲张的血管治疗

EUS 引导线圈注入

技术问题

　　在 EUS 引导血管治疗中使用的微线圈（Tornado or Nester 栓塞线圈，Cook Medical Inc.，Bloomington，IN）与在 IR 血管治疗中使用的线圈相同。选择何种直径的线圈取决于所用的针，放置 0.035 英寸线圈需要 19 G 针，而 0.018 英寸线圈可通过 22 G 针。为了将线圈本身所致的栓塞风险降到最低，我们通常选择直径为靶血管直径 1.2~1.6 倍的线圈。移除针芯后，将适当的线圈预先装入 FNA 针，然后用针芯将线圈从其最初的血管导管组合中推出，在 FNA 针内向前推进到针尖附近。也可以使用较硬的通管导丝。为了减少线圈位移的风险，可以将针穿过血管并让线圈的远端部分进入更深的组织，从而为线圈提供一个锚定点。当慢慢拔出针时，通管导丝向前推进，使大部分线圈留在血管腔内，同时将线圈的最近端部分留在近端组织内，从而提供一个额外的锚定点（图 6.1 及图 6.2）。

临床应用

　　Romero-Castro 等首次报道了在 EUS 引导下对 4 例肝硬化相关 GV 患者注入线圈后，3 例（75%）患者获得根治[2]。根据作者的研究，第 1 例患者在 GV 中置入了 13 个线圈，理论上可以减少迁移的风险，然后在 13 mm 的穿孔血管中置入 9 个线圈。另

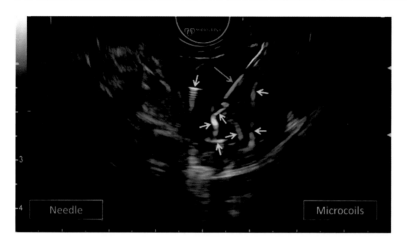

图6.1 1例既往多次发生胃静脉曲张出血的患者，多普勒成像显示胃静脉曲张网络。患者患有酒精和丙型肝炎相关肝硬化导致的反复多次胃静脉曲张出血，行EUS引导下血管治疗（由Mayo Clinic提供）

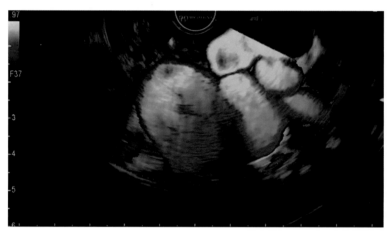

图6.2 穿刺针（橙色箭头）推至曲张静脉内，并插入微线圈（黄色箭头）（由Mayo Clinic提供）

外的3例患者在仅有6~12 mm的穿孔血管内放置2~7个线圈。在5个月的随访中线圈没有迁移。

同一研究小组发表了一项多中心的回顾性研究，比较了使用线圈和氰基丙烯酸酯注射治疗GV的效果[3]。在仅使用线圈的11例患者中，向10例（91%）GV患者的穿孔静脉注入线圈后，GV完全闭塞，平均每位患者放置5.8±1.2个线圈。经一次治疗组中，大多数患者（9例；82%）的穿孔血管完全闭塞。虽然与线圈组相比，氰基丙烯酸酯组的患者需要的后续治疗更多，但在本研究中对内镜医师的线圈注射技术要求更高。由于该研究为回顾性非随机设计，两组的比较结果可信度有限。

我们报告了EUS引导下线圈注射治疗食管胃底静脉曲张和异位静脉曲张的经验[4]。在14例纳入研究的患者中，10例进行了线圈注射治疗，包括食管胃底静脉曲张（1例）、胃底静脉曲张（2例）、十二指肠静脉曲张（2例）和胆总管静脉曲张（5例），共行18次治疗。靶标曲张静脉的中位尺寸为6.5 mm（范围为4.4~16 mm），在标准治疗过程中，平均放置4.6±1.8个线圈。在18个月的中位随访时间中（范围为0~104个月），3例患者死亡，4例患者在标准治疗后8年没有再出血。1例患者成功注射GV线圈，但6个月后因食管静脉曲张再次出血，行结扎和硬化治疗。其余2例患者在首次EUS治疗后胆总管静脉曲张出血情况有所改善，但需要再次行EUS引导放置线圈或内镜逆行胰胆管造影术（endoscopic retrograde cholangiopancreatography，ERCP），并放置完全覆膜的金属支架（用于治疗胆管相关出血）以获得长期止血效果。

EUS 引导氰基丙烯酸酯注射（图 6.3～ 图 6.8）

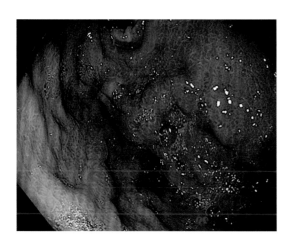

图 6.3　尽管有多次明显的临床出血，包括最近一次胃底静脉曲张出血，常规内镜仍难以识别胃底静脉曲张（由 Mayo Clinic 提供）

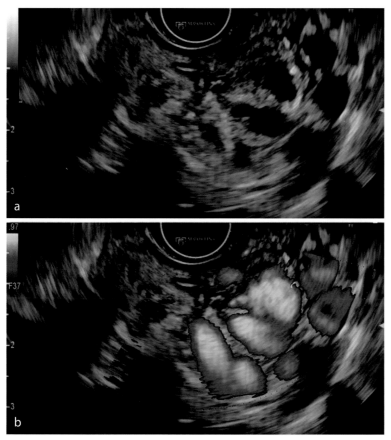

图 6.4　（a,b）在 EUS 中，灰度成像（图 6.2）和多普勒成像（图 6.3）显示胃静脉网（由 Mayo Clinic 提供）

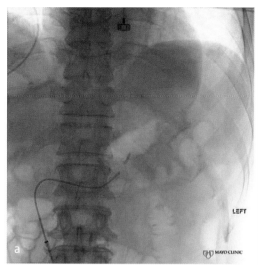
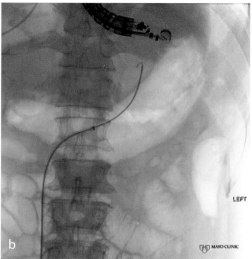

图 6.5 （a，b）由于患者有大的脾肾分流，行经静脉球囊闭塞逆行栓塞术（balloon-occluded retrograde transvenous obliteration，BRTO），以最大限度地降低胶异位栓塞的风险。选择性置管左膈下静脉，经静脉造影术确定合适的位置。将导管换为临时球囊闭塞导管，放置在膈下静脉与左肾上腺静脉汇合处上方。进行透视检查以确认充气球囊确实阻塞了血流。球囊保持充盈状态，用内镜注射胶治疗胃静脉曲张（由 Mayo Clinic 提供）

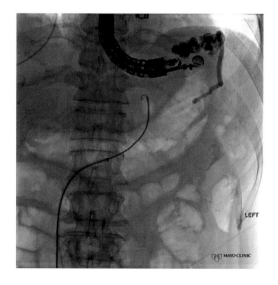

图 6.6 在 EUS 引导下注射组织胶和碘油，使静脉曲张网完全充盈。在球囊闭塞预防分流与栓塞的前提下，胶迁移到供血血管（由 Mayo Clinic 提供）

技术问题

　　氰基丙烯酸酯接触血液会聚合，导致止血和血管阻塞。治疗时一旦确定了靶血管，就应在针内预充氰基丙烯酸酯。预充针芯可避免穿刺后拔出针芯时将血液吸进针内，影响胶的注射。使用油性对比剂（如碘油，Guerbet LLC，Bloomington，IN），我们通常按 2∶1 的比例将 2- 辛基氰基丙烯酸酯（组织胶；Ethicon Inc.，Somerville，NJ）和碘油混合至 3 ml 的注射器内，使用 22 G 针注射，使用 19 G 针时则采用 2.5∶0.5 比例的混合物。为了降低组织胶异位栓塞的风险，应使用最少的胶来充分闭塞血管，以大约每 15 s 1 ml 的速度注射混合物。

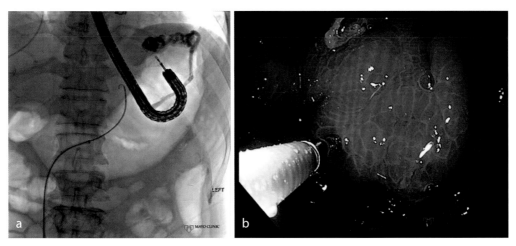

图 6.7 （a，b）随后于该处进行常规内镜检查。在之前注入胶的出血部位，用闭合的活检钳轻触时质地变硬。患者因患有酒精和丙型肝炎相关肝硬化导致的反复多次胃静脉曲张出血，行 EUS 引导下血管治疗（由 Mayo Clinic 提供）

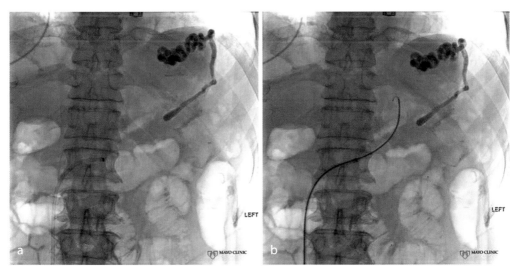

图 6.8 （a，b）治疗后，将通过 IR 插入的球囊放气，显示胶没有进一步扩散或栓塞。患者患有酒精和丙型肝炎相关肝硬化导致的反复多次胃静脉曲张出血，行 EUS 引导下血管治疗（由 Mayo Clinic 提供）

临床应用

　　第一项关于 EUS 引导注射氰基丙烯酸酯的研究是将静脉出血急性期接受常规内镜下注射胶的患者作为一组，而将接受内镜下注射胶进行首次止血，随后进行 EUS 监测并进一步注射胶直到根治的患者作为另一组，并对这两组进行比较[5]。两组中超过 95% 的患者在治疗后成功止血。在 EUS 组的 54 例患者中，有 43 例（80%）在进行 2.2 ± 1.7 次治疗后 GV 完全消失。在 EUS 引导下注射期间未报告不良事件。与仅接受常规内镜下注射胶的患者相比，EUS 监测组的患者 GV 复发出血的发生率显著降低（26% vs. 57%，$P = 0.002$）。尽管使用回顾性队列可能存在偏倚，但本研究证明对活动性 GV 出血的患者进行 EUS 监测和二级预防，根除 GV，可以降低再次出血的风险。

在病例系列研究中，对肝硬化相关 GV 的 5 例患者在 EUS 引导下向穿孔血管注入氰基丙烯酸酯后均显示完全闭塞[6]。平均注入 1.6 ml 的胶。在平均 10 个月的随访中，未观察到不良事件或复发出血。同一团队对 19 例患者的入胃血管通过 EUS 引导下注射胶，也都成功闭塞了血管[3]。在最初的病例系列中报道的 5 例患者未被纳入后续研究。只有 42% 的患者在一次 EUS 引导下注射组织胶后治疗成功。平均每名患者注射 1.5 ± 0.1 ml 氰基丙烯酸酯。虽然氰基丙烯酸酯组 11 例患者发生了 12 次不良事件，但只有 2 例出现症状，包括发热（1 例）和胸痛（1 例）。在 EUS 引导下注射胶组，所有患者行常规胸部 CT 检查，共发现 9 例胶肺栓塞（47%），显著延长了住院时间。

EUS 引导联合治疗

在使用胶之前注入线圈，理论上提供了一个支架来帮助固定胶，从而减少了胶的使用量，最大限度地降低了在 EUS 引导下血管治疗过程中发生栓塞的风险[7]。Binmoeller 等报道了一项离体实验，其中将 1 ml 氰基丙烯酸酯注射到肝素化的血液中，其内有一个预先放置好的线圈，胶粘到线圈的纤维上，使所有的胶随线圈整体共同移动。由此假设在 EUS 引导下插入线圈并注射氰基丙烯酸酯可以改善静脉曲张的闭塞性，同时降低胶异位栓塞的风险。这需要进行前瞻性试验，以证实使用线圈固定胶的理论。

该研究小组回顾性分析了 30 例采用 EUS 引导下注射线圈和胶栓塞供血血管的 GV 出血患者，包括急性（2 例）、近期（定义为 < 1 周，18 例）或远期 GV 出血患者（10 例）[8]。从技术上看，所有患者都成功地注射了线圈和胶，内镜检查时存在明显出血的两例患者均立即止血。大多数病例（93%）只放置了 1 个线圈，平均注入 1.4 ml 的 2- 辛基氰丙烯酸酯。未发生即刻不良事件，尤其是胶异位栓塞。在随后接受内镜复查的患者（24 例）中，96% 的患者供血血管完全闭塞，彩色多普勒超声显示曲张静脉团内无血流迹象。1 例患者第一次手术 21 天后，GV 出血复发，再次采用 EUS 引导下线圈和胶联合注射治疗。在后续的内镜随访时发现，胶和线圈自发地排入胃中，最终形成一道瘢痕。

在迄今为止的最大的一项研究中，该研究小组报道了 152 例 GV 患者，平均使用 1.4 个线圈和 2 ml 氰基丙烯酸酯进行治疗，包括活动性出血（7 例）、近期出血的红色征（105 例）和一级预防（40 例）患者[9]。其中 1 例患者注射了线圈和 6 ml 胶后，仍无法控制出血，紧急行经颈静脉肝内门体静脉分流术（transjugular intrahepatic portosystemic shunt，TIPS）。随访 100 例经 EUS 治疗患者，93% 的患者在 1 次（79 例）、2 次（10 例）、3 次（2 例）、4 次（2 例）治疗后经多普勒超声评估完全根治了 GV。在这 93 例患者中，有 3 例在 324 天（中位数）后再次出血，并再次进行线圈和胶注射治疗。共有 9 起与治疗相关的不良事件，包括自限性疼痛（4 例）、异位栓塞（1 例）和线圈 / 胶排出引起的轻微出血（4 例）。发生栓塞的 1 例患者出院后 1 周出现气短、咯血和发热，CT 诊断为急性肺栓塞及相关肺炎。虽然本研究纳入了接受一级预防的患者，但对这些患者是否行常规 EUS 引导下的血管治疗，还需要进一步的研究证实。

前期研究中，有 4 例患者（3 例胃底静脉曲张，1 例十二指肠静脉曲张）接受了线圈和胶联合注射治疗[4]。这些患者的曲张静脉太大，不能单纯通过标准的胶黏合剂注射治疗或 EUS 引导下线圈注射治疗。治疗这些患者平均注射了 7.5 个线圈和 3 ml 胶，在平均 4 个月的随访中没有发生再次出血。

EUS 引导直肠静脉曲张血管治疗

EUS 可以更准确地判断直肠静脉曲张的程度，确定血流动力学状态，并针对穿孔静脉进行治疗[10-11]。已有通过线圈和胶注射治疗复发性直肠静脉曲张出血成功的报道。对 1 例患者 > 30 mm 的曲张静脉进行 4 次穿刺，每个穿刺部位注入 1 或 2 个线圈和 1 ml 氰基丙烯酸酯，随访 12 个月无再次出血[12]。相对于标准内镜，EUS 不受肠内容物的影响，能看到更深的血管，并在治疗后通过多普勒超声确认无血流。报告的另一病例是在较大直肠的曲张静脉中注入 1 个线圈和 1 ml 氰基丙烯酸酯，经反复乙状结肠镜检查确认供血血管缺失，直肠静脉曲张塌陷[13]。此外，有一病案报告，使用 2 ml 的十四烷基硫酸钠硬化剂成功治疗了直肠静脉曲张复发性出血[14]。

EUS 引导非静脉曲张出血血管治疗

由于大多数关于 EUS 引导下的血管治疗的研究局限于食管胃底静脉曲张，有关 EUS 用于治疗非静脉曲张出血的资料很少。首次对非静脉曲张出血应用 EUS 引导下血管治疗，是对 8 例疑似 Dieulafoy 病的患者[15]。向这些患者的胃中注入 200~400 ml 水，通过内镜超声检查确定了穿过固有肌层并沿黏膜下层走行 2~4 cm、直径 2~3 mm 的可能出血血管。4 例患者接受了硬化治疗，其中 3 例在超声引导下完成。在平均 10 个月的随访中，2 例患者在治疗后 3 个月和 5 个月再次出血。1 例正在接受非甾体类抗炎药物治疗的患者因十二指肠溃疡（有可见血管）再次出血，而另 1 例患者的病灶位于距离上次硬化治疗瘢痕的 1.5 cm 处；2 例患者都进行了再次硬化治疗。有 3 例患者的手术病理证实存在黏膜下血管，符合 Dieulafoy 病。同样，Ribeiro 等描述了 1 例位于食管胃交界处远端 4 cm 处的 Dieulafoy 病患者，在 EUS 引导下行双极电凝后进行硬化治疗[16]。

可以在 EUS 引导下注射凝血酶治疗假性动脉瘤[17-20]。凝血酶促进纤维蛋白原转化为纤维蛋白，进而形成血凝块[21]。在一项对 4 例继发于胰腺炎的假性动脉瘤患者的研究中，使用 22 G 针注射凝血酶溶液。在 1 min 内，流向动脉瘤的血流停止，在动脉瘤囊内形成血栓。在 6~42 周的随访中，血栓持续存在。注射凝血酶 12 周后，CT 血管造影发现部分动脉瘤再通，并有黑便的相关报道；然而，在第 28 周和第 42 周随诊时行 CT 扫描，发现动脉瘤自发形成了血栓[17]。

目前最大的病例系列研究共包括 13 名患者，均是先前治疗失败，或被认为不适合接受其他内镜、介入放射治疗或手术治疗的患者。EUS 引导下的血管治疗适应证包括胃肠道间质瘤（4 例），Dieulafoy 病（2 例）、十二指肠转移（2 例）、食管癌（1 例）、胃旁路术后顽固性边缘溃疡（1 例）、十二指肠溃疡（1 例）、十二指肠布氏腺错构瘤（1 例）、胰腺假性动脉瘤（1 例）。除 1 例患者外，所有患者之前的内镜和

（或）IR 引导治疗均失败。共行 15 次 EUS 引导下手术，包括氰基丙烯酸酯注射 5 次，透明质酸钠注射 3 次，乙醇消融 3 次，套扎 2 次，套扎联合乙醇注射 1 次，肾上腺素注射联合根部套扎息肉切除 1 次。EUS 治疗结束时多普勒超声证实 11 例患者血流完全停止（84.6%），1 例患者血流明显减少。只有 1 例患者（7.7%）因治疗病灶复发出血。该患者有胃 Dieulafoy 病，在 EUS 引导下印度墨水标记后行套扎。38 个月后，患者出血再发，再次行 EUS 引导下印度墨水标记和多环套扎治疗。随后多普勒超声显示该患者的病灶血流完全消失，并在 5 个月的随访中没有再发出血。上述治疗过程中没有发生不良事件。

总结

难治性胃肠出血仍然是一个常见的挑战胃肠病学家的临床问题。EUS 检测和 EUS 引导下使用各种药物进行血管治疗已应用得越来越广泛，包括线圈、胶、硬化剂或两者的组合。然而，需要更多的研究来确定 EUS 引导下血管治疗的指征，包括理想的靶病灶、注射药物、剂量和对这些复杂患者的随访。在此期间，管理决策应以当地专业知识为基础，采用多学科方法，包括常规内镜、EUS、介入放射学和外科手术，对胃肠出血患者进行诊疗。

披露的信息　无。

参考文献

[1] Sarin SK, Lahoti D, Saxena SP, Murthy NS, Makwana UK. Prevalence, classification and natural history of gastric varices: a long-term follow-up study in 568 portal hypertension patients. Hepatology. 1992;16(6):1343–9.

[2] Romero-Castro R, Pellicer-Bautista F, Giovannini M, Marcos-Sanchez F, Caparros-Escudero C, Jimenez-Saenz M, et al. Endoscopic ultrasound (EUS)-guided coil embolization therapy in gastric varices. Endoscopy. 2010;42(Suppl 2):E35–6.

[3] Romero-Castro R, Ellrichmann M, Ortiz-Moyano C, Subtil-Inigo JC, Junquera-Florez F, Gornals JB, et al. EUS-guided coil versus cyanoacrylate therapy for the treatment of gastric varices: a multicenter study (with videos). Gastrointest Endosc. 2013;78(5):711–21.

[4] Fujii-Lau LL, Law R, Wong Kee Song LM, Gostout CJ, Kamath PS, Levy MJ. Endoscopic ultrasound (EUS)-guided coil injection therapy of esophagogastric and ectopic varices. Surg Endosc. 2016;30:1396.

[5] Lee YT, Chan FK, Ng EK, Leung VK, Law KB, Yung MY, et al. EUS-guided injection of cyanoacrylate for bleeding gastric varices. Gastrointest Endosc. 2000;52(2):168–74.

[6] Romero-Castro R, Pellicer-Bautista FJ, Jimenez-Saenz M, Marcos-Sanchez F, Caunedo-Alvarez A, Ortiz-Moyano C, et al. EUS-guided injection of cyanoacrylate in perforating feeding veins in gastric varices: results in 5 cases. Gastrointest Endosc. 2007;66(2):402–7.

[7] Weilert F, Binmoeller KF. EUS-guided vascular access and therapy. Gastrointest Endosc Clin N Am. 2012;22(2):303–14, x.

[8] Binmoeller KF, Weilert F, Shah JN, Kim J. EUS-guided transesophageal treatment of gastric fundal varices with combined coiling and cyanoacrylate glue injection (with videos). Gastrointest Endosc. 2011; 74(5):1019–25.

[9] Bhat YM, Weilert F, Fredrick RT, Kane SD, Shah JN, Hamerski CM, et al. EUS-guided treatment of gastric fundal varices with combined injection of coils and cyanoacrylate glue: a large U.S. experience over 6 years (with video). Gastrointest Endosc. 2016;83(6):1164–72.

[10] Sato T, Yamazaki K, Akaike J. Evaluation of the hemodynamics of rectal varices by endoscopic ultra-sonography. J Gastroenterol. 2006;41(6):588–92.

[11] Sharma M, Rai P, Bansal R. EUS-assisted evaluation of rectal varices before banding. Gastroenterol Res Pract. 2013;2013:619187.

[12] Weilert F, Shah JN, Marson FP, Binmoeller KF. EUS-guided coil and glue for bleeding rectal varix. Gastrointest Endosc. 2012;76(4):915–6.

[13] Philips CA, Augustine P. Endoscopic ultrasound-guided management of bleeding rectal varices. ACG Case Rep J. 2017;4:e101.

[14] Connor EK, Duran-Castro OL, Attam R. Therapy for recurrent bleeding from rectal varices by EUS-guided sclerosis. Gastrointest Endosc. 2015;81(5):1280–1.

[15] Fockens P, Meenan J, van Dullemen HM, Bolwerk CJ, Tytgat GN. Dieulafoy's disease: endosonographic detection and endosonography-guided treatment. Gastrointest Endosc. 1996;44(4):437–42.

[16] Ribeiro A, Vazquez-Sequeiros E, Wiersema MJ. Doppler EUS-guided treatment of gastric Dieulafoy's lesion. Gastrointest Endosc. 2001;53(7):807–9.

[17] Roach H, Roberts SA, Salter R, Williams IM, Wood AM. Endoscopic ultrasound-guided thrombin injection for the treatment of pancreatic pseudoaneurysm. Endoscopy. 2005;37(9):876–8.

[18] Robinson M, Richards D, Carr N. Treatment of a splenic artery pseudoaneurysm by endoscopic ultrasound-guided thrombin injection. Cardiovasc Intervent Radiol. 2007;30(3):515–7.

[19] Lameris R, du Plessis J, Nieuwoudt M, Scheepers A, van der Merwe SW. A visceral pseudoaneurysm: management by EUS-guided thrombin injection. Gastrointest Endosc. 2011;73(2):392–5.

[20] Chaves DM, Costa FF, Matuguma S, Lera Dos Santos ME, de Moura EG, Maluf Filho F, et al. Splenic artery pseudoaneurysm treated with thrombin injection guided by endoscopic ultrasound. Endoscopy. 2012;44(Suppl 2 UCTN):E99–100.

[21] Bhat YM, Banerjee S, Barth BA, Chauhan SS, Gottlieb KT, Konda V, et al. Tissue adhesives: cyanoacrylate glue and fibrin sealant. Gastrointest Endosc. 2013;78(2):209–15.

[22] Law R, Fujii-Lau L, Wong Kee Song LM, Gostout CJ, Kamath PS, Abu Dayyeh BK, et al. Efficacy of endoscopic ultrasound-guided hemostatic interventions for resistant nonvariceal bleeding. Clin Gastroenterol Hepatol. 2015;13(4):808–12.e1.

著者　Truptesh H. Kothari，Shivangi Kothari，Vivek Kaul
译者　黄　鑫　张　鲁　王　强

第7章　内镜超声引导下腹腔神经丛阻滞术和腹腔神经丛阻滞术

引言

腹痛是上腹部恶性肿瘤或良性疾病（如慢性胰腺炎等）使人虚弱的常见症状。与癌症相关的疼痛会显著影响这些患者的生活质量[1-3]。起源于上腹部内脏的疼痛是由特殊的内脏传入纤维引导的，这些纤维通过内脏神经和腹腔神经丛传递[4-5]。腹腔神经丛是位于腹膜后的神经纤维网络，毗邻主动脉的前外侧壁[6]。缓解上腹部恶性肿瘤相关疼痛的原则是在腹腔神经丛或内脏神经水平上破坏疼痛的伤害传导[6]。

有时交替使用腹腔神经丛阻断术（celiac plexus block，CPB）和腹腔神经丛阻滞术（celiac plexus neurolysis，CPN），但它们的作用时间、所用药物和适应证有所不同[7]。CPB是指通过注射皮质类固醇（如曲安奈德）和局部麻醉剂来暂时破坏腹腔神经丛传入神经至脊髓的疼痛。CPB通常用于缓解慢性胰腺炎等良性疾病过程中的疼痛[7]。相比之下，CPN是指使用神经溶解剂和局部麻醉剂永久破坏腹腔神经丛。乙醇通常用作神经溶解剂，布比卡因作为CPN的局部麻醉剂。CPN适用于缓解腹部恶性肿瘤引起的疼痛[7]。

CPN技术最初于1914年报道，在手术中进行[8]。CPN可在X线透视、计算机断层扫描（computed tomography，CT）或超声成像引导下进行。Faigel等[9]及Wiersema和Wiersema[10]于1996年引入了内镜超声（endoscopic ultrasound，EUS）引导的CPN。由于EUS引导的CPN是在实时超声成像和彩色多普勒评估下进行的，有助于避免介入穿刺引起的血管损伤，因此认为这种技术比以前使用的其他技术更安全、精确和方便。在随机对照试验（randomized controlled trail，RCT）中，Gress等[11]的研究显示，EUS引导的CPB技术与CT引导方法相比，疼痛缓解维持时间更长。

适应证

EUS引导的CPN通常用于治疗胃、胰腺、食管和胆道恶性肿瘤以及腹膜后淋巴结转移或转移性肝癌引起的持续性和顽固性腹痛[12]。CPB通常用于与慢性胰腺炎相关的腹痛[12]。据报道，CPB也有益于缓解胰腺癌引起的恶心和呕吐。CPB导致胃肠道的交感神经去神经支配，副交感神经活动失去拮抗，这有助于增加胃肠道蠕动，缓解恶心和呕吐症状。

CPN/CPB 的禁忌证

1. 凝血功能差（国际标准化比值＞1.5）。
2. 血小板减少症（血小板＜50×10^9/L）。
3. 胃和（或）食管静脉曲张。
4. 术前不能暂停使用抗凝药物。
5. 重度乙醇不耐受。

EUS-CPN/CPB 技术

中央 CPN 技术

这种技术也被称为单次注射技术。使用线阵内镜超声置于胃食管交界处以下的水平可以看到紧邻胃后壁的腹主动脉。一旦观察到腹主动脉，可见源自腹主动脉的第一条血管：腹腔干（celiac artery，CA）（图 7.1）。在 CPN 的这项技术中，将细针穿刺活检（fine needle aspiration，FNA）针（19 G 或 22 G）从腹主动脉推进到刚好高于 CA 起源的腹主动脉水平（图 7.2，图 7.3）。将含有生理盐水的注射器连接到针头上，通过抽吸注射器来施加负吸，以确保未误入血管。一旦确认注射器中无血液，则通过针头注入 20 ml 0.25% 布比卡因，然后注入 10 ml 无水乙醇。注射部位有明显的云雾状回声（图 7.4，图 7.5）。在注射部位用生理盐水冲洗针头后拔出。在 CPB 中，注射布比卡因后再给予 3ml（40mg）曲安奈德[7]。

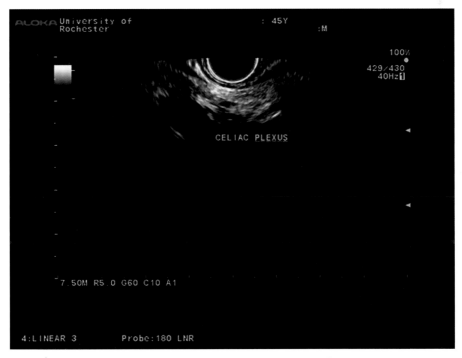

图 7.1　多数患者腹腔动脉起源和腹腔丛预期位置的 EUS 图像

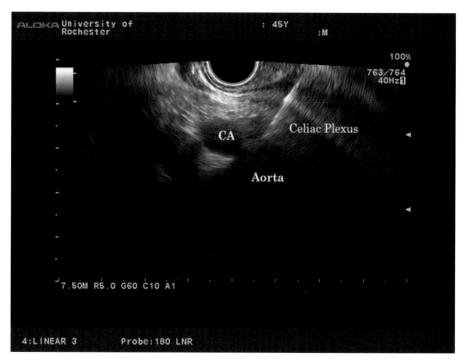

图 7.2 在腹腔动脉起源前的中央腹腔丛注射，此病例组织结构疏松，可直接刺入腹腔神经节

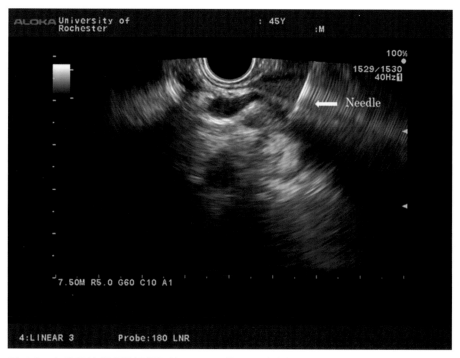

图 7.3 在腹腔神经丛溶解期间的 EUS 图像，乙醇注射后组织结构破坏，呈浑浊状

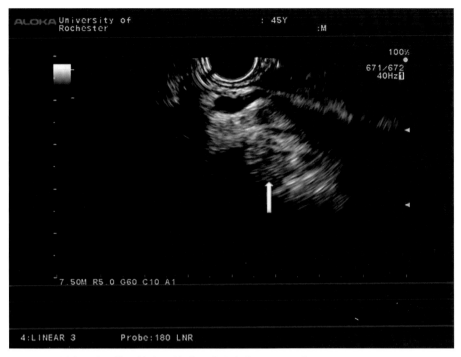

图 7.4　注射乙醇后拨出针头，持续浑浊状态的 EUS 图像

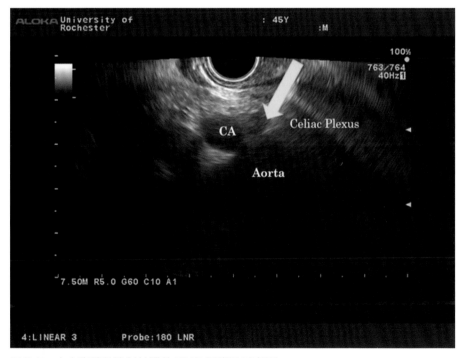

图 7.5　中央腹腔丛注射针道的 EUS 图像及示意图

双侧注射技术

从腹主动脉识别出 CA 来源后（图 7.1），顺时针旋转内镜超声，直至 CA 和肠系膜上动脉（superior mesenteric artery，SMA）不在视野范围内，然后经胃将 FNA 针推进至 SMA 与主动脉交汇处，在该区域注射药物。然后拔出针头，逆时针旋转内镜超声，直至看不到 CA 和 SMA（图 7.6）。现在再次将针头推送至主动脉与 SMA 交汇处，并注射药物。双侧注射方式的步骤和药物剂量与中央注射相同[13-14]。

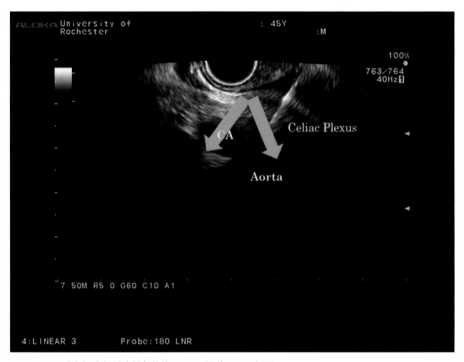

图 7.6　双侧腹腔丛注射针道的 EUS 图像及示意图

中央与双侧注射技术

已经发表了几项研究，比较了两种 CPN 技术（中央与双侧）在疼痛缓解方面的差异，但对于两种技术的优劣仍存在争议。Puli 等在胰腺癌组中对两种技术进行了缓解疼痛效果的比较[7]，得出的结论是双侧注射技术（84.54%）优于中央注射技术（45.99%）（95% CI = 37.33~54.78）。

2009 年，Sahai 等在 160 名患者中比较了 EUS 引导 CPN/CPB 中两种技术疼痛缓解（疼痛评分降低）的短期有效性[15]，发现双侧注射技术比中央 CPB/CPN 技术更有效，双侧注射平均疼痛减轻 70.4%，而单侧为 45.9%（P = 0.0016）。研究显示，双侧 CPB/CPN 是疼痛减轻＞50% 的唯一预测因素（OR：3.55，1.72~7.34）。

然而，LeBlanc 等[16]进行了一项包含 50 名患者的随机对照试验，得出的结论是两组之间在疼痛缓解方面无显著差异。值得注意的是，对于 LeBlanc 研究中的双侧注射技术，针头向外侧推进至 CA，在 CA 两侧进行注射，但针头未向超越 CA 的任何远端推进，而在 Sahai 等的研究中，针头向 CA 远端推进，并进一步推进至 SMA 基底外侧区域。然而有报道发现，使用双侧注射技术时由于损伤肾上腺动脉而导致抗凝患者出现自限性出血，因此应谨慎采用该技术[15, 17]。

EUS 引导下直接腹腔神经节溶解术和腹腔神经节阻滞术

2006 年，Levy 等证实，在 EUS 下可观察到腹腔神经节。Levy 等提出，EUS 引导的直接腹腔神经节溶解术（celiac ganglion neurolysis，CGN）在缓解胰腺癌疼痛方面效果明显，注射乙醇时成功为 94%（16/17 例患者），注射类固醇时成功率为 0（0/1 例患者）[18-19]。在慢性胰腺炎患者中，注射乙醇后疼痛缓解率为 80%（4/5 例患者），而接受类固醇治疗的患者疼痛缓解率为 38%（5/13 例患者）。Levy 等在 2008 年的初步经验表明，EUS 引导的 CGN 或腹腔神经节阻滞术（celiac ganglion block，CGB）是安全的，直接向神经节注射乙醇对癌症和慢性胰腺炎患者的疼痛缓解有效[19]。但在这项回顾性研究中，报道的注射剂量和注射的腹腔神经节的数量并不一致。在胰腺癌和慢性胰腺炎患者中，注射的神经节平均数量分别为 2.7 个和 2.3 个。如果在 EUS 显示的与针同平面的视图上神经节直径小于 1.0 cm，则将针尖定位在神经节的中心点；如果与针同平面轴上的神经节直径为 1.0 cm 或更大，则将针尖插入神经节内的最深点，并在缓慢退出时持续进行神经节内注射[19]。

CPN 与 CGN

EUS 引导的 CPN 是一种公认的缓解癌症疼痛的干预措施。实施 CPN 时，在腹腔干周围注射神经溶解剂，也可同时破坏周围的神经节。在 EUS 引导下，直接向神经节注射溶解剂对缓解疼痛更为有效。2013 年 Doi 等报道了一项多中心、随机研究，在上腹部恶性肿瘤患者中比较了 EUS CPN 与 EUS CGN 的疼痛缓解情况。在该研究中，使用"中央方法"进行 CPN，在腹腔干起点上方进行注射。34 例中有 30 例采用 EUS CGN（88%），另 4 例患者无法观察到腹腔神经节。在神经节直径 <1 cm 的患者中，采用中央注射，而在神经节直径 >1 cm 的患者中，将针头推入神经节最深处，并在缓慢抽出针头时进行持续注射，以便使注射剂分布到整个神经节。EUS CGN 组的疼痛缓解率（疼痛评分降低至 ≤3）（73.5%）显著高于 EUS CPN 组（45.4%，$P = 0.026$）。此外，EUS CGN 组 50% 的患者治疗后完全缓解，而 EUS CPN 组仅有 18.2% 的患者治疗后完全缓解（$P = 0.010$）。两组的疼痛缓解持续时间或并发症发生率无差异[20]。

EUS 引导的 CPB 与 CT 引导的 CPB

Gress 等[21]对 EUS 引导的 CPB 和 CT 引导的 CPB 在管理慢性胰腺炎的疼痛方面进行了前瞻性随机对照研究。1995 年 7 月 1 日至 1995 年 12 月 30 日，22 例患者连续入组研究，10 名患者接受了 EUS 引导的 CPB，8 名患者接受了 CT 引导的 CPB，4 例患者因方案缺陷而被排除。使用 22 G 针及 FNA 进行 EUS 引导的 CPB，采用线阵内镜超声在实时成像下注射 0.75% 布比卡因 10 ml 和曲安奈德 3 ml（40 mg）。

在放射科使用 22 G 15 cm 脊柱针头经后入路进行 CT 引导下 CPB。在 CT 引导下将穿刺针插入主动脉前部，分别注射相同剂量的布比卡因和曲安奈德。

在接受 EUS 引导的 CPB 组中，术后随访 15 周，50%（5/10）的患者疼痛减轻。

在接受 CT 引导的 CPB 组中，术后平均随访 4 周，25%（2/8）的患者疼痛评分降低。只有 12% 的患者在 12 周随访时疼痛有所缓解，并且 75%（6/8）的患者在 CT 传导阻滞后 6 周内恢复至基线或治疗前疼痛评分。

并发症

EUS CPN 常见的并发症是由于腹腔神经丛交感神经阻滞后导致的副交感神经缺乏抑制所引起的兴奋症状。一过性腹泻、疼痛加重、低血压和酸中毒是常见于报道的不良症状[7, 10-12]。Alvarez-Sanchez 等报告了 1142 例患者，481 例 EUS CPB 中 7% 的患者和 661 例 EUS CPN 中 21% 的患者出现了相关并发症[22]。其中最常见的并发症为一过性腹泻（7%），可自发消退；4% 的患者发生了低血压，2% 的 EUS CPB 病例和 4% 的 EUS CPN 病例出现一过性疼痛加重。

另外还报告了几种主要不良事件，包括慢性胰腺炎患者的继发感染。因此，当使用类固醇时，建议在 EUS CPB 之前预防性使用抗生素[23]。不可逆性下肢轻瘫是 EUS 引导下脊柱后方入路 CPB 的主要不良事件之一[24]。在 EUS CPN 和 EUS CGN 的一项随机对照研究中，两组的总体并发症发生率相似，但 EUS CGN 中注射的乙醇总剂量明显较少[24]。此外，在 EUS CGN 中明确显示了靶点，降低了该组的缺血性并发症发生率。

讨论 / 结论

腹痛是慢性胰腺炎和胰腺恶性肿瘤患者最常见的主述症状，通常会导致生活质量显著下降。对这些患者的标准管理中包括使用阿片类镇痛药，但长期疗效不佳。CPN（乙醇）和 CPB（类固醇）分别作为胰腺癌和慢性胰腺炎患者疼痛管理的替代干预措施，通过破坏腹腔丛水平的痛觉冲动来抑制疼痛。CPN 已可在放射线、X 线透视、CT 或 EUS 引导下进行。越来越多的证据表明，在维持疼痛缓解方面，EUS 引导的 CPN 和 CPB 比其他方法更有效（分别针对癌症和慢性胰腺炎患者），其安全性与 CT 引导的 CPB 相似。通过 EUS 引导下 CPB，疼痛缓解的时间最长达 1 年，但通常仅维持 2~3 个月[11]。报告的大多数并发症均较轻（腹泻、体位性低血压和疼痛加重），很少发生严重并发症。对首选何种注射技术（单侧或双侧）仍存在广泛争议，因为一些研究表明接受双侧注射的患者疼痛缓解程度更高，而其他研究表明两种技术的结局无差异。总之，EUS 引导的 CPN 和 CPB 分别为控制胰腺或上腹部恶性肿瘤和慢性胰腺炎患者的腹痛提供了一种安全有效的技术。

参考文献

[1] de Oliveira R, dos Reis MP, Prado WA. The effects of early or late neurolytic sympathetic plexus

block on the management of abdominal or pelvic cancer pain. Pain. 2004;110(1-2):400–8.

[2] Staats PS, Hekmat H, Sauter P, Lillemoe K. The effects of alcohol celiac plexus block, pain, and mood on longevity in patients with unresectable pancreatic cancer: a double blind, randomized, placebo- controlled study. Pain Med. 2001;2(1):28–34.

[3] Wong GY, Schroeder DR, Carns PE, et al. Effect of neurolytic celiac plexus block on pain relief, quality of life, and survival in patients with unresectable pancreatic cancer: a randomized controlled trial. JAMA. 2004;291(9):1092–9.

[4] De Cicco M, Matovic M, Balestreri L, Fracasso A, Morassut S, Testa V. Single-needle celiac plexus block: is needle tip position critical in patients with no regional anatomic distortions? Anesthesiology. 1997;87(6):1301–8.

[5] Loukas M, Klaassen Z, Merbs W, Tubbs RS, Gielecki J, Zurada A. A review of the thoracic splanchnic nerves and celiac ganglia. Clin Anat. 2010;23(5):512–22.

[6] Mercadante S, Nicosia F. Celiac plexus block: a reappraisal. Reg Anesth Pain Med. 1998;23(1):37–48.

[7] Puli SR, Reddy JB, Bechtold ML, Antillon MR, Brugge WR. EUS-guided celiac plexus neurolysis for pain due to chronic pancreatitis or pancreatic cancer pain: a meta-analysis and systematic review. Dig Dis Sci. 2009;54(11):2330–7.

[8] Kappis M. Erfahrungen mit Lokalanasthesie bei Bauchoperationen. Verh Dtsch Gesellsch Chir. 1914; 43:87–9.

[9] Faigel DO, Veloso KM, Long WB, et al. Endosonography guided celiac plexus injection for abdominal pain due to chronic pancreatitis. Am J Gastroenterol. 1996;91:1675.

[10] Wiersema MJ, Wiersema LM. Endosonography-guided celiac plexus neurolysis. Gastrointest Endosc. 1996;44:655–62.

[11] Gress F, Schmitt C, Sherman S, Ciaccia D, Ikenberry S, Lehman G. Endoscopic ultrasound-guided coeliac plexus block for managing abdominal pain associated with chronic pancreatitis: a prospective single-center experience. Am J Gastroenterol. 2001;96:409–16.

[12] Wyse JM, Battat R, Sun S, et al. Practice guidelines for endoscopic ultrasound-guided celiac plexus neurolysis. Endosc Ultrasound. 2017;6(6):369–75.

[13] Erdine S. Celiac ganglion block. Agri. 2005;17(1):14–22.

[14] Yasuda I, Wang HP. Endoscopic ultrasound-guided celiac plexus block and neurolysis. Dig Endosc. 2017;29(4):455–62.

[15] Sahai AV, Lemelin V, Lam E, et al. Central vs. bilateral endoscopic ultrasound-guided celiac plexus block or neurolysis: a comparative study of short-term effectiveness. Am J Gastroenterol. 2009;104:326–9.

[16] LeBlanc JK, Al-Haddad M, McHenry L, et al. A prospective, randomized study of EUS-guided celiac plexus neurolysis for pancreatic cancer: one injection or two? Gastrointest Endosc. 2011;74:1300–7.

[17] Sakamoto H, Kitano M, Kamata K, et al. EUS-guided broad plexus neurolysis over the superior mesenteric artery using a 25-gauge needle. Am J Gastroenterol. 2010;105:2599–606.

[18] Levy M, Rajan E, Keeney G, et al. Neural ganglia visualized by endoscopic ultrasound. Am J Gastroenterol. 2006;101:1787–91.

[19] Levy MJ, Topazian MD, Wiersema MJ, et al. Initial evaluation of the efficacy and safety of endoscopic ultrasound-guided direct ganglia neurolysis and block. Am J Gastroenterol. 2008;103:98–103.

[20] Doi S, Yasuda I, Kawakami H, et al. Endoscopic ultrasound-guided celiac ganglia neurolysis vs. celiac plexus neurolysis: a randomized multicenter trial. Endoscopy. 2013;45:362–9.

[21] Gress F, Schmitt C, Sherman S, Ikenberry S, Lehman G. A prospective randomized comparison of endoscopic ultrasound- and computed tomography-guided celiac plexus block for managing chronic pancreatitis pain. Am J Gastroenterol. 1999;94(4):900–5.

[22] Alvarez-Sánchez MV, Jenssen C, Faiss S, et al. Interventional endoscopic ultrasonography: an overview of safety and complications. Surg Endosc. 2014; 28:712–34.

[23] Fusaroli P, Jenssen C, Hocke M, Burmester E, Buscarini E, Havre RF, Ignee A, et al. EFSUMB guidelines on interventional ultrasound (INVUS), part V—EUS-guided therapeutic interventions (short version). Ultraschall Med. 2016;37:412–20.

[24] Gress F, Ciaccia D, Kiel J, Sherman S, Lehman G. Endoscopic ultrasound (EUS) guided celiac plexus block (CB) for management of pain due to chronic pancreatitis (CP): a large single center experience. Gastrointest Endosc. 1997;45:AB173.

第8章　内镜超声引导下组织核心活检

著者　Ali Siddiqui
译者　黄　鑫　王　强

引言

内镜超声引导细针穿刺抽吸术（endoscopic ultrasound-guided fine needle aspiration，EUS-FNA）可用于采集胃肠道和邻近器官的病变样本；快速现场做细胞病理学检查的可行性，决定了其稳定性和总体诊断率[1-4]。现场细胞病理学检查的专业性和细胞病理学专家的缺乏影响了 EUS-FNA 的广泛开展[5-6]。

通过 EUS 引导的细针活检术（EUS-guided fine needle biopsy，EUS-FNB）可以获取组织活检标本，在许多方面克服了 EUS-FNA 的局限性。组织核心标本的主要优点是：

1. 可以对组织结构进行解读，易对恶性和良性病变进行辨别。
2. 提高诊断准确性。
3. 增强免疫染色或分子诊断检测的能力，从而有利于对恶性肿瘤患者进行个体化的靶向治疗[7-9]。
4. 如果将核心组织直接放入福尔马林中，则不需要现场细胞学检查。

FNB 活检针

第一个用于 EUS 引导活检的针是 Quick-Core（Cook Medical Inc.，Bloomington，in，United States），这种 19 G Tru-Cut 活检针（Tru-Cut biopsy needle，TCB）带有弹簧加载结构，可采集 18 mm 组织样本用于组织学分析[10-11]。然而，EUS-TCB 的性能并不稳定，诊断准确性（52%~100%）[12-13]和获取组织量（50%~100%）[14-15]变化较大，同时 EUS-TCB 与 EUS-FNA 相比也没有明显优势[16]。Tru-Cut 针操作难度较大，使用过程繁琐，限制了其广泛使用。该器械的另一个缺点是当内镜超声处于弯曲位置时操作困难，对胰头和沟突活检过程困难，在某些情况下无法操作。

新型 EchoTip ProCore FNB（Cook Medical）针有多种尺寸（19 G、20 G、22 G、25 G），在远端针轴上有一个独特的外侧开口，呈现反向斜面以钩状切割核心组织（图 8.1）。其他 FNB 针使用新型针尖设计，头端具有多个平行的切割面（Sharkcore；Medtronic，Minneapolis，MN）和冠状多面尖端（Acquire，Boston Scientific，Natick，MA）（图 8.2）。

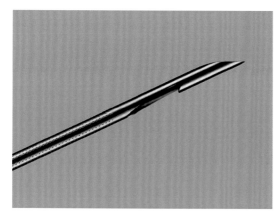

图 8.1　ProCore 针尖（Cook Medical，Bloomington，Indiana 授权）

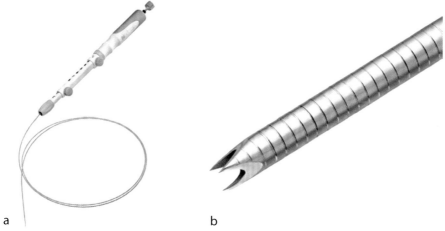

a　　　　　　　　　　　b

图 8.2　（a）Acquire 活检针的手柄和导管；（b）Acquire 穿刺针尖的放大图像（由 Boston Scientific Corporation 提供）

EUS 引导下胰腺实性病变细针穿刺活检

胰腺实性病变是 EUS-FNB 最常见的靶点，因此对此类病变的应用进行了大量研究（图 8.3）。

标准 19 G 针抽吸装置

2005 年，Itoi 等报道了使用标准 19 G 针获取患者胰腺实性病变的组织学活检标本[17]，但总体诊断准确率仅为 69%。诊断准确性较低的原因是由于 19 G 针硬度高，经十二指肠胰头和钩突肿块的活检失败。在其他研究中，获得核心组织的总体成功率和诊断率高于 90%[18-19]。在一项研究中[18]，研究对象为疑诊自身免疫性胰腺炎（autoimmune pancreatitis，AIP）的胰腺肿块患者。尽管 93% 的患者成功获得了用于组织学分析的足够样本，但 AIP 诊断准确率仅为 43%，这可能是由于 AIP 组织学变化呈斑片状分布所致，使得由于缺乏特异性样本而获得的 EUS-FNB 组织不足。因怀疑 AIP 患者并未排除恶性病因，故通过 19 G 针采集标本可 100% 排除恶性病变[19]。Varadarajulu 等[20] 使用镍钛合金制成的新型柔性 19 G 针（Expect™ 19 Flex，Boston Scientific），可以更灵活地进行经十二指肠穿刺。该操作在从十二指肠穿刺胰腺病变的 32 例患者中均获得成功。在 94% 的患者中获得了组织学核心组织并做出准确的癌症诊断。

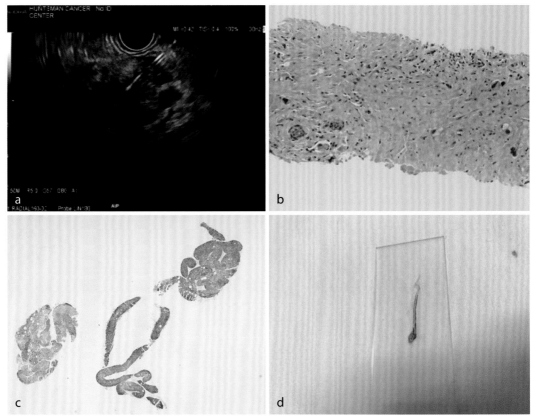

图 8.3 （a）SharkCore 针中 22 G Acquire 针穿刺胰腺肿物的 EUS 活检图像；（b）来自（a）患者的组织学标本，显示腺癌；（c）用 SharkCore 针活检的组织学标本，显示长条状组织核心和病理提示恶性腺癌；（d）胰腺肿块患者的组织核心涂片（由 Douglas G. Adler MD 提供）

ProCore™ 针

目前有多项高质量的临床研究评价了 ProCore 针在胰腺实性病变中进行 EUS-FNB 的价值。Iglesias-Garcia 等在一项大型多中心研究中使用 19 G ProCore™ 针对实性病变进行 EUS-FNB，其中大多数为胰腺肿块[21]。使用 ProCore™ 针的 EUS-FNB 在 98% 的患者中获得了技术成功，无不良事件。在 90% 的病例中获得了足以进行组织学检查的组织，对所有病变的诊断准确性为 86%，恶性病变为 93%。在另一项评估 61 例胰腺肿块患者的 22 G ProCore™ 针的研究中，88.5% 的患者获得了足够的用于组织学诊断的组织（诊断准确性）。有趣的是，在胰腺肿块患者中的一项随机试验比较了标准 22 G FNA 针与 22 G ProCore™[23]，结果显示，诊断所需的中位穿刺次数、诊断准确性或技术失败率无显著差异。66.7% 的 FNA 标本和 80% 的 FNB 标本可以做出组织学诊断（$P = 0.66$）[23]。Iwashita 等[24] 评价了使用 25 G ProCore™ 针通过 EUS-FNB 穿刺 50 例胰腺实性病变患者，虽然获得足够的用于细胞学诊断的组织的敏感性较高（96%），但仅 32% 的患者存在组织学核心。这项研究表明，虽然 25 G ProCore™ 针对获取足够细胞学样本量效果极佳，但其不能用于获得组织核心活检进行诊断。对 ProCore 针的总体效果，目前的研究尚存在争议。

SharkCore™ 针

DiMaio 等研究了使用 22 G 和 25 G SharkCore 针在 136 处胰腺实性病变中获得足够组织以进行病理评估的能力（图 8.2）[25]。当使用 25 G 针时，获得足够的组织学核心而做出诊断的准确率为 85%；当使用 22 G 针时则为 86%。不良事件包括 5 例患者术后疼痛、4 例患者轻度急性胰腺炎、1 例 EUS/ERCP 联合治疗的胰头癌患者术后 12 天出现发热 / 胆管炎。

Kandel 等比较了在胰腺实性病变患者中使用 SharkCore 针（19 G、22 G 或 25 G）进行 EUS-FNB 与 EUS-FNA 的组织学获取率。从 SharkCore 针组获得的 95% 的标本足够用于组织学筛查，相比之下，EUS-FNA 组仅为 59%（$P = 0.01$）。与 EUS-FNA 组相比，SharkCore 针组达到所需样本要求的中位穿刺次数明显更少（2 次 vs. 4 次）[26]。

另一项研究中，Jovani 等对 SharkCore™ 针与标准 EUS-FNA 针进行比较，SharkCore™ 针获得的组织学样本多于标准 FNA 针（59% vs. 5%，$P < 0.001$）。然而，二者的总体诊断准确率没有显著差异（SharkCore™ 与标准针分别为 92.2% 和 85.4%）[27]。

Nayar 等比较了 ProCore 针和 SharkCore 针对胰腺实性病变的诊断准确率和组织获取率。在这项单中心研究中，SharkCore™ 的组织获取率和诊断准确性显著优于 ProCore™ [28]。

所有这些研究均表明，SharkCore™ 针可进行充分的样本采集，以便在胰腺实性病变中获得诊断。SharkCore 针也有助于获取组织核心，从而使 50%~90% 的患者得到确诊。

Acquire™ 针

Mitri 等评估了新型的 Acquire™（Boston Scientific）组织学针在胰腺病变中的安全性、组织学标本获取率和诊断准确性价值[29]。在每个病变部位进行平均 2.8 次穿刺，无任何重大并发症。在 93% 的病例中获得了用于组织学检查的组织活检标本。对于鉴别恶性与良性病变的敏感性和特异性分别为 98.2% 和 100%。EUS-FNB 使用 22 G Acquire™ 针能够达到极高的组织获取率和诊断准确性。

EUS 引导下细针活检胃肠道黏膜下肿瘤

除了胰腺肿块外，黏膜下病变是 EUS 引导下针芯活检的最常见穿刺部位（图 8.4）。Lee 等研究了 EUS-FNB 对于直径大于 2 cm 的胃黏膜下肿瘤的组织获取率和诊断率。他们在研究中使用 ProCore™ 22 G 针，对 78 名患者进行了 EUS-FNB，对 82% 的患者具有诊断意义，在 97% 的患者中获得了可用于组织学评估的组织。另外 48% 的胃肠道间质瘤可以通过 FNB 标本进行免疫染色来诊断，当使用标准 EUS-FNA 针获得组织时，是很难实现这种诊断能力的。只有 1 例患者在穿刺后发生了自限性出血[30]。

El Chafic 等进行了一项大型回顾性研究[31]，评估了使用 SharkCore 针（15 例）进行 EUS-FNA（91 例）或 EUS-FNB 穿刺大于 2 cm 的疑似胃肠道间质瘤。两组中最常使用的针均为 22 G。可获取足够的组织，FNA 组 65% 的患者和 SharkCore 组 100% 的患者可进行免疫组化染色。FNA 组 53% 的患者和 SharkCore 组 87% 的患者通过免疫组化染色明确了诊断；FNA 组 24% 患者的组织不足以进行细胞学诊断，而 FNB 组无组织获取不足；两组均未报告不良事件或技术困难。最终，使用 SharkCore 针穿刺疑似胃肠间质瘤的 EUS-FNB 技术与 FNA 相当，但组织采集更好，可通过较少的穿刺次数经免疫组化染色获得更高的诊断率。

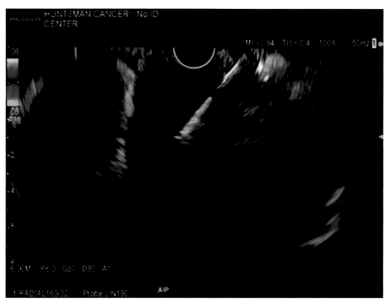

图 8.4 用于从巨大黏膜下病变获得组织核心的 22 G Acquire 针的 EUS
图像。病理学显示胃肠道间质瘤（由 Douglas G. Adler 博士提供）

EUS 引导的淋巴结细针活检

使用标准 EUS-FNA 针从淋巴结充分获取组织通常比较困难。淋巴组织增殖性疾病通常需要组织学标本以获得组织结构并进行流式细胞光度检测。虽然 FNA 样本对转移性病变的检出率很高，但 FNA 并不是血液恶性肿瘤的理想选择，通常首选淋巴结的核心活检（图 8.5）。在两项研究中，对肿大的淋巴结进行 FNB 和 Tru-cut，得出的诊断率范围为 69%~73%[15, 32]。

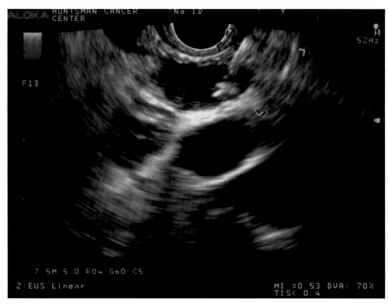

图 8.5 用于从纵隔淋巴结获得组织核心的 22 G ProCore 针的 EUS 图像（由 Douglas G. Adler 博士提供）

关于新型 EUS-FNB 针在病因不明的淋巴结病变诊断中的作用的数据仍然有限。一项比较常规细针抽吸与 ProCore 活检针的随机研究，在纵隔淋巴结肿大患者中[33]使用 EUS-FNA 针和 ProCore 针，获得的抽吸标本的诊断灵敏度相当（分别为 69% 和 79%，$P > 0.05$）。在另一项多中心、随机试验中，Nagula 等[33]比较了 EUS-FNA 和 EUS-FNB 用于 135 处实性病变的组织采样，其中 46 处为邻近胃肠道的肿大淋巴结。这项研究发现，当按照现场细胞病理学检查或按取样病变类型进行分层时，FNA 和 FNB 之间没有差异。两种针的诊断样本均需要进行中位数为 1 次的穿刺。在穿刺次数相同的情况下，FNA 和 FNB 获得了相似的诊断率。这项研究反对在淋巴结活检中常规使用 FNB[34]。

对于淋巴结病变患者的恶性肿瘤诊断，对 EUS-FNB 是否优于 EUS-FNA 仍存在争议。在怀疑淋巴增生性疾病的病例中，建议使用 EUS-FNB，以便获取组织结构并进行免疫染色。

EUS 引导下肝细针穿刺活检

肝活检不仅用于确定肝病的潜在病因，还用于评估肝损害程度，这两种信息对确定此类患者的治疗方式至关重要。

越来越多的数据证明，EUS 引导的肝活检（EUS-guided liver biopsy，EUS-LB）是从局灶性肝实质病变安全、准确获取肝组织的可选方法（图 8.6）。应当注意的是，由于解剖位置差异，左叶 EUS-LB 应通过胃部穿刺，而右叶需要从十二指肠穿刺。

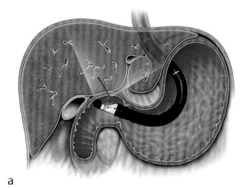

a

图 8.6　（a）通过十二指肠球部肝右叶 EUS 引导肝活检的图像；（b）使用 22 G 核心活检针经胃穿刺肝左叶的 EUS 图像（由 Douglas G. Adler 博士提供）；（c）经胃肝组织活检 HE 染色：高倍镜下偶尔可见肝细胞肿大/气球状，与轻度脂肪性肝炎一致，还有在瘢痕区有轻中度炎性细胞浸润（淋巴细胞）。汇管区完整，周围可见炎性细胞（由 Douglas G. Adler MD and Nicole Girard 博士提供）

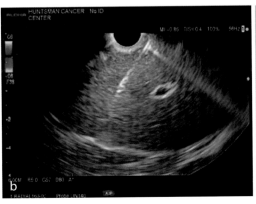

b

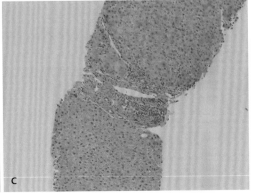

c

EUS 引导的 Tru-Cut 活检

EUS 引导的 Tru-Cut 活检使用弹簧加载结构的 Quick-Core 针（Cook Medical，Bloomington，IN，USA）以获得组织样本。这是一种 19 G 针，能够采集足以进行组织学检查的 18 mm 组织样本。对使用 Quick-Core 针的初期研究证明了其在猪模型中获取肝组织的安全性和有效性，促进了其在人体中的使用[10]。

Dewitt 等进行了初步临床研究，评估了 EUS 引导的 Tru-Cut 活检在良性肝病中的应用，在该研究中 19/21 例（90%）患者获得了足以进行组织学诊断的肝组织，未发生不良事件[35]。但标本的平均长度为 9 mm，小于通常认为能够提供可行组织学评估的样本量。Gleeson 等使用 Tru-Cut EUS-LB 评价了 9 名接受肝活检的患者中获得的门脉三联管数量，在 9 例病例中获得了 63 个门脉三联管[35]，均可满足组织学诊断。

虽然对使用 Tru-Cut 针的初步研究似乎具有前景，但与传统 EUS-FNA 相比，该针在技术上更具挑战性，尤其是当 EUS-LB 在较远位置（即在十二指肠）进行穿刺时。因此，对使用 Tru-Cut 技术进行 EUS-LB 的研究结论差别很大，有时甚至无法获取组织[35-37]。因此，Tru-Cut 未获得内镜医师的广泛接受和使用，而是使用其他类型针替代来进行 EUS-LB。

在良性肝病患者中使用 19 G 针进行 EUS-FNB

Stavropoulos 等首次研究了评价使用标准 19 G FNA 针进行的 EUS-LB[38]，本研究中 22 名患者因病因不明肝损害接受了 EUS，在未观察到胆道梗阻迹象时进行了左肝 EUS-LB。使用 19 G FNA 针 EUS-LB 结果如下：标本平均长度为 37 mm，9 个完整的门脉三联管，诊断准确性 91%，未观察到手术相关不良事件。

在一项大型多中心研究中，Diehl 等评价了 110 名接受 EUS-LB 穿刺的肝酶升高患者[39]，大部分使用细针抽吸，每次进行多达 10 次左右的提插，以获得足够的组织。获得的组织用于诊断的准确率为 89%，中位核心长度为 38 mm，中位完整门脉三联管为 14 个。在本研究中，发生了 1 起导致包膜下血肿的出血不良事件，保守治疗后好转。

上述研究证实，使用 19 G FNA 针进行 EUS-LB 安全有效，并且具有较高的诊断准确率和样本获取率。使用 19 G FNA 针较 Tru-Cut 针更容易获得较好的肝核心组织。

肝恶性病变的 EUS-FNB

EUS-LB 可通过横断面成像模式（右后段除外）获取肝恶性病变的组织学活检，从而明确疑似恶性或转移性病变的性质[40]。虽然几项大型试验已证实使用 EUS-FNA 诊断肝细胞癌和肝转移的有效性和安全性，但目前关于在此类病变中使用 EUS-LB 的数据非常有限[41-42]。

Lee 等在经皮肝活检失败的患者中评价了 21 名使用 EUS 22 G 核心活检针进行 EUS-LB 的患者[43]。在 19 例患者（91%）中获得了足够的组织以明确恶性肿瘤的组织学诊断。恶性肿瘤和特定肿瘤类型的总体诊断准确率分别为 90.5% 和 85.7%，使用 EUS 核心活检时未出现并发症。最终结论是，使用活检针行 EUS-FNB 可以使经皮肝活检无法诊断的肝实性占位患者获益。

EUS-LB 是一种有效进行靶向肝活检的方法，特别是对局灶性病变。使用 19 G 标准针或更新的 EUS 核心活检方法可以获得比标准 EUS FNA 针更多的组织量。EUS-LB 的优点包括进行左、右肝叶活检以提高肝实质病变的诊断准确性，具有对肝局灶性肿物准确定位和活检的能力。

结论

总体而言，EUS 可在原发性肿瘤、淋巴结、肝和转移瘤中获得核心组织样本的能力，使这些器械在现代介入性 EUS 领域中非常重要。正在进行的研究将进一步对不同适应证和穿刺靶点的针的类型和尺寸进行分类探索。

参考文献

[1] Iglesias-Garcia J, Dominguez-Munoz JE, Abdulkader I, et al. Influence of on-site cytopathology evaluation on the diagnostic accuracy of endoscopic ultrasound-guided fine needle aspiration (EUS-FNA) of solid pancreatic masses. Am J Gastroenterol. 2011; 106:1705–10.

[2] Alsohaibani F, Girgis S, Sandha GS. Does onsite cytotechnology evaluation improve the accuracy of endoscopic ultrasound-guided fine-needle aspiration biopsy? Can J Gastroenterol. 2009;23:26–30.

[3] Hébert-Magee S, Bae S, Varadarajulu S, et al. The presence of a cytopathologist increases the diagnostic accuracy of endoscopic ultrasound-guided fine needle aspiration cytology for pancreatic adenocarcinoma: a meta-analysis. Cytopathology. 2013;24:159–71.

[4] Eloubeidi MA, Tamhane A, Jhala N, et al. Agreement between rapid onsite and final cytologic interpretations of EUS-guided FNA specimens: implications for the endosonographer and patient management. Am J Gastroenterol. 2006;101:2841–7.

[5] Jhala NC, Jhala DN, Chhieng DC, et al. Endoscopic ultrasound-guided fine-needle aspiration. A cytopathologist's perspective. Am J Clin Pathol. 2003; 120:351–67.

[6] Kalaitzakis E, Panos M, Sadik R, et al. Clinicians' attitudes towards endoscopic ultrasound: a survey of four European countries. Scand J Gastroenterol. 2009;44:100–7.

[7] Braat H, Bruno M, Kuipers EJ, et al. Pancreatic cancer: promise for personalised medicine? Cancer Lett. 2012;318:1–8.

[8] Wakatsuki T, Irisawa A, Terashima M, et al. ATP assay-guided chemosensitivity testing for gemcitabine with biopsy specimens obtained from unresectable pancreatic cancer using endoscopic ultrasonography-guided fine-needle aspiration. Int J Clin Oncol. 2011;16:387–94.

[9] Brais RJ, Davies SE, O'Donovan M, et al. Direct histological processing of EUS biopsies enables rapid molecular biomarker analysis for interventional pancreatic cancer trials. Pancreatology. 2012;12:8–15.

[10] Wiersema MJ, Levy MJ, Harewood GC, et al. Initial experience with EUS-guided Trucut needle biopsies of perigastric organs. Gastrointest Endosc. 2002;56:275–8.

[11] Levy MJ, Jondal ML, Clain J, et al. Preliminary experience with an EUS-guided Trucut biopsy needle compared with EUS-guided FNA. Gastrointest Endosc. 2003;57:101–6.

[12] Shah SM, Ribeiro A, Levi J, et al. EUS-guided fine needle aspiration with and without Trucut biopsy of pancreatic masses. JOP. 2008;9:422–30.

[13] Wahnschaffe U, Ullrich R, Mayerle J, et al. EUS-guided Trucut needle biopsies as first-line diagnostic method for patients with intestinal or extraintestinal mass lesions. Surg Endosc. 2009;23:2351–5.

[14] Sakamoto H, Kitano M, Komaki T, et al. Prospective comparative study of the EUS guided 25-gauge FNA needle with the 19-gauge Trucut needle and 22-gauge FNA needle in patients with solid pancreatic masses. J Gastroenterol Hepatol. 2009;24:384–90.

[15] Ribeiro A, Pereira D, Escalón MP, et al. EUS-guided biopsy for the diagnosis and classification of lymphoma. Gastrointest Endosc. 2010;71:851–5.

[16] Levy MJ, Wiersema MJ. EUS-guided Trucut biopsy.Gastrointest Endosc. 2005;62:417–26.

[17] Itoi T, Itokawa F, Sofuni A, et al. Puncture of solid pancreatic tumors guided by endoscopic ultraso-nography: a pilot study series comparing Trucut and 19-gauge and 22-gauge aspiration needles. Endoscopy. 2005;37:362–6.

[18] Larghi A, Capurso G, Carnuccio A, et al. Ki-67 grad-ing of nonfunctioning pancreatic neuroendocrine tumors on histologic samples obtained by EUS-guided fine-needle tissue acquisition: a prospective study. Gastrointest Endosc. 2012;76:570–7.

[19] Iwashita T, Yasuda I, Doi S, et al. Use of samples from endoscopic ultrasound-guided 19-gauge fine-needle aspiration in diagnosis of autoimmune pancreatitis. Clin Gastroenterol Hepatol. 2012;10:316–22.

[20] Varadarajulu S, Bang JY, Hebert-Magee S. Assessment of the technical performance of the flexible 19-gauge EUS-FNA needle. Gastrointest Endosc. 2012;76: 336–43.

[21] Iglesias-Garcia J, Poley JW, Larghi A, et al. Feasibility and yield of a new EUS histology needle: results from a multicenter, pooled, cohort study. Gastrointest Endosc. 2011;73:1189–96.

[22] Larghi A, Iglesias-Garcia J, Poley JW, et al. Feasibility and yield of a novel 22-gauge histology EUS needle in patients with pancreatic masses: a multicenter prospective cohort study. Surg Endosc. 2013;27:3733–8.

[23] Bang JY, Hebert-Magee S, Trevino J, et al. Randomized trial comparing the 22-gauge aspiration and 22-gauge biopsy needles for EUS-guided sampling of solid pancreatic mass lesions. Gastrointest Endosc. 2012;76:321–7.

[24] Iwashita T, Nakai Y, Samarasena JB, et al. High singlepass diagnostic yield of a new 25-gauge core biopsy needle for EUS-guided FNA biopsy in solid pancreatic lesions. Gastrointest Endosc. 2013;77:909–15.

[25] DiMaio CJ, Kolb JM, Benias PC, et al. Initial experience with a novel EUS-guided core biopsy needle (SharkCore): results of a large North American multicenter study. Endosc Int Open. 2016;4(9):E974–9.

[26] Kandel P, Tranesh G, Nassar A, et al. EUS-guided fine needle biopsy sampling using a novel fork-tip needle: a case-control study. Gastrointest Endosc. 2016;84(6):1034–9.

[27] Jovani M, Abidi WM, Lee LS. Novel fork-tip nee-dles versus standard needles for EUS-guided tissue acquisition from solid masses of the upper GI tract: a matched cohort study. Scand J Gastroenterol. 2017;52(6-7):784–7.

[28] Nayar MK, Paranandi B, Dawwas MF, et al. Comparison of the diagnostic performance of 2 core biopsy needles for EUS-guided tissue acquisition from solid pancreatic lesions. Gastrointest Endosc. 2017;85(5):1017–24.

[29] Mitri RD, Rimbaş M, Attili F, et al. Performance of a new needle for endoscopic ultrasound-guided fine-needle biopsy in patients with pancreatic solid lesions: a retrospective multicenter study. Endosc Ultrasound. 2017. https://doi.org/10.4103/eus.eus_33_17.

[30] Lee JH, Cho CJ, Park YS, et al. EUS-guided 22-gauge fine needle biopsy for the diagnosis of gastric subepithelial tumors larger than 2 cm. Scand J Gastroenterol. 2016;51(4):486–93.

[31] El Chafic AH, Loren D, Siddiqui A, et al. Comparison of FNA and fine-needle biopsy for EUS-guided sampling of suspected GI stromal tumors. Gastrointest Endosc. 2017;86(3):510–5.

[32] Storch I, Shah M, Thurer R, et al. Endoscopic ultrasound-guided fine needle aspiration and Trucut biopsy in thoracic lesions: when tissue is the issue. Surg Endosc. 2008;22:86–90.

[33] Pathrabe R, Udawat H, Dave D, et al. Randomized study comparing conventional needle fine needle aspiration to procore biopsy needle in patients with mediastinal lymphadenopathy and masses of unknown origin. Endosc Ultrasound. 2017;6(Suppl 1):S10.

[34] Nagula S, Pourmand K, Aslanian H, et al. Comparison of endoscopic ultrasound-fine-needle aspiration and endoscopic ultrasound-fine-needle biopsy for solid lesions in a multicenter, randomized trial. Clin Gastroenterol Hepatol. 2017;16(8):1307–13.

[35] Dewitt J, McGreevy K, Cummings O, et al. Initial experience with EUS-guided Tru-cut biopsy of benign liver disease. Gastrointest Endosc. 2009;69:535–42.

[36] Gleeson FC, Clayton AC, Zhang L, et al. Adequacy of endoscopic ultrasound core needle biopsy specimen of nonmalignant hepatic parenchymal disease. Clin Gastroenterol Hepatol. 2008;6:1437–40.

[37] Mathew A. EUS-guided routine liver biopsy in selected patients. Am J Gastroenterol. 2007;102: 2354–5.

[38] Stavropoulos SN, Im GY, Jlayer Z, et al. High yield of same-session EUS-guided liver biopsy by 19-gauge FNA needle in patients undergoing EUS to exclude biliary obstruction. Gastrointest Endosc.2012;75:310–8.

[39] Diehl DL, Johal AS, Khara HS, et al. Endoscopic ultrasound-guided liver biopsy: a multicenter experience. Endosc Int Open. 2015;3:e1–6.

[40] Nguyen P, Feng JC, Chang KJ. Endoscopic ultrasound (EUS) and EUS-guided fine-needle aspiration (FNA) of liver lesions. Gastrointest Endosc. 1999;50:357–61.

[41] tenBerge J, Hoffman BJ, Hawes RH, et al. EUS-guided fine needle aspiration of the liver: indications, yield, and safety based on an international survey of 167 cases. Gastrointest Endosc. 2002;55:859–62.

[42] Singh P, Erickson RA, Mukhopadhyay P, et al. EUS for detection of the hepatocellular carcinoma: results of a prospective study. Gastrointest Endosc. 2007;66:265–73.

[43] Lee YN, Moon JH, Kim HK, et al. Usefulness of endoscopic ultrasound-guided sampling using core biopsy needle as a percutaneous biopsy rescue for diagnosis of solid liver mass: combined histological-cytological analysis. J Gastroenterol Hepatol. 2015; 30(7):1161–6.

第9章　内镜超声引导下肝组织活检

著者　David L. Diehl

译者　黄　鑫　杨爱明

　　尽管在非侵入性肝评估方面取得了进展，但在当前肝病诊治中肝活检仍具有重要作用[1-2]。历史上，使用大号（通常为 15~16 G）活检针在肝区叩诊定位靶部位后穿刺获得活检标本[3]。因存在胸膜腔或胆囊意外穿刺的风险，导致越来越多地使用经皮超声引导下选择穿刺点。因为在内镜检查室或肝胃病诊所可能无法在现场广泛使用超声机器，所以大部分肝活检病例被转移至普通科室或介入放射科。随着病例数的减少，大多数肝病学家和胃肠病学家不再从事肝活检工作。消化科培训医师还放弃了经皮肝活检的培训要求，从而使得能进行该操作的非放射科医师更少。

其他肝活检方法

　　采取经颈静脉入路至肝静脉系统和肝，对有凝血功能障碍或腹水的患者的肝活检操作更加安全[4-6]。使用相同的方法，可以测量门静脉压力（门静脉套件），并迅速发展为经颈静脉肝内门体分流术（transjugular intrahepatic portosystemic shunt，TIPS），以控制门静脉高压并发症[7]。

　　内镜超声（endoscopic ultrasound，EUS）的发展迅速导致技术的改进，可实施对食管、胃和十二指肠周围的各种病变进行实时细针活检。研究显示局灶性肝病变的细针穿刺抽吸（fine needle aspiration，FNA）是安全的，随后发现可通过内镜超声使用 Tru-Cut 针（QuickCore，Cook Medical，Winston Salem，NC）来获得肝实质的核心活检[8-9]（图 9.1）。2007 年首次报告了 EUS 引导的 Tru-Cut 针用于肝实质活检[10]。随后报告了使用该针的几个病例系列[11-13]。然而，在技术上使用该器械操作困难，并且不能可靠地获取肝核心活检样本。因此，这种针从未被广泛使用，基本上被放弃。

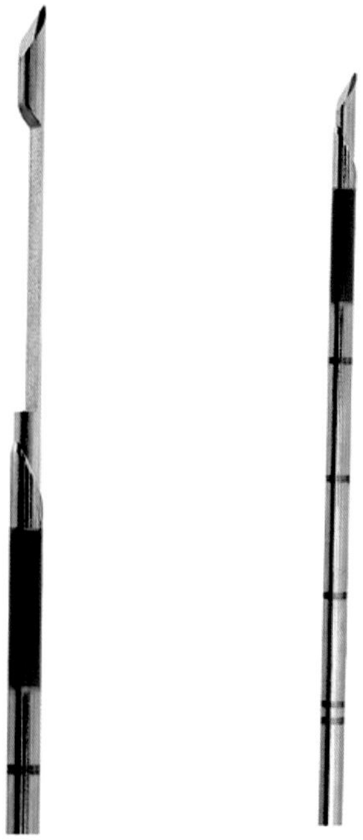

图 9.1　Tru-Cut 针的组织构件（左）；切割鞘（右）（图片经 Allan Darr 授权，ProAct Ltd）

　　Stavropoulos 等发表了首次使用常规 EUS-FNA 针进行肝活检的经验[14]。在这项重要的前瞻性病例研究中，22 名患者通过经胃途径使用常规 19 G EUS 针（EchoTip，Cook Medical，Bloomington，IN）进行了肝左叶肝活检，在 20/22 名患者中获得了足够的组织量，中位标本长度为 36.9 mm（范围 2～185 mm），中位汇管区计数为 9（范围 1～73 CPTs）。Diehl 等扩大了研究数据，在 8 个中心的 110 例患者中进行了 EUS 引导的肝活检（EUS-guided liver biopsy，EUS-LB）的多中心研究，组织获取率极佳，样本长度和汇管区计数充足[15]。

　　Pineda 等对经皮、经颈静脉和 EUS 引导途径之间组织获取量进行了比较[16]。在该研究中，内镜医师使用 19 G EUS-FNA 针，介入放射科医师使用 18 G 或 20 G 针。经颈静脉肝活检组仅纳入无肝硬化患者，因为肝硬化导致更多的标本破碎，并可能对测量产生不良影响。从总标本长度、最长标本长度和汇管区计数来看，三种方法之间的数据相当，并且由于易于执行多次穿刺，EUS-LB 的样本获取量实际上趋向于更高（图 9.2）。

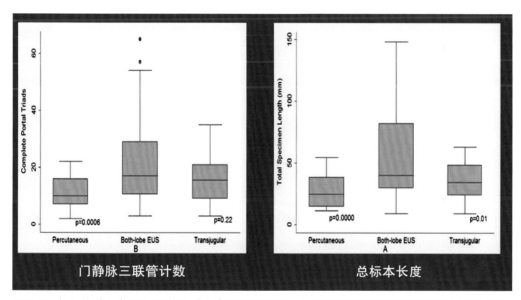

图 9.2　与经皮（左）和经颈静脉（右）肝活检相比，在门静脉三联管计数和总标本长度方面，双叶 EUS-LB 穿刺（中）提供了相当或更优的样本量

适应证和禁忌证

　　广泛而言，EUS-LB 适用于任何需要肝活检且不需要经颈静脉入路的患者，最常用于病因不明的肝功能检查异常患者。如果患者除肝活检外还需要内镜检查（如排除静脉曲张、Barrett 食管筛查或复查以及上消化道症状评估）或 EUS 检查（胆总管、胆囊、胰腺或其他 EUS 适应证的评估），则 EUS-LB 是完成所需检查的最有效方法。之前已证明同一天进行内镜检查和经皮肝活检是安全的[17]。由于针的连续实时成像，EUS-LB 比经皮活检更安全。对一些患者需要在镇静下行肝活检，例如有很大焦虑的患者，或对一些儿童进行肝活检[18]，对于这些病例，镇静下行 EUS-LB 是一种极好的方法。

　　EUS-LB 可能不理想的情况包括严重凝血功能障碍和（或）使用抗凝剂，而腹水是基于穿刺位置的相对禁忌证[1, 3]。在这些情况下，首选经颈静脉入路。

EUS-LB 技术

肝叶鉴别

EUS-LB 采用线阵内镜超声，可实时监测针进入肝。EUS-LB 的一个明显优势是能够区分肝的不同部位（左叶和右叶）[19]，通过在近端胃部识别肝而发现左叶（图 9.3）。正确识别肝，并将其与脾区分开非常重要，患者脾的位置与肝相似，在门静脉高压患者中脾可能会增大。在某些情况下，肝的回声可能与脾非常相似，可能导致识别不清。可通过识别肝内的门静脉分支或追踪肝静脉至 IVC 来区分这两种器官，这样可避免意外的脾穿刺。

通过将 EUS 的头端置于十二指肠球部并旋转直至发现右肝叶，来识别出右叶的大肿块（图 9.4）。可从十二指肠位置观察到胆囊（如果存在）。

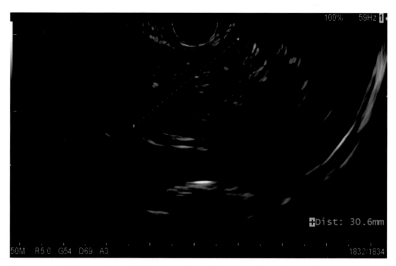

图 9.3 近端胃、左肝叶的超声图像：光标显示获取核心样本时活检针的预期路径

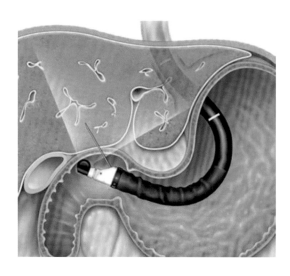

图 9.4 使用置于十二指肠球部的内镜超声获得右叶活检（Image adapted from Boston Scientific）

预计肝实质中存在较大血管，并且通常应避免直接穿刺这些血管。在不穿刺血管的情况下确定合理的穿刺轨迹长度。通常为 2.5~3 cm，尽管经常可以发现稍长的轨迹。

与其他肝活检技术相比，EUS-LB 的一个明显优势是能够对肝的不同空间区域进行取样。一些实质肝病可能有不同的肝叶分布[20]，双叶活检可最大限度地减少取样误差。双叶活检（每叶 1 或 2 次）非常安全，不会增加发生并发症的风险。

针的选择

关于 EUS-LB 的大多数研究均使用 19 G 针。既往曾先使用 19 G 弹簧加载的 EUS Tru-Cut 针（QuickCore，Cook），但令人失望的组织获取量和术中器械的操作困难导致该针失去优势[21]。Stavropoulos 的研究证明[14]，常规 19 G 针足以获取肝核心组织。最近，已可获得具有特殊切割头的针，似乎是 EUS-LB 的更好选择（图 9.5a、b）。

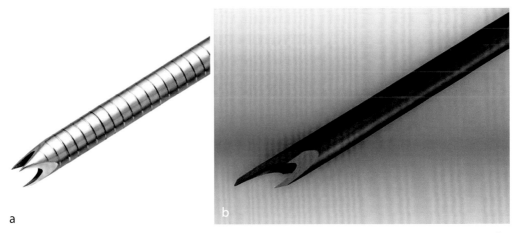

图 9.5　用于 EUS-LB 的针芯针尖的图像：（a）Acquire 针（经 Boston Scientific 授权）；（b）SharkCore 针，Medtronic（经 Medtronic 授权）

目前已进行了离体肝活检研究，以尝试确定最佳的针头规格和头端特征，从而优化组织获取量。在一项研究中，发现核心活检针（SharkCore 19 G，Medtronic）的组织获取量最高，因其获取的平均汇管区数量增加[22]。19 G 芯针的初步经验表明，新式针（Acquire 19 G，Boston Scientific）获取的样本长度长于常规斜面针[23]。

我们已经完成的一项前瞻性随机研究中选取 EUS-LB（19 G Expect Flexible，Boston Scientific）的标准 19 G FNA 针与 19 G Acquire 芯活检针进行比较。患者随机分配不同活检针，核心针管腔中的组织获取量及汇管区数目增加[24]。重要的是，在该组中"最长标本长度"也有增加，这是评估肝活检质量的关键指标。

一个自然的问题是，是否可以使用 22 G 核心活检针获取足够的肝活检核心组织。我们最近对 EUS-LB 的 22 G SharkCore FNB 针与标准 19 G 针进行了一项前瞻性随机研究[25]。发现 90% 的病例使用 19 G 针获得了足够的肝活检标本，相比之下，22 G SharkCore 针仅在 60% 的病例获得了足够肝活检标本。这似乎是由于组织学处理期间组织破碎增加所致，虽然在处理前也获得了合适长度的肝核心组织（图 9.6）。由于使

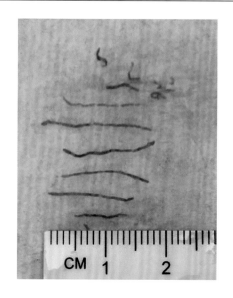

图 9.6　使用 22 G SharkCore
针头获得的组织条

用 19 G 核心活检针所取得的有说明力的结果、极佳的安全性、更高可能获取足够的
组织，这些针很可能成为 EUS-LB 的标准针。

针准备和抽吸量

EUS-LB 可使用完全或"慢拉"抽吸（针在肝内进出时缓慢拔出针芯）。大多数已
发表的病例使用 EUS 针随附的真空注射器（20 ml VacLok，Merit EndoTek，Salt Lake
City，UT）实现高负压。对于慢拉技术，随着针头推进到靶病变或器官中，针芯被缓
慢拉出。已证明这可提供 2~3 ml 的真空负压[26]。

"干吸"和"湿吸"均可用于 EUS-LB。对于湿抽吸，取出针芯，并用生理盐水
预冲针腔[27-28]。在过去 2 年中，我们用肝素而不是生理盐水冲洗穿刺针。这导致了
良好的活检取样，且对肝组织学无不良影响[29]。肝素会减少针头内的血凝块，从而
减少组织样本被血液污染，使病理实验室更容易地处理组织。此外，对于内镜助手而
言，再插入针芯更容易。

针技术

穿刺时针道要避开较大的肝静脉或门静脉大的分支。应寻找最长的针程，通常为
3~4 cm（图 9.7）。我们发现，让内镜助手将内镜超声在咬合垫的水平固定，可以防止
内镜超声在出针时向后缩回，同时仍然允许内镜扭转以保持针的视野清晰。确定合适
的穿刺路线后，穿刺管腔壁，使针进入肝实质。

此时，打开抽吸注射器上的旋塞，针在肝内进行往复穿刺，采用呈扇形的穿刺轨
迹。利用内镜超声的抬钳器和镜柄的大扭来完成扇形穿刺，其方式与 FNA 相同。通
过次数可为 1~10 次，取决于内镜检查医师的偏好，我们目前是使用 1~3 次。在从实
质中拔出针之前，关闭真空注射器上的旋塞，然后将针从内镜超声中取出。另一种方
式是使用湿抽吸，同时单次长途径进入肝[30]，如果使用缓慢拉拔技术，在内镜医师
用针穿刺肝时，助手拔出针芯。

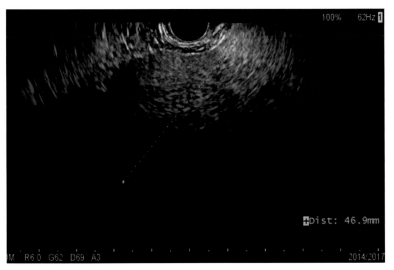

图 9.7 具有长（46.9 mm）针轨迹的右肝叶 EUS 成像

内镜检查室和病理学实验室的样本处理

通过针芯重新插入或用生理盐水或肝素冲洗，将针中的内容物直接注入福尔马林瓶中。虽然血液已进入真空注射器，可以在针管腔中找到组织，但大多数样本（不是所有样本）都在针腔中，务必要避免过度处理样本，包括将组织涂抹在纱布或衬垫上。

在过去 2 年中，我们使用"组织筛"将组织与血液分离（图 9.8）。针的肝素化可防止血液在针内凝结，在福尔马林中看起来像"血条"。使用组织筛时，首先将针内容物推到筛上，血液通常不会在肝素预冲时凝结，然后使用盐水冲洗液轻轻冲洗样本，在筛子上仅留下（或主要是）肝组织，然后将该组织置于福尔马林溶液中（图 9.9）。

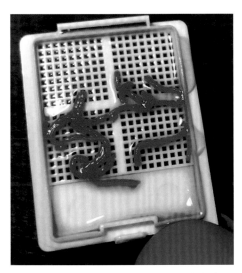

图 9.8 在微筛上捕获肝组织并洗涤血液

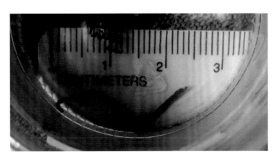

图 9.9 将长的肝核心组织从微筛转移到福尔马林瓶中，无须过度处理

病理学家的注意事项

外科病理接收实验室通常用于处理小样本。强烈建议与病理学家讨论 EUS-LB，以确保最佳处理。对于肝核心组织，与其他小型标本一样，应避免过度处理，以防止标本的人为破碎。活检技术和钉型的进步和改进将继续获得更好的（即更少碎片）用于组织学诊断的标本，这会使病理学家的工作更容易（图 9.10 和图 9.11）[31-34]。

上述筛分和洗涤步骤的优点是将富集的肝标本（少或不含血液）送至病理学实验室。这大大简化了病理技术人员对样本的处理，因为他们无须手动分离血液和组织。将血液和组织共同处理（即无组织和凝块手动分离步骤）使得解读肝活检标本变得更难（图 9.12）。

已发表的文献中使用的标本充分性指标包括样本长度和汇管区的测量。最初，报告了"汇管区"的测量结果（定义为具有可识别动脉、静脉和胆管的汇管结构）。最近的一项研究量化了"完整"和"不完整"的汇管结构[35]。其他病理学家可能根据汇管区周围可见多少肝实质来描述（例如，小于或大于 180°）（图 9.13a、b）。

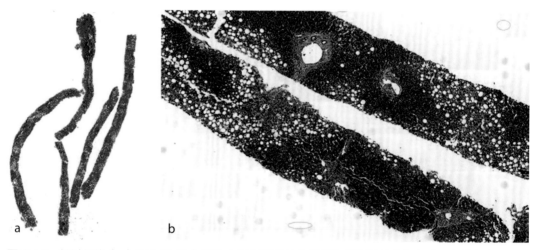

图 9.10　经过低倍（a）和中倍（b）处放大后在载玻片上显示的良好肝核心组织（三色染色）

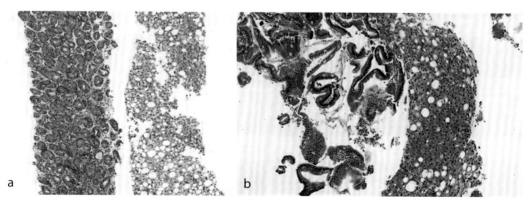

图 9.11　小片段胃（a）或十二指肠（b）黏膜显示经胃或十二指肠进行穿刺

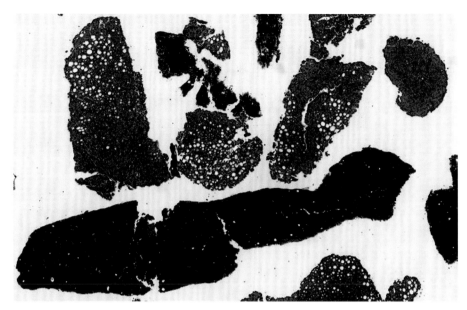

图 9.12　含有血凝块的高度破碎的肝活检标本

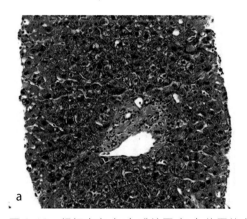

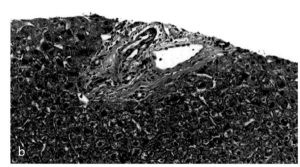

图 9.13　组织中心（a）或外周（b）位置的完整汇管区

依据文献，肝活检应获得"最小数量"的完整三联管结构，通常为 6~10 个，但没有严格证明的数量。然而，对肝活检的解释另一个重要的方面是质量，而不单纯是数量。相对于数量较多但不完整的门脉结构（可能位于肝核心组织的边缘），较少且周围有大量肝实质的门脉结构更有助于诊断。

早期对 EUS-LB 的研究测量了标本总长度。然而，我们认为最相关的指标是"最长标本长度"（length of the longest pice，LLP）。对高度碎片化的组织核心很难作出解释，特别是对纤维化的评估，如早期肝硬化的病例。当然，肝疾病本身也会导致活检组织破裂。但是，常规标本处理容易致标本碎裂[25]，而更小的活检针更加明显。

在过去的 20 年中，病理学家在面对越来越小的组织进行诊断方面变得越来越熟练。然而，对于肝活检的较长的核心组织标本的解读较试图解读如茶叶般高度碎片化的标本更容易。根据早期报告以及使用较新的针的技术趋势，19 G 核心针很可能在行 EUS-LB 时更受青睐，因为与非核心针相比，19 G 核心针能够提供更长的标本和更少的碎片。用于 EUS-LB 的可靠 Tru-Cut 针的开发也可能具有价值。

术后恢复

经皮经肝活检术后至少 80% 的患者出现自限性疼痛[36-37]，少数患者可出现更为严重的疼痛[38]。由于实时超声能够避免误穿血管，以及使用更细的穿刺针，可能会减少 EUS-LB 后疼痛。

经皮肝穿刺活检后常见的做法是让患者在穿刺后右侧卧位 2~4 小时，可能是基于该体位时穿刺部位的腹膜被填塞到肝包膜的原因。但尚无关于这种做法的优点的文献。对于 EUS-LB，因为穿刺点不邻近腹壁，所以没有机会获得"填塞"。在我们的实践中，我们让患者像其他内镜手术一样仰卧位恢复。尚未证实 EUS-LB 后增加出血风险，即使进行双叶活检也是如此。

我们分析了 2 名执业医师进行 EUS-LB 的 124 名患者的恢复数据[39]。一种使用 1 小时恢复期，另一种使用 2 小时恢复期。约 30% 的患者在术后出现疼痛；到达恢复室后，通过静脉注射小剂量止痛药即可控制疼痛。绝大多数患者（92%）在 1 小时无疼痛，其他 3 例（8%）在 2 小时内疼痛缓解。这些发现表明，在几乎所有病例中，1 小时的恢复期足矣，只有少数病例需要更长的时间来观察疼痛控制情况。

不良反应

传统肝活检的不良反应（adverse effects，AE）不常见，但可能很严重，包括危及生命的出血、器官穿孔和疼痛[40-45]。EUS-LB 具有活检期间针轨迹的"实时"监测，因此与经皮方法相比，预计 AE 的发生率可能更低。有关 EUS-LB 特异性并发症的报告有限。在 110 名患者的回顾性多中心研究中报告了 1 例出血病例[15]。该患者出现弥漫性血管内凝血（diffuse intravascular coagulation，DIC），回顾来看，不应采用 EUS-LB。在一项对 75 名患者的研究中，比较了 Quick Core Tru-Cut 针和常规 19 G 针之间的诊断率，在急诊室观察到 2 名患者（均在 Tru-Cut 组）出现腹痛，但排除了穿孔和出血。

在 EUS-LB 期间，我们未曾亲历过但已了解到几例意外脾穿刺，这可能是由于误认肝左叶并与脾混淆所致。事实上，我们遇到的病例中，脾和肝左叶的回声非常相似，在确定活检靶点时必须小心。肝血管较大，通常可追溯至肝静脉和门静脉主干的较大静脉起源。在脂肪肝病例中，静脉解剖结构（尤其是门静脉）可被掩盖。

未来方向

标准 19 G FNA 针可重复抽吸可用的肝核心标本。初步数据表明，19 G 核心针可能能够提供比常规 FNA 针更好的核心标本，这将有助于病理学家的判断。EUS Tru-Cut 针平台的未来发展和改进，理论上能够以较好的长度可重复地获取组织核心，因为针具有"自动"切割元件，这不依赖于操作者的技术。

随着越来越多的内镜医师掌握 EUS 引导的肝活检，该技术的益处逐渐显现。同时进行肝活检和内镜或 EUS 检查，可提高患者的舒适度并更有效地利用资源。对这些进行的组合经济分析，为进一步推广应用提供了依据。

　　EUS 引导下门静脉压力测量的器械装置和技术的发展也可能扩大 EUS 在疑似门静脉高压研究中的作用[46-48]。对于需要肝活检和门静脉压力测量的无明显肝硬化的患者，目前需要经颈静脉途径进行肝活检和门静脉压力测量。随着新装置的进一步发展，EGD 和 EUS 可能成为对慢性肝病患者进行全面评估的首选方法：能够筛查静脉曲张、测量门静脉压力并获得肝活检。最新研究正在探讨通过内镜超声插入肝内门体分流支架的可能性[49]，如果成功实施，则可实现基于 EUS 的综合门脉高压诊断和治疗方法。

　　非侵入性肝评估方法仍在继续发展中，在许多病例中，这些方法肯定已取代了对活检的需要。然而，在临床实践以及临床研究中仍会有明确的肝活检需求[34, 50]，在可预见的将来，安全、便捷和有效的方法仍然极为重要。

参考文献

[1] Rockey DC, Caldwell SH, Goodman ZD, Nelson RC, Smith AD, American Association for the Study of Liver Diseases. Liver biopsy. Hepatology. 2009;49(3):1017–44.

[2] Caldwell S. Liver biopsy: the reports of its demise are greatly exaggerated. Clin Transl Gastroenterol. 2016;7:e171.

[3] Bravo AA, Sheth SG, Chopra S. Liver biopsy. N Engl J Med. 2001;344(7):495–500.

[4] Lebrec D, Goldfarb G, Degott C, Rueff B, Benhamou JP. Transvenous liver biopsy: an experience based on 1000 hepatic tissue samplings with this procedure. Gastroenterology. 1982;83(2):338–40.

[5] Bull HJ, Gilmore IT, Bradley RD, Marigold JH, Thompson RP. Experience with transjugular liver biopsy. Gut. 1983;24(11):1057–60.

[6] Kalambokis G, Manousou P, Vibhakorn S, Marelli L, Cholongitas E, Senzolo M, et al. Transjugular liver biopsy—indications, adequacy, quality of specimens, and complications—a systematic review. J Hepatol. 2007;47(2):284–94.

[7] Ring EJ, Lake JR, Roberts JP, Gordon RL, LaBerge JM, Read AE, et al. Using transjugular intrahepatic portosystemic shunts to control variceal bleeding before liver transplantation. Ann Intern Med. 1992;116:304–9.

[8] tenBerge J, Hoffman BJ, Hawes RH, Van Enckevort C, Giovannini M, Erickson RA, et al. EUS-guided fine needle aspiration of the liver: indications, yield, and safety based on an international survey of 167 cases. Gastrointest Endosc. 2002;55(7):859–62.

[9] DeWitt J, LeBlanc J, McHenry L, Ciaccia D, Imperiale T, Chappo J, et al. Endoscopic ultrasound-guided fine needle aspiration cytology of solid liver lesions: a large single-center experience. Am J Gastroenterol.2003;98(9):1976–81.

[10] Mathew A. EUS-guided routine liver biopsy in selected patients. Am J Gastroenterol. 2007;102(10):2354–5.

[11] Gleeson FC, Clayton AC, Zhang L, Clain JE, Gores GJ, Rajan E, et al. Adequacy of endoscopic ultrasound core needle biopsy specimen of nonmalignant hepatic parenchymal disease. Clin Gastroenterol Hepatol. 2008;6(12):1437–40.

[12] Dewitt J, McGreevy K, Cummings O, Sherman S, Leblanc JK, McHenry L, et al. Initial experience with EUS-guided Tru-cut biopsy of benign liver disease. Gastrointest Endosc. 2009;69(3):535–42.

[13] Acosta R, Twadell W, Darwin P. Adequacy of EUS guided true cut liver biopsy. Gastrointest Endosc. 2009;69(5):AB331.

[14] Stavropoulos SN, Im GY, Jlayer Z, Harris MD, Pitea TC, Turi GK, et al. High yield of same-session EUS-guided liver biopsy by 19-gauge FNA needle in patients undergoing EUS to exclude biliary obstruction. Gastrointest Endosc. 2012;75(2):310–8.

[15] Diehl DL, Johal AS, Khara HS, Stavropoulos SN, Al-Haddad M, Ramesh J, et al. Endoscopic ultrasound-guided liver biopsy: a multicenter experience. Endosc Int Open. 2015;3(3):E210–5.

[16] Pineda JJ, Diehl DL, Miao CL, Johal AS, Khara HS, Bhanushali A, et al. EUS-guided liver biopsy

provides diagnostic samples comparable with those via the percutaneous or transjugular route. Gastrointest Endosc. 2016;83(2):360–5.

[17] Stine JG, Liss G, Lewis JH. The safety of same-day endoscopy and percutaneous liver biopsy. Dig Dis Sci. 2011;56(4):1201–6.

[18] Johal AS, Khara HS, Maksimak MG, Diehl DL. Endoscopic ultrasound-guided liver biopsy in pediatric patients. Endosc Ultrasound. 2014;3(3):191–4.

[19] Bhatia V, Hijioka S, Hara K, Mizuno N, Imaoka H, Yamao K. Endoscopic ultrasound description of liver segmentation and anatomy. Dig Endosc. 2014;26(3):482–90.

[20] Larson SP, Bowers SP, Palekar NA, et al. Histopathologic variability between the right and left lobes of the liver in morbidly obese patients undergoing Roux-en-Y bypass. Clin Gastroenterol Hepatol. 2007;5(11):1329–32.

[21] Sey MS, Al-Haddad M, Imperiale TF, McGreevy K, Lin J, DeWitt JM. EUS-guided liver biopsy for parenchymal disease: a comparison of diagnostic yield between two core biopsy needles. Gastrointest Endosc. 2016;83(2):347–52.

[22] Schulman AR, Thompson CC, Odze R, Chan WW, Ryou M. Optimizing EUS-guided liver biopsy sampling: comprehensive assessment of needle types and tissue acquisition techniques. Gastrointest Endosc. 2017;85(2):419–26.

[23] Shah ND, Sasatomi E, Baron TH. Endoscopic ultrasound-guided parenchymal liver biopsy: single center experience of a new dedicated core needle. Clin Gastroenterol Hepatol. 2017;15(5):784–6.

[24] Ching-Campanioni R, Diehl DL, Confer B, et al. ClinicalTrials.gov Identifier: NCT03408171.

[25] Mok SR, Diehl DL, Johal AS, Khara HS, Diehl M, Mudireddy PR, Confer B, Chen ZE. Mo1245 19 versus 22-gauge fine needle biopsy for endoscopic ultrasound guided liver biopsy (EUS-LB): a prospective randomized trial. Gastrointest Endosc. 2017;85(5):AB473–4.

[26] Katanuma A, Itoi T, Baron TH, Yasuda I, Kin T, Yane K, et al. Bench-top testing of suction forces generated through endoscopic ultrasound-guided aspiration needles. J Hepatobiliary Pancreat Sci. 2015;22(5):379–85.

[27] Berzosa M, Villa N, Bartel M, Wallace M, Tau J, Trang T, et al. Mo1420 pilot study comparing hybrid vs. wet vs. dry suction techniques for EUS-FNA of solid lesions. Gastrointest Endosc. 2014;79((5):AB430.

[28] Attam R, Arain MA, Bloechl SJ, Trikudanathan G, Munigala S, Bakman Y, et al. "Wet suction technique (WEST)": a novel way to enhance the quality of EUS-FNA aspirate. Results of a prospective, single-blind, randomized, controlled trial using a 22-gauge needle for EUS-FNA of solid lesions. Gastrointest Endosc. 2015;81(6):1401–7.

[29] Diehl DL, Mok SR, Johal AJ, et al. Heparin priming of EUS-FNA needles does not adversely affect tissue cytology or immunohistochemical staining. Endosc Int Open. 2018;6:E356.

[30] Nieto J, Khaleel H, Challita Y, Jimenez M, Baron TH, Walters L, et al. EUS-guided fine-needle core liver biopsy sampling using a novel 19-gauge needle with modified one pass, one actuation wet suction technique. Gastrointest Endosc. 2017;67(2):469–75.

[31] Crawford AR, Lin XZ, Crawford JM. The normal adult human liver biopsy: a quantitative reference standard. Hepatology. 1998;28(2):323–31.

[32] Rocken C, Meier H, Klauck S, Wolff S, Malfertheiner P, Roessner A. Large-needle biopsy versus thin-needle biopsy in diagnostic pathology of liver diseases. Liver. 2001;21(6):391–7.

[33] Colloredo G, Guido M, Sonzogni A, Leandro G. Impact of liver biopsy size on histological evaluation of chronic viral hepatitis: the smaller the sample, the milder the disease. J Hepatol. 2003;39(2):239–44.

[34] Riaz Z, Wright M. Advances in clinical hepatology and what the hepatologist expects from a liver biopsy result. Diagn Histopathol. 2014;20(3):95–101.

[35] Nakanishi Y, Mneimneh WS, Sey M, Al-Haddad M, DeWitt JM, Saxena R. One hundred thirteen consecutive transgastric liver biopsies for hepatic parenchymal diseases: a single-institution study. Am J Surg Pathol. 2015;39(7):968–76.

[36] Eisenberg E, Konopniki M, Veitsman E, Kramskay R, Gaitini D, Baruch Y. Prevalence and characteristics of pain induced by percutaneous liver biopsy. Anesth Analg. 2003;96(5):1392–6.

[37] Akhtar M, Ahmad M, Rehman A. Frequency of pain associated with ultrasound guided percutaneous liver biopsy. J Postgrad Med Inst. 2012;26(4):24.

[38] Firpi RJ, Soldevila-Pico C, Abdelmalek MF, Morelli G, Judah J, Nelson DR. Short recovery time after percutaneous liver biopsy: should we change our current practices? Clin Gastroenterol Hepatol. 2005;3(9):926–9.

[39] Shah N, Huseini MS, Chen ZM, Persing K, Zeiber H, Diehl DL, Johal AS, Khara HS. Effective resource utilization with an early discharge protocol for EUS-guided liver biopsy. Am J Gastroenterol. 2015;110:S978–80.

[40] Perrault J, McGill DB, Ott BJ, Taylor WF. Liver biopsy: complications in 1000 inpatients and outpatients. Gastroenterology. 1978;74(1):103–6.

[41] Piccinino F, Sagnelli E, Pasquale G, Giusti G. Complications following percutaneous liver biopsy. A multicentre retrospective study on 68,276 biopsies. J Hepatol. 1986;2(2):165–73.

[42] McGill DB, Rakela J, Zinsmeister AR, Ott BJ. A 21-year experience with major hemorrhage after percutaneous liver biopsy. Gastroenterology. 1990;99(5):1396–400.

[43] Janes CH, Lindor KD. Outcome of patients hospitalized for complications after outpatient liver biopsy. Ann Intern Med. 1993;118(2):96–8.

[44] Huang JF, Hsieh MY, Dai CY, Hou NJ, Lee LP, Lin ZY, et al. The incidence and risks of liver biopsy in non-cirrhotic patients: an evaluation of 3806 biopsies. Gut. 2007;56(5):736–7.

[45] Myers RP, Fong A, Shaheen AA. Utilization rates, complications and costs of percutaneous liver biopsy: a population-based study including 4275 biopsies. Liver Int. 2008;28(5):705–12.

[46] Huang JY, Samarasena JB, Tsujino T, Lee J, Hu KQ, McLaren CE, et al. EUS-guided portal pressure gradient measurement with a simple novel device: a human pilot study. Gastrointest Endosc. 2017;85(5):996–1001.

[47] Huang JY, Samarasena JB, Tsujino T, Chang KJ. EUS-guided portal pressure gradient measurement with a novel 25-gauge needle device versus standard transjugular approach: a comparison animal study. Gastrointest Endosc. 2016;84(2):358–62.

[48] Schulman AR, Thompson CC, Ryou M. EUS-guided portal pressure measurement using a digital pressure wire with real-time remote display: a novel, minimally invasive technique for direct measurement in an animal model. Gastrointest Endosc. 2016;83(4):817–20.

[49] Schulman AR, Ryou M, Aihara H, Abidi W, Chiang A, Jirapinyo P, Sakr A, Ajeje E, Ryan MB, Thompson CC. EUS-guided intrahepatic portosystemic shunt with direct portal pressure measurements: a novel alternative to transjugular intrahepatic portosystemic shunting. Gastrointest Endosc. 2017;85(1):243–7.

[50] Rowe IA, Parker R. Liver biopsy for the selection of patients with nonalcoholic steatohepatitis for clinical trials. Gastroenterology. 2015;148:262.

第 10 章　内镜超声引导下基准标记置入

著者　Aamir N. Dam，Jason B. Klapman
译者　王　敏　杨爱明

引言

图像引导放射治疗（image-guided radiation therapy，IGRT）使用实时成像精确定位肿瘤并输送高剂量聚焦放射治疗束[1]。基准标记物置入肿瘤或淋巴结部位，不透射线，可增强病变定位，并作为靶向放射治疗的参考点[2]。过去使用超声或计算机断层扫描（computed tomography，CT）引导通过手术或经皮放置基准标记物[3]。在过去十年中，内镜超声（endoscopic ultrasound，EUS）引导的方法得到发展并已被证明是一种安全的基准标记物置入方法。

基准标记类型

据文献报道，目前已开发许多类型的基准标记物。表 10.1 概述了可使用 EUS 放置的各种基准类型。在早期发表的研究中，对传统的圆柱状金粒子进行了研究。这些金粒子的长度为 2.5~5 mm，直径范围为 0.8~1.2 mm，需用 19 G 针置入[12, 15-16]。随后 Visicoil（Radio Med Corporation，Tyngsboro，MA，Core Oncology，Santa Barbara，CA）基准进入市场；与传统基准点不同，其具有柔性、盘绕设计，理论上可降低移位风险（图 10.1）。Visicoil 基准的长度（10 mm）较长，有两种不同直径（0.35 mm、0.75 mm）。直径较小的螺旋基准可与 22 G 针配合使用，在需要增加角度或扭矩的解剖区域可灵活操作[4-5, 8-9]。这与较大的 0.75 mm 基准不同，该基准需用 19 G 针。此外，Visicoil 基准使用特定的针载体输送系统，便于将其插入 EUS 针尖端（图 10.2）。

一项回顾性研究比较了传统基准（0.8 mm×5 mm）和柔性 Visicoil 基准（0.35 mm×10 mm）在晚期胰腺癌患者中的应用。结果表明，通过 EUS 引导基准标记肿瘤置入技术成功率相似，移位率或并发症发生率无差异。然而，在 CT 扫描和后续 IGRT 期间，传统基准的可见度显著优于 Visicoil 基准，这可能与其更大的直径相关[10]。而 Machiels 等报道，在食管癌中，与固体金和液体水凝胶基准标记相比，长度≥5 mm 的柔性 Visicoil 标记物可视度更高。作者认为长度可能在提高可见度方面发挥关键作用[11]。Fernandez 等发现在食管癌患者中，直径为 0.35 mm×10 mm 和直径为 0.75 mm×10 mm 的 Visicoil 基准标记物可视度无明显差异。但对于体型较大的患者，直径较大的基准在影像学上更容易识别[6]。考虑到许多研究中存在研究设计缺陷和样本量的限制，尚无法得出 EUS 引导下放置的最佳基准标记类型的确切结论。基于回顾性和有限的前瞻性数据，如可以使用内镜超声定位引导，增加基准长度和直径似乎可改善可视度，可能是更好的选择。

表 10.1　EUS 使用的不同金基准类型的研究汇总

基准类型（商标）	尺寸（直径 × 长度）[a]	针直径 [a]
Visicoil 柔性金弹簧圈基准（RadioMed Inc.），tyngsboro，MA）[4-7]	0.75 mm × 10 mm 0.35 mm × 10 mm	19 G（Cook Endoscopy，Winston Salem，NC） 22 G（Cook Endoscopy，Winston Salem，NC）
Visicoil 柔性金线性基准（Core Oncology，Santa Barbara，CA）[8-11]	0.35 mm × 10 mm 0.35 mm × 2~20 mm	22 G（Cook Endoscopy，Winston Salem，NC）
圆柱形金基准（Best Medical International，Springfield，VA）[12-14]	0.8 mm × 3 mm 或 5 mm	19 G（MEDI-Globe，Achenmuhle，Germany，or Cook Endoscopy，Winston Salem，NC）
圆柱形金基准（Alpha Omega Services Inc，Bellford，CA）[15-16]	0.8 mm × 2.5 mm 或 5 mm	19 G（Cook Endoscopy，Winston Salem，NC）
圆柱形金基准（Northwest Medical Physics Equipment Inc.，Lynwood，WA）[17]	0.8 mm × 3 mm	19 G（Cook Endoscopy，Winston Salem，NC）
圆柱形金基准（CIVCO Medical Solutions，Orange County，IA）[18]	0.8 mm × 3 mm	19 G（Cook Endoscopy，Winston Salem，NC）
锚球状或线状金基准（Naslund Medical AB，Huddinger，Sweden）[8]	0.28 mm × 10 mm	19 G（Cook Endoscopy，Winston Salem，NC）
X-MARK 金基准（IZIMedical Products，Owings Mills，Ma，onc Solution Inc.，Acton，Ma）[14]	0.85 mm × 1 mm、2 mm 或 3 cm	19 G

a：所列基准和针规仅限于在研究中使用的尺寸

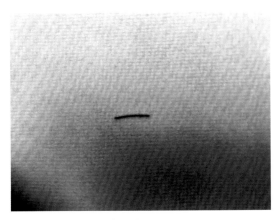

图 10.1　Visicoil 金基准标记

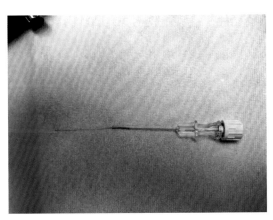

图 10.2　预置于针载体装置上的 Visicoil 基准

基准设置和放置技术

在将基准输送到靶病变方面，大多数研究均获得了成功（表 10.2）。不同的技术在将基准标记装载到针中并释放到靶组织方面略有不同。

表 10.2　EUS 引导的基准置入的有效性和安全性总结

研究者	设计	恶性病变位置	针规（G）	基准类型（mm）	技术成功	不良事件
Pishvaian 等[12]	PS（13 例）	纵隔 食管 胰腺 腹部转移性病变	19 G	金（0.8×3 或 5）	11/13（85%）	胆管炎（1）
Sanders 等[16]	PS（51 例）	胰腺	19 G	金（0.8×5）	46/51（90%）	轻度胰腺炎（1）
Park 等[15]	PS（57 例）	胰腺	19 G	金（0.8×2.5）	50/53（94%）	轻微出血（1）
Ammar 等[4]	RS（13 例）	胰腺 腹部淋巴结 肝病变 肾上腺 胆管（CCA）	22 G	VC（0.35×10）	13/13（100%）	无
DiMaio 等[9]	RS（30 例）	食管 胰腺 胃 胆管（CCA）转移性肝病变	22 G	VC（0.35×10）	29/30（97%）	发热（1）
Varadarajulu 等[13]	RS（9 例）	胰腺	19 G	金（0.8×3）	9/9（100%）	无
Khashab 等[10]	RS（39 例）	胰腺	19 G 22 G	金（0.8×5）VC（0.35×10）	39/39（100%）	无
Fernandez 等[6]	RS（60 例）	食管	19 G 22 G	VC（0.75×10）VC（0.5×10）VC（0.35×10）	60/60（100%）	腹痛（1）
Majumder 等[19]	RS（77 例）	胰腺	19 G	金（0.8×5）	35/39（90%）	腹痛（3）轻度胰腺炎（1）
Choi 等[18]	RS（32 例）	胰腺 肝病变 转移性淋巴结	19 G	金（0.8×3）	32/32（100%）	轻度胰腺炎（1）

表 10.2（续）

研究者	设计	恶性病变位置	针规（G）	基准类型（mm）	技术成功	不良事件
Chandran 等[20]	PS（8 例）	胃	19 G	VC（0.35×10）	7/8（88%）	无
Davila Fajardo 等[8]	PS（23 例）	胰腺	22 G	VC（0.35×5~20）金色锚钉（0.28×10）	23/23（100%）	轻微出血（1）
Moningi 等[14]	RS（11 例）	直肠	19 G	金（0.8×5）X 标记基准（0.85×10~30）	11/11（100%）	无
Machiels 等[11]	PS（32 例）	食管	22 G	金（0.43~0.64×5）Visicoil（0.35×2~10）水凝胶标志	30/30（100%）	气胸（1）纵隔炎（2）
Dhaham 等[7]	RS（514 例）	纵隔 食管 胰腺 直肠 / 肛管转 移性病变 腹部和肝	19 G 22 G	VC（0.75×10）VC（0.35×10）	513/514（99.8%）	轻微出血（9）

在两个病例系列中首次描述了顺行性方法装载基准标记[5, 12]。Ammar 等更倾向该方法，因为这种方法可避免在锋利针尖末端进行处理，并最大限度地降低进入病变时基准丢失的风险[4]。在该方法中，将穿刺针插入靶病变，取出针芯。之后，将基准手动加载到针腔中，并重新插入针芯，将基准向前推入靶病变。另一种更常用的方法为使用 19 G 或 22 G EUS-FNA 针的后装技术，对这种技术在许多研究中都有描述[6-10, 13, 15-18]。首先，从针头回撤针芯 7~8 mm，使用无菌镊子或针载体输送装置以逆行方式将基准标记回装到针头尖端（图 10.3）。一旦基准本身位于针腔内，则用无菌骨蜡密封针尖，以防在到达靶组织之前在内镜超声或患者体内遗落基准。将针插入内镜超声的操作通道，并在多普勒超声引导下进入靶病变，以避免进入血管。在靶组织中产生一个小的"轨道"，以便于插入，并通过完全推进针芯同时等距缩回针头来释放。操作中可以通过内镜和 X 线透视观察到基准释放。取出穿刺针并重新加载新的基准，重复该方法，直至放置所需数量的基准。在这两种技术中，均使用针芯推送基准。

目前已开发出针芯推送的替代方法。该技术使用流体静力技术将基准释放到靶病变中。在该方法中，取出针芯，首先用无菌水或生理盐水注入穿刺针，再将基准回装到针头中。然后，将针头插入肿瘤内，并将 1~2 ml 无菌水或生理盐水注入穿刺针内以释放基准[13,15]。据报道，认为其优势包括减少空气伪影和在内镜困难位置时有助输送。

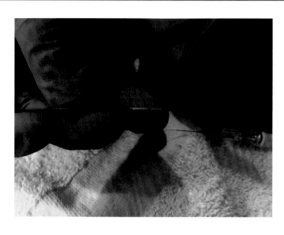

图 10.3 装载在 EUS 穿刺针远端针尖上的
Visicoil 基准

为了提高效率，有专家报道将两个基准预加载到针尖上并一次放置两个标记[15]。目前，可从市场上购得预装针。Beacon FNF 针（Medtronic，Minneapolis，MN）有两种尺寸可选，预装载两个固体金基准标记 - 22 G（0.43 mm × 5 mm）和 19 G（0.75 mm × 5 mm）。此外，已开发出 22 G EchoTip Ultra 预装载针（Cook Medical，Bloomington，IN），并在活猪模型中显示有效[21]。Cook 针系统预装四个金基准标记，长度为 5 mm，直径为 0.43 mm。目前正在进行一项随机对照试验，在胰腺癌患者中比较 22 G EchoTip Ultra 预装式基准针与传统后装技术的总体有效性和技术成功率。

置入病变的最佳基准数量尚未确定。文献中，大多数研究将每个肿瘤 / 淋巴结 / 靶病变内放置 2~5 个基准。在我们的经验中，我们尝试在胰腺病变的不同部位至少放置 3 个基准。尽可能在肿瘤的近端和远端边缘各放置 1 个基准标记。但不同医疗中心有各自的实践。

遇到的技术困难包括在用针芯推动基准时出现阻力[8, 12, 15]，以及存在干扰血管[7, 16]，这使安全释放具有挑战性。如上所述，为了克服困难的解剖位置，已成功报告的技术包括重新调整内镜位置，使用较小尺寸的基准 / 穿刺针或尝试不同的释放技术，例如流体静力技术。

基准肿瘤靶点

胰腺癌

最近胰腺癌已成为癌症相关死亡的第三大最常见原因，只有 20% 的患者在诊断时可行手术切除[22-23]。对于可能切除或局部晚期的患者，新辅助化疗和放疗在控制肿瘤生长和延长总生存期方面发挥重要作用[24-26]。EUS 不仅有助于胰腺癌的诊断和分期，而且还提供了更多的治疗选择，包括腹腔神经节阻滞术、EUS 引导胆道入路和引流、细针注射和基准置入（图 10.4）[27]。2006 年，Pishvaian 等进行了首个病例系列研究，评价了 EUS 引导下纵隔和腹部恶性肿瘤的金基准置入，其中包括 5 例晚期胰腺癌患者和 1 例 Whipple 术后癌症复发患者。该技术遵循与 EUS 引导 FNA 相同的原则，使用 19 G 针在 5 名患者中平均推入 3~4 个基准。1 例胰头肿瘤患者胃出口梗阻导致操作失败。该研究显示总体技术成功率为 85%，首次证明了 EUS 引导下基准置

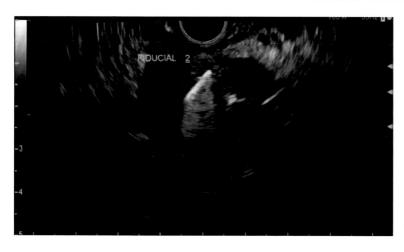

图 10.4　置于胰体肿块内的高回声基准的内镜超声图像

入标记肿瘤指导放疗的安全性和可行性[12]。自该报道以来，多项前瞻性和回顾性病例系列描述了基准置入的可行性，特别是在胰腺癌中的应用，其成功率较高，范围为 88%~100%[10, 13, 15-16, 18]。4 项研究证明，在胰腺癌患者中，使用 22 G 穿刺针均成功放置较小直径的 Visicoil 基准标记物[4, 8-10]。尚无前瞻性数据比较 19 G 和 22 G 穿刺针用于基准置入的差异，但专家报告称，22 G 穿刺针有助于解决胰头和钩突病变中的内镜角度问题[8-9]。

　　在涉及 188 例胰腺癌患者的最大规模回顾性研究中，使用 22 G 穿刺针将 414 个 Visicoil 基准（0.35 mm × 10 mm）置入 80% 的患者中，使用 19 G 穿刺针将 93 个 Visicoil 基准点（0.75 mm × 10 mm）置入 20% 的患者中。16 例患者（3.1%）发生技术困难，主要原因为干扰血管，7 例患者（1.3%）发生自行停止的少量出血[7]。

　　在早期研究中，结合使用 X 线透视与 EUS，以帮助获得适当的角度和各基准标记之间的恰当距离（图 10.5）。最近的研究表明，在不使用透视的情况下，EUS 引导成

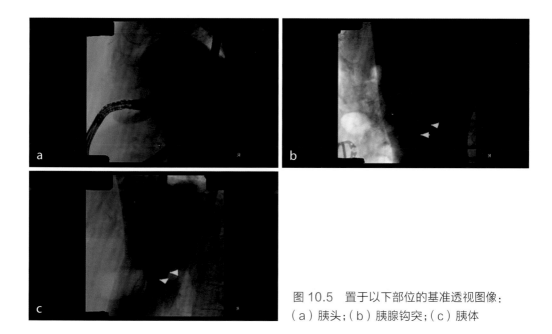

图 10.5　置于以下部位的基准透视图像：（a）胰头；（b）胰腺钩突；（c）胰体

功置入基准标记，表明如果条件允许可以使用透视，但透视不是 EUS 引导下安全和成功置入基准标记的必要条件[6-7, 9, 18]。此外，最近由 Majumder 等进行的一项回顾性研究发现，可能不需要达到理想的基准几何形状就可实现对胰腺癌患者肿瘤的成功跟踪和放射治疗[19]。

食管癌

放射治疗在食管癌中发挥重要作用，特别是进展期患者[28]。几项研究专门评价了在食管癌患者中 EUS 引导下基准置入，显示了良好的结果，技术成功率高[6-7 9, 11]。基准点可以放置在肿瘤近端和远端，提供病变准确的范围（图 10.6）[6-7, 11]。在约 1/3 的病例中，因肿瘤梗阻妨碍内镜超声通过，因此放置了单个基准标记[6-7]。大多数研究报道将基准放置于邻近肿瘤的黏膜下层或固有肌层，而不是肿瘤本身，理论上可以降低移位发生率，特别是经治疗肿瘤消退后（图 10.7）[6-7, 11]。

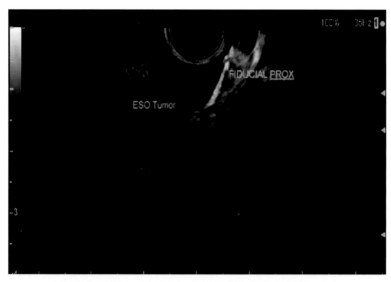

图 10.6　置于食管肿块近端的高回声基准的内镜超声图像

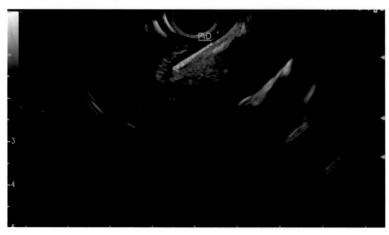

图 10.7　将高回声基准清楚地置于食管末段肿物的近侧端固有肌层内的内镜超声图像

DiMaio 等对 12 例食管肿瘤患者在 EUS 引导下应用 22 G 穿刺针进行基准置入（Visicoil 0.35 mm × 10 mm），除一处病变无法识别外，其余在技术上均获成功[9]。Fernandez 及其同事报道了一项回顾性研究，共 60 名食管癌患者接受 EUS 引导下基准标记放置。大多数患者使用 19 G 穿刺针放置 Visicoil 基准标记（0.75 mm × 10 mm），少数患者使用较小直径（0.35 mm × 10 mm）基准标记。共置入 105 个标记物，33% 行单一基准标记，58% 行两个基准标记，8% 行三个基准标记，如果情况允许，基准标记放置于病变近端和远端。研究者得出的结论认为，食管癌基准置入可行，可更确定地勾画靶标，并改善了 CT 模型下呼吸运动对肿瘤评估的影响[6]。另一项回顾性研究涉及 207 名食管癌患者，共置入 348 个基准标记。91% 的患者使用 19 G 穿刺针置入 0.75 mm × 10 mm Visicoil 基准标记。此外，在 33 例胃食管交界部肿瘤患者中，64% 的患者放置了两个基准标记，36.4% 的患者放置了一个基准标记。这些患者均成功接受了放射治疗，未发生与基准置入相关的重大并发症[7]。最近的一项回顾性研究显示，在规划肿瘤体积时，尤其是沿肿瘤下缘放置基准标记并结合三维 PET/CT，有助于对局部晚期食管癌实施更准确的放射治疗[29]。

直肠癌

两项研究评价了 EUS 引导下基准置入在直肠癌中的作用。最先的报道描述了高剂量率直肠内近距离放射治疗直肠癌中使用 EUS 引导下基准置入。在本研究中，11 名患者接受了两种不同类型的金基准标记置入。所有基准均放置在肿瘤的上、下端以及中心，平均每例患者放置 3.6 个基准标记。无论何种类型基准均清晰可见，11 名患者接受 IGRT 后均成功切除[14]。在随后的研究中，54 例直肠癌患者置入 103 个基准，70% 的基准置入在近端和远端边缘，仅 16.6% 置入在近端边缘，仅 13.1% 置入在远端边缘。有轻微并发症的报道，即 1 例患者发生轻度出血[7]。图 10.8 显示了直肠癌的内镜图像和 1 个月后的 CT 扫描，在直肠肿瘤部位仍可见基准。

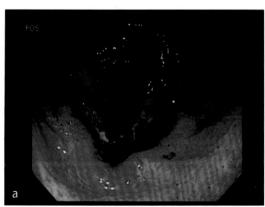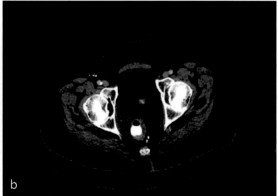

图 10.8 （a）沿直肠后壁生长的直肠癌内镜图像；（b）CT 扫描证实在直肠肿瘤近端边缘放置多个基准

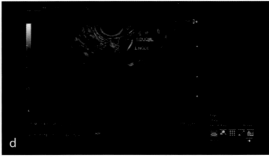

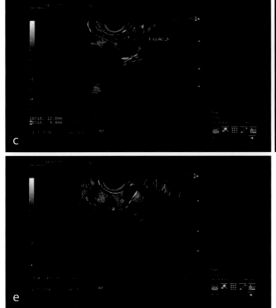

图 10.8（续）（c）直肠癌附近左髂骨恶性肿瘤周围淋巴结的 EUS 图像；（d）以经直肠方式将基准穿刺针插入恶性淋巴结；（e）在恶性淋巴结内释放后的基准

其他部位

几项研究描述了 EUS 引导下基准置入其他恶性肿瘤中的可行性和技术成功，包括前列腺癌[30]、胃癌[20]、肛门癌[7]、胆管癌[4, 9]和腹部、肝或纵隔转移性病变（图10.9）[4, 7, 12, 18]。

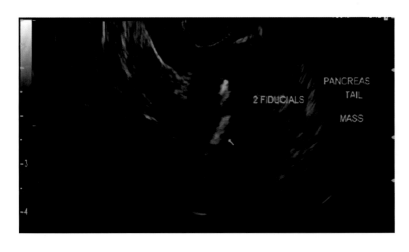

图 10.9　在转移性胰腺尾部肿块内放置的两个高回声基准的内镜超声图像

基准放置的持久性

以上阐述了基准置入及其可行性，据报道技术成功率较高，为 85%～100%。此外，大多数研究报告称，EUS 引导下成功置入基准的患者中超过 90% 完成了放射治疗[6-8, 13, 16, 18]。然而，关于基准置入长期结局的数据仍有限且尚不明确。此外，缺乏评估基准置入改善总生存期的研究。已评估的各种终点包括模拟 CT 扫描时是否存在基准标记、治疗期间是否可见以及移位率。图 10.10 显示 CT 扫描和 PET-CT 扫描基准可见。

DiMaio 等评价了 30 例各种胃肠道恶性肿瘤患者的基准置入，在接受放射治疗 CT 模拟时，83% 的患者中确定基准置入[9]。Fernandez 及其同事研究了食管癌基准置入的长期稳定性。在他们的研究中，放置了 105 个 Visicoil 标记物；94% 的标记物在 CT 模拟时仍存在，88% 的标记物在 107 天的中位时间仍在其初始位置。在未接受手术的患者中，90% 的基准在置入后 165 天的中位时间内可见[6]。Machiels 等在一项小型前瞻性研究中报道，在治疗期间，放置在食管肿瘤中的 63% 的固体金标记物和 80% 的 Visicoil 标记物保持可见。在亚组分析中，治疗期结束时，长度 ≥ 5 mm 的 Visicoil 标记物 91% 可见。不可见的大多数标记物与脱落和较小尺寸相关，与移位关系不大[11]。Dhaham 等还报道了 207 例局部晚期食管癌患者在 IGRT 期间评估的基准移位率较低，为 0.4%[7]。

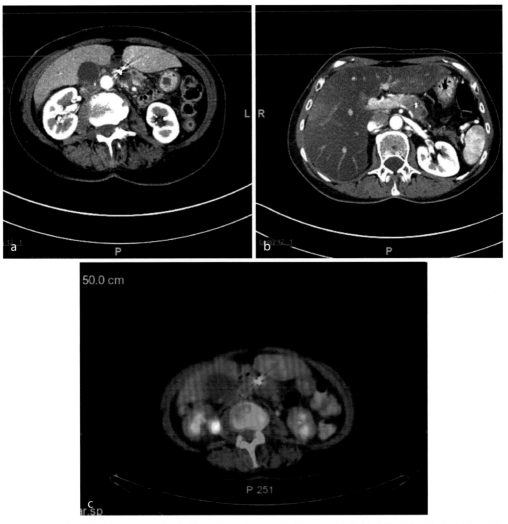

图 10.10　基准标记可见于:(a)胰头内的 CT 扫描;(b)胰体内的 CT 扫描;(c)胰头内的 PET-CT 扫描

不良事件

EUS 引导下基准置入是安全的，报告的不良事件发生率在 1%~5%。常见不良事件多为自限性，包括发热、胆管炎、轻度急性胰腺炎、轻微出血和术后腹痛。罕见的气胸、纵隔炎和十二指肠壁内血肿也有报道[11, 31]。

在模拟检查和治疗期间测量的基准移行率为 0.4%~9.5%。有 1 例食管癌患者的基准移位至肺部的报道，但患者仍无症状[11]。

对预防性使用抗生素用于 EUS 引导下基准放置尚有争议。多项研究在其方案中使用了抗生素[4, 10, 13, 15-16]。在其他未常规给予抗生素的研究中，感染并发症发生率未增加[7-8]。没有关于抗生素应用的前瞻性数据，根据当前文献，没有确凿的证据支持 EUS 引导下基准置入过程中常规使用抗生素。

结论

EUS 引导的基准置入是一种安全有效的技术，可增强 IGRT，并提供精确的放疗靶点，同时限制了周围正常组织的剂量。EUS 因诊断、分期和治疗干预可在同次操作中进行，并可帮助治疗，可能成为首选方法。许多研究已探索了 EUS 引导下胰腺肿瘤的基准置入，但是有越来越多的证据表明其可用于其他胃肠道恶性肿瘤，包括食管癌、胃癌、直肠癌、肛门癌和肝胆管癌。如本章所述，在当前文献中已充分描述了 EUS 引导下基准置入的技术和可行性，并取得了较高的技术成功。

需要更多的前瞻性研究来评估基准置入对 IGRT 的短期和长期临床影响，并进一步帮助指导内镜医师选择正确尺寸、数量和类型的基准 / 穿刺针用于特定的恶性肿瘤。

参考文献

[1] Reese AS, Lu W, Regine WF. Utilization of intensity-modulated radiation therapy and image-guided radiation therapy in pancreatic cancer: is it beneficial? Semin Radiat Oncol. 2014;24(2):132–9.

[2] Han J, Chang KJ. Endoscopic ultrasound-guided direct intervention for solid pancreatic tumors. Clin Endosc. 2017;50(2):126–37.

[3] Kothary N, Heit JJ, Louie JD, Kuo WT, Loo BW Jr, Koong A, et al. Safety and efficacy of percutaneous fiducial marker implantation for image-guided radiation therapy. J Vasc Interv Radiol. 2009;20(2):235–9.

[4] Ammar T, Cote GA, Creach KM, Kohlmeier C, Parikh PJ, Azar RR. Fiducial placement for stereotactic radiation by using EUS: feasibility when using a marker compatible with a standard 22-gauge needle. Gastrointest Endosc. 2010;71(3):630–3.

[5] Ghassemi SFD. EUS-guided placement of fiducial markers using a 22-guage needle. Gastrointest Endosc. 2009;69(5):AB337–AB8.

[6] Fernandez DC, Hoffe SE, Barthel JS, Vignesh S, Klapman JB, Harris C, et al. Stability of endoscopic ultrasound-guided fiducial marker placement for esophageal cancer target delineation and image-guided radiation therapy. Pract Radiat Oncol. 2013;3(1):32–9.

[7] Dhadham GC, Hoffe S, Harris CL, Klapman JB. Endoscopic ultrasound-guided fiducial marker placement for image-guided radiation therapy without fluoroscopy: safety and technical feasibility. Endosc Int Open. 2016;4(3):E378–82.

[8] Davila Fajardo R, Lekkerkerker SJ, van der Horst A, Lens E, Bergman JJ, Fockens P, et al. EUS-guided fiducial markers placement with a 22-gauge needle for image-guided radiation therapy in pancreatic cancer. Gastrointest Endosc. 2014;79(5):851–5.

[9] DiMaio CJ, Nagula S, Goodman KA, Ho AY, Markowitz AJ, Schattner MA, et al. EUS-guided fidu-cial placement for image-guided radiation therapy in GI malignancies by using a 22-gauge needle (with videos). Gastrointest Endosc. 2010;71(7):1204–10.

[10] Khashab MA, Kim KJ, Tryggestad EJ, Wild AT, Roland T, Singh VK, et al. Comparative analysis of traditional and coiled fiducials implanted during EUS for pancreatic cancer patients receiving stereotactic body radiation therapy. Gastrointest Endosc. 2012;76(5):962–71.

[11] Machiels M, van Hooft J, Jin P, van Berge Henegouwen MI, van Laarhoven HM, Alderliesten T, et al. Endoscopy/EUS-guided fiducial marker placement in patients with esophageal cancer: a comparative analysis of 3 types of markers. Gastrointest Endosc. 2015;82(4):641–9.

[12] Pishvaian AC, Collins B, Gagnon G, Ahlawat S, Haddad NG. EUS-guided fiducial placement for CyberKnife radiotherapy of mediastinal and abdominal malignancies. Gastrointest Endosc. 2006;64(3):412–7.

[13] Varadarajulu S, Trevino JM, Shen S, Jacob R. The use of endoscopic ultrasound-guided gold markers in image-guided radiation therapy of pancreatic cancers: a case series. Endoscopy. 2010;42(5):423–5.

[14] Moningi S, Walker AJ, Malayeri AA, Rosati LM, Gearhart SL, Efron JE, et al. Analysis of fiducials implanted during EUS for patients with localized rec-tal cancer receiving high-dose rate endorectal brachytherapy. Gastrointest Endosc. 2015;81(3):765–9.e1.

[15] Park WG, Yan BM, Schellenberg D, Kim J, Chang DT, Koong A, et al. EUS-guided gold fiducial insertion for image-guided radiation therapy of pancreatic cancer: 50 successful cases without fluoroscopy. Gastrointest Endosc. 2010;71(3):513–8.

[16] Sanders MK, Moser AJ, Khalid A, Fasanella KE, Zeh HJ, Burton S, et al. EUS-guided fiducial placement for stereotactic body radiotherapy in locally advanced and recurrent pancreatic cancer. Gastrointest Endosc. 2010;71(7):1178–84.

[17] Owens DJ, Savides TJ. EUS placement of metal fiducials by using a backloaded technique with bone wax seal. Gastrointest Endosc. 2009;69(4):972–3.

[18] Choi JH, Seo DW, Park DH, Lee SK, Kim MH. Fiducial placement for stereotactic body radiation therapy under only endoscopic ultrasonography guidance in pancreatic and hepatic malignancy: practical feasibility and safety. Gut Liver. 2014;8(1):88–93.

[19] Majumder S, Berzin TM, Mahadevan A, Pawa R, Ellsmere J, Sepe PS, et al. Endoscopic ultrasound-guided pancreatic fiducial placement: how important is ideal fiducial geometry? Pancreas. 2013;42(4):692–5.

[20] Chandran S, Vaughan R, Efthymiou M, Sia J, Hamilton C. A pilot study of EUS-guided fiducial insertion for the multidisciplinary management of gastric cancer. Endosc Int Open. 2014;2(3):E153–9.

[21] Draganov PV, Chavalitdhamrong D, Wagh MS. Evaluation of a new endoscopic ultrasound-guided multi-fiducial delivery system: a prospective non-survival study in a live porcine model. Dig Endosc. 2013;25(6):615–21.

[22] Kamisawa T, Wood LD, Itoi T, Takaori K. Pancreatic cancer. Lancet. 2016;388(10039):73–85.

[23] Siegel RL, Miller KD, Jemal A. Cancer statistics,2017. CA Cancer J Clin. 2017;67(1):7–30.

[24] Gillen S, Schuster T, Meyer Zum Buschenfelde C, Friess H, Kleeff J. Preoperative/neoadjuvant therapy in pancreatic cancer: a systematic review and meta-analysis of response and resection percentages. PLoS Med. 2010;7(4):e1000267.

[25] Sultana A, Tudur Smith C, Cunningham D, Starling N, Tait D, Neoptolemos JP, et al. Systematic review, including meta-analyses, on the management of locally advanced pancreatic cancer using radiation/combined modality therapy. Br J Cancer. 2007;96(8):1183–90.

[26] Gutt R, Liauw SL, Weichselbaum RR. The role of radiotherapy in locally advanced pancreatic carcinoma. Nat Rev Gastroenterol Hepatol. 2010;7(8):437–47.

[27] Oh SY, Irani S, Kozarek RA. What are the current and potential future roles for endoscopic ultrasound in the treatment of pancreatic cancer? World J Gastrointest Endosc. 2016;8(7):319–29.

[28] Lagergren J, Smyth E, Cunningham D, Lagergren P. Oesophageal cancer. Lancet. 2017; 390(10110):2383–96.

[29] Oliver JA, Venkat P, Frakes JM, Klapman J, Harris C, Montilla-Soler J, et al. Fiducial markers coupled with 3D PET/CT offer more accurate radiation treatment delivery for locally advanced

esophageal cancer. Endosc Int Open. 2017;5(6):E496–504.

[30] Yang J, Abdel-Wahab M, Ribeiro A. EUS-guided fiducial placement after radical prostatectomy before targeted radiation therapy for prostate cancer recurrence. Gastrointest Endosc. 2011;73(6): 1302–5.

[31] El H II, Easler JJ, Sherman S, Al-Haddad M. Intramural duodenal hematoma post EUS-guided placement of fiducial radiopaque markers. Dig Liver Dis. 2018;50(2):201.

第 11 章　内镜超声引导下胰腺实体肿瘤治疗：药物递送和近距离放射治疗

著者　Gursimran Singh Kochhar，Michael Wallace
译者　隋昕珂　张晟喻

缩略语

CT	computed tomography	计算机断层扫描
DC	dendritic cells	树突状细胞
EUS	endoscopic ultrasound	内镜超声
FNA	fine-needle aspiration	细针抽吸
FNI	fine-needle injection	细针注射
HCC	hepatocellular carcinoma	肝细胞癌
PDT	photodynamic therapy	光动力疗法
PNET	pancreatic neuroendocrine tumor	胰腺神经内分泌肿瘤
RFA	radio frequency ablation	射频消融
US	ultrasound	超声

引言

内镜超声（EUS）自问世以来，已从诊断工具快速发展为治疗工具，随着时间的推移适应证逐渐增加。其中一种用途是以越来越多的方式治疗胰腺实性病变和癌症。EUS 不但用于诊断和从病变处获取组织样本，还通过局部组织消融或放置基准标记来帮助放射科同事治疗部分晚期病变。在本章中，我们将讨论 EUS 在治疗胰腺实体病变和 EUS 引导下的局部治疗，如乙醇消融、射频消融（RFA）、近距离放射治疗和基准置入方面的作用。

EUS 引导下乙醇消融

长期以来，在计算机断层扫描（CT）引导和（或）超声引导下乙醇一直被放射科医师用于局部晚期癌症的治疗[1]。在个案报道中，EUS 成功用于向转移性肝细胞癌（HCC）患者注射乙醇[2]。随后在动物模型中广泛研究了其在胰腺中的应用[3]。早期动物研究表明，EUS 引导下乙醇注射是可行的、安全的，并导致大面积消融[4]。研究显示所用乙醇浓度和组织消融面积呈线性剂量 - 反应关系[4]。

尽管 EUS 引导下乙醇注射疗法已在多个病例报告和小型病例的胰腺神经内分泌肿瘤（PNET）中报告，但尚未在胰腺癌中得到广泛研究。在一份早期病例报告中，EUS 引导下乙醇注射用于治疗胰岛素瘤患者（图 11.1）[5]。治疗后患者可能是因出现某种程度的胰腺炎导致剧烈腹痛而必须住院，但患者对胰岛素瘤消融术的应答良好。随后，Deprez 等报告通过 EUS 引导下乙醇消融成功治疗了 1 名患有胰岛素瘤的老年患者[6]。Levy 及其同事报告了一个病例系列研究，其中 8 例症状性胰岛素瘤患者接受了乙醇消融治疗[7]。使用 99% 乙醇，5 名患者在 EUS 引导下注射，3 名患者于术中注射。中位随访 13 个月后，所有患者均成功消融。术中治疗的 3 名患者发生了轻微并发症，包括胰腺炎、肿瘤部位出血和液体积聚或假性囊肿[7]。最近，Park 等在一项包含 11 例患者的 14 处 PNET 病变的病例系列研究中报道了 EUS 引导下乙醇消融成功[8]。所有患者的病变均成功消融，7 处病变仅需要一次治疗。3 例患者发生自限性胰腺炎。

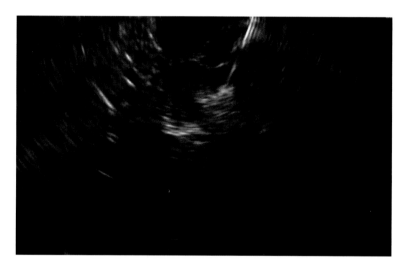

图 11.1 EUS 引导下乙醇消融功能性胰岛素瘤

EUS 引导的乙醇注射已成功用于治疗其他恶性肿瘤，包括 1 例胃肠道间质瘤[9]和 1 例肺癌患者的肾上腺转移性疾病[10]。尽管早期证据表明该方法很有前景，但在将其作为主流疗法前，仍需要进行大规模临床试验，以更好地了解其适应证和并发症。这些病例突显出 EUS 引导下识别和进入病变以进行注射消融治疗的能力。

EUS 引导下射频消融

RFA 是一种用于传输电磁能量以诱导靶组织发热的技术[11]。根据电磁源的类型，RFA 可分为两种类型：单极和双极 RFA。在单极射频消融术中，患者、电极针、射频发生器和电极接地片形成一个回路[12]。根据电流应用时间和组织中达到的温度，电极向组织输送射频能量，导致组织坏死。在双极射频消融中，电流在两个间质节点之间振荡，从而避免了对电极接地的需求[13]。

传统上，射频消融在 CT 或超声（US）引导下在体外进行。随着现代工具和技术的出现，现在 RFA 在 EUS 引导下完成（图 11.2）。

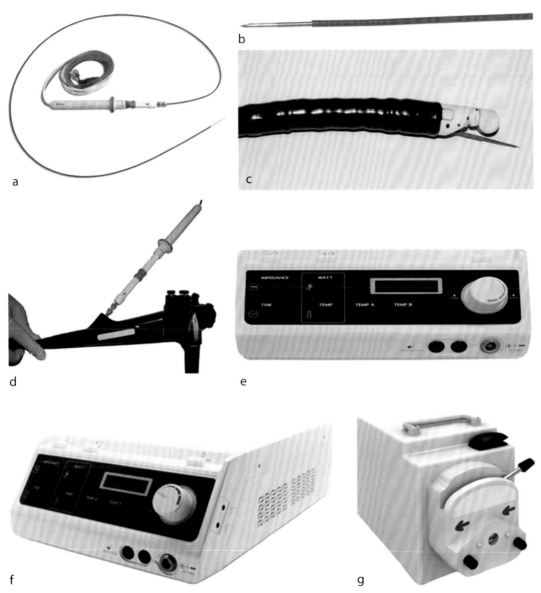

图 11.2 （a）针电极（EUS 引导下射频消融）；（b）闭合针电极头端，显示 1 cm 裸露头端；（c）从内镜超声头端伸出的针电极；（d）连接到内镜超声附件通道的针电极手柄；（e）Viva Combo RFA 发生器，前视图；（f）Viva Combo RFA 发生器，侧视图；（g）Viva 泵

目前，有四种不同的 EUS 引导的胰腺射频探头。可能将它们广泛归类为"通过穿刺针"器械和"EUS-FNA 针式"器械。针式射频消融器械是钢性的，类似于 EUS-FNA 针。有不同规格（14~19 G）。通过穿刺针器械包括 Habib™ EUS-RFA 导管（EMcision Ltd., London, UK）。其余三个探头为 19 G EUS-FNA 针电极（Radionics, Inc., Burlington, MA, USA）、混合低温探头（HybrightTherm, ERBE Elektromedizin GmbH, Tübingen, Germany）和 EUSRA RF 电极（STARmed, KoYang, Korea）。混合低温探头是唯一的双极探头；其他为单极探头。所有射频探针均连接到各自的发生器，以向靶病变输送准确的能量。

该程序与标准 EUS 程序非常相似。内镜超声通过食管插入胃和十二指肠。定位病变后，通过内镜超声的工作通道将 19 G 或 22 G FNA 针或 RFA 探针插入靶病变。回声针尖或探针端置于病变内远端。确认准确位置后，将能量输送到靶病变。稍后便可以观察到目标部位高回声气泡。对病变应用的功率和暴露时间尚未标准化。然而，在初探性研究中，射频设定为 5~25 W，持续 90~120 秒[14 15]。在既往临床研究中，每次消融重复 2~6 次。

1999 年 Goldberg 等首次描述了在猪模型中使用 EUS-RFA 的经验[16]。2008 年，Carrara 等在猪中使用低温探头对肝、脾和胰腺等实体器官进行 EUS 引导下 RFA[17]。2009 年，Varadarajulu 等在 5 头猪中使用伞形单极可伸缩电极阵列对肝进行了 EUS-RFA[18]。该器械与介入放射学使用的 RFA 器械相似。该技术用于提供大面积的凝固性坏死。手术未出现并发症。平均消融区域为 2.6 cm。这些早期动物研究为人体应用提供了研究基础。

在一项此类研究中，Arcidiacono 等在 22 名转移性胰腺癌晚期患者中进行了 EUS-RFA[19]。他们使用了 18 W 能量和 650 psi 的低温探头。平均 RFA 时间为 107 秒。他们发现 16 例患者的病变体积显著减小。研究中未观察到重大并发症。6 名患者由于胃壁和肿瘤厚度过厚导致手术失败。本研究的中位生存时间为 6 个月。在另一项研究中，Pai 等纳入了 7 例晚期胰腺癌患者。靶病灶主要位于胰腺头部（5 例患者）[20]。射频应用 5~15 W 的能量，平均持续时间为 90 秒。随访检查 7 例患者中 2 例病变尺寸减小。同样，研究人员报告术后没有发生显著不良事件。最近，Song 等对 6 名晚期胰腺癌患者进行研究[21]，使用 18 G 针状电极（STARmed），给予 20~50 W 的能量，持续 10 秒。EUS-RFA 治疗的平均次数为 1.3 次，所有患者在消融部位均观察到坏死，平均消融尺寸为 38 mm。本研究中未报告重大不良事件。

EUS-RFA 也被用于治疗胰腺囊性肿瘤。Pai 等在 8 例胰腺囊肿患者中进行了一项此类研究[6]。包括 4 例黏液囊肿患者、2 例胰腺神经内分泌肿瘤患者、1 例导管内乳头状黏液瘤（intraductal papillary mucinous neoplasm，IPMN）患者、1 例微囊腺瘤患者。射频治疗使用了 Habib EUS-RFA 针，能量范围为 5~25 W，暴露时间范围为 90~120 秒。RFA 治疗的平均次数为 4.5 次（范围 2~7 次），在 10 周随访时，2 个囊肿完全消退，4 个囊肿尺寸缩小，PNET 患者的囊肿缩小 50%。研究中仅 2 例患者报告轻度腹痛。最近，Laktakia 等报告使用 EUS-RFA 治疗症状性胰岛素瘤[22]。使用 19 G 针（STARmed）50 W 治疗 10~15 秒。平均消融尺寸为 19 mm。所有 3 例患者治疗均获成功；在 12 个月随访期间，患者无低血糖症状。

总体而言，EUS 引导的 RFA 可能是一种非常有前景的胰腺肿瘤治疗方法。其在 PNET 中的作用更令人鼓舞（图 11.3 和图 11.4）。上述数据表明，EUS 引导下 RFA 是安全的，并可能成为胰腺癌治疗的主流疗法。虽然初始结果非常令人鼓舞，但其广泛使用仍有一些局限性。有必要进一步改进射频针使其更易于肿瘤穿刺。有时，柔性低温探针在刺穿肿瘤方面存在挑战。我们还需要关于不同类型胰腺肿瘤所需的功率设置和射频消融次数的更多数据。希望未来的研究更好地确定 EUS 在胰腺癌治疗中的作用。从目前的姑息治疗出发，EUS 引导下治疗可能成为降级和（或）减瘤的一线治疗策略。

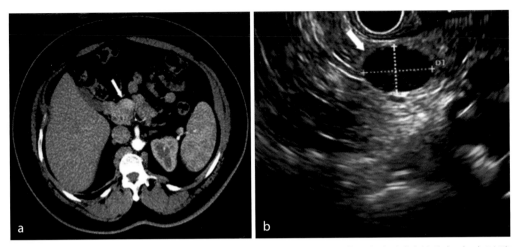

图 11.3　（a）腹部对比增强 CT 动脉期显示胰腺颈部增强病变（胰岛素瘤）（箭头）；（b）胰腺颈部明确的低回声椭圆形病变（胰岛素瘤）（箭头）

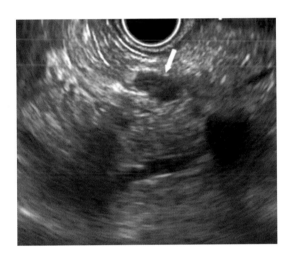

图 11.4　EUS 引导下射频消融后 6 周

EUS 引导的近距离放射治疗

众所周知，近距离放射治疗是治疗前列腺癌等各器官实体肿瘤的一种治疗策略。2007 年首次报道了其在胃肠道中的作用，在 EUS 辅助下应用于胰腺癌动物模型中[23]，成功实现了局部组织坏死和肿瘤破坏，而无重大并发症发生。EUS 下很容易将碘（^{125}I）或钯（^{103}Pd）永久性粒子种植在肿瘤内（图 11.5 和图 11.6）。该手术有几个优点。首先，操作可在门诊完成。其次，因局部放置的碘或钯珠发射低剂量辐射，患者不需要在家进行广泛的预防或准备措施。

不同研究报道了 EUS 引导下近距离放射治疗获得成功，涉及了头颈部癌症和胰腺癌[24-25]。一项初步研究选择Ⅲ期和Ⅳ期胰腺癌患者，他们接受了 EUS 引导下碘微珠（^{125}I）近距离放射治疗[26]。每例患者平均放置 22 个微珠。33% 的肿瘤在治疗后稳定，30% 的患者在操作后疼痛缓解。未报告重大不良结局。在另一项试验中，对不可切除胰腺癌患者进行了 EUS 引导下近距离放射治疗[27]。共有 85 例患者入组试验，他们接

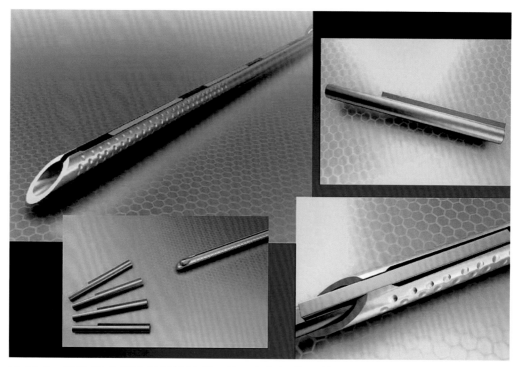

图 11.5　新的 22 G 基准标记针装置，将 4 个标记物预装到针中，以便连续释放（Cook Medical, Winston-Salem, NC, USA）

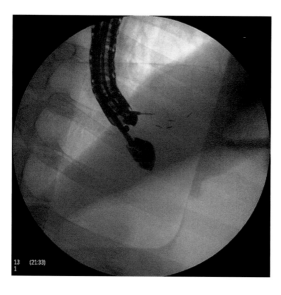

图 11.6　使用新的 22 G 基准标记针装置，将 4 个标记物置于胰腺的靶组织中的 X 线透视图像（Cook Medical）

受了吉西他滨化疗联合 RFA 治疗。与未接受治疗的患者相比，置入患者中位生存期更长，达 7.8 个月，未治疗者中位生存期为 4 个月。同样，试验中未报告重大不良反应。

EUS 引导下基准标记放置

基准是用于指导放射治疗的不透射线标记物。基准标记使在靶组织上精确输送大剂量辐射而不会损害邻近组织，因此，基准标记与传统放疗相比具有明显的优势。也可在患者呼吸过程中检测到这些标记物，可使医务工作者在对患者进行放射治疗过程中避免损伤周围组织。虽然 CT 引导可以将基准放置在胰腺恶性肿瘤周围，但 EUS 引导下放置更精确[28]。

目前市售有两种类型的基准标记[29]。标准基准是长度为 3 mm 或 5 mm、直径为 0.8~1.2 mm 的金粒子，需要 19 G EUS 针置入。更新的基准是 Visicolil™ 基准，长度为 10 mm，直径为 0.35 mm（Core Oncology，Santa Barbara，CA），可通过 22 G EUS 针置入。

基准点可以通过两种方式放置。在前加载技术中，将针尖推进至肿瘤，然后取出针芯，手动将基准装载到针腔中。将针芯重新插入针道，然后推进针芯，推动基准穿过针腔，最终将基准置入靶组织中。

在后装技术中，将基准插入针尖，探针略微撤回，然后在针尖插入骨蜡，以防止过早脱落。然后将针尖推进肿瘤内，推送针芯置入标记物。最近，Park 等描述了一种使用盐水冲洗针腔以释放基准而不是使用针芯技术[30]。根据肿瘤的大小，将 2~6 个标记物置于肿瘤边缘。

据报道，EUS 引导下基准置入在 85%~100% 的病例中获得成功（图 11.7）[31]。失败发生在很难推进内镜超声的情况下或者无法操作 19 G 针的位置，特别困难的位置如钩突部位时内镜处于旋转状态。基准置入总体上是一种安全的手术，几乎没有不良反应。常见并发症包括轻微出血和基准移位[31]。

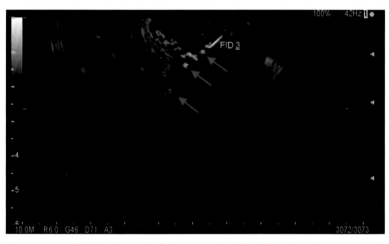

图 11.7 内镜超声引导的基准放置。在此前确定为胰腺癌的低回声肿块内可见 3 个基准点（红色箭头）

其他 EUS 引导下治疗

细胞移植

细胞种植体是肿瘤患者和健康供体共同培养后获得的淋巴细胞组织的同种异体混合物。Chang 等最初在一项 I 期临床试验中描述了该技术[32]。8 例不可切除的胰腺癌患者接受了 EUS 引导下细针注射（FNI）细胞种植体。中位生存期为 13.2 个月。无术后即刻并发症。由于报告了严重的药物相关脓毒症，这种技术尚未得到广泛应用，但至少已证明了技术可行性。一项比较吉西他滨与细胞种植体的 II / III 期试验因吉西他滨治疗患者的缓解率和生存获益更佳而提前终止[33]。

基因治疗

Onyx-015 是一种 E1B-55kD 基因缺失复制 - 选择性腺病毒，在恶性肿瘤细胞内优先复制并导致细胞死亡[34]。在一项对包括 21 名无肝转移的晚期胰腺癌患者研究中使用了该药物[35]。参与研究的患者接受了 8 次 EUS 引导注射，最后 4 次联合吉西他滨（1000 mg/m²）治疗。试验结果好坏参半。2 例出现部分消退，2 例出现轻微缓解，6 例病变稳定，11 例病变进展。2 例患者发生脓毒症，2 例患者发生十二指肠穿孔；这导致改变试验方案，用经胃途径替代经十二指肠给药。患者无胰腺炎发生，但术后观察到脂肪酶水平升高。

TNFerade 治疗是最新的 EUS 引导下抗肿瘤疗法。在放化疗的同时，局部注射 TNFerade 可将肿瘤坏死因子 - α（tumor necrosis factor- α，TNF- α）递送至肿瘤中（图 11.8）[36]。这种方法的主要优势是可能在局部使用抗 TNF- α，而不会产生全身不良反应。在 Hecht 等最近的一项研究中，50 例晚期胰腺癌患者通过 EUS 引导（27 例）和

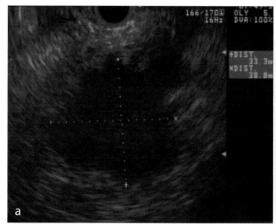
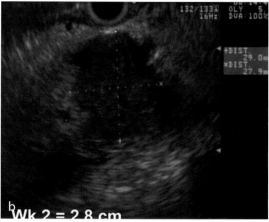
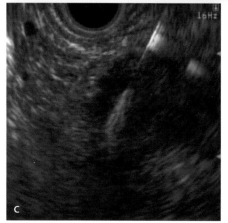

图 11.8 内镜超声引导下 TNFerade 胰腺肿瘤内注射。（a）在接受 EUS 引导的基因治疗之前，最初（第 1 周）时肿瘤大小为 3.9 cm；（b）1 周后肿瘤已减小至 2.8 cm；（c）完成治疗 1 个月后，肿瘤大小已减至 1.8 cm，此时进行的细针抽吸活检结果为阴性。手术切除时未发现残留肿瘤［经 Springer 许可，转载自：Chang KJ, Lee JG, Holcombe RF, et al. Endoscopic ultrasound delivery of an antitumor agent to treat a case of pancreatic cancer. Nat Clin Pract Gastroenterol Hepatol 2008; 5(2): 107–111］

经皮注射（23 例）接受 TNFerade 治疗[36]，旨在确定 TNFerade 联合放化疗的最大耐受剂量、安全性和可行性。在 5 周治疗期间，每周一次肿瘤内注射 TNFerade（2 ml 中含 $4×10^9$、$4×10^{10}$ 和 $4×10^{11}$ 颗粒单位），同时联合静脉注射 5- 氟尿嘧啶［200 mg/（$m^2·d$），5 天 / 周］和放射治疗（50.4 Gy）。长期结果显示，与 TNFerade 相关的毒性可能较轻，仅报告了 2 例急性胰腺炎病例，手术耐受性良好。较高剂量组（11 例）肿瘤局部控制较好，且无病生存期较长。4 例患者可手术切除，并获得病理阴性切缘，3 例患者存活超过 24 个月。

免疫疗法

树突状细胞（dendritic cells，DC）是一种强大的抗原递呈细胞，可刺激 T 细胞依赖的免疫应答。在一项初步研究中，7 例吉西他滨耐药的Ⅳ期胰腺癌患者通过 EUS-FNI 向瘤内注射未成熟 DC[37]。DC 每 7 天给药一次，EUS-FNI 次数范围为 2~21。所有注射均耐受良好，无显著并发症。中位生存期为 9.9 个月，2 例患者出现应答不一，2 例患者病情稳定，3 例患者出现疾病进展。虽然免疫治疗是癌症治疗的一个令人兴奋的前景，但在胰腺癌的治疗上需要更有效抗肿瘤药物的进一步研究。

光动力疗法

光动力疗法（PDT）最初成功用于治疗晚期胆管癌，但其在人类胰腺癌中的应用仍处于起步阶段。在一项初步研究中，Choi 等纳入了 4 名晚期胰胆管癌患者[38]。患者使用氯化 e6 衍生物（Photolon，Belmedpreaty，Minsk，Republic of Belarus）和柔性激光导管（Photo Glow，South Yarmouth，MA，USA）进行 EUS 引导下 PDT。手术安全、可行，所有患者在 5 个月随访期结束时病情稳定。这显示该方法在所有患者中均为可行的操作。PDT 治疗胰腺癌需要进一步研究和更多数据。

结论

从首次使用 EUS 作为诊断胰腺恶性肿瘤的工具到现在作为治疗工具，EUS 已经历了漫长发展道路。对 EUS-FNI 技术已有详细描述，具有较高安全性。使用 EUS-FNI 直接治疗肿瘤，可避免其他治疗方法的许多全身不良反应。尽管迄今为止，对于 EUS 引导下胰腺癌治疗的数据非常令人鼓舞，但由于缺乏大型随机临床试验，其应用仍然有限。需要对更多患者进行研究，以确定这些干预措施的确切适应证和安全性，从而确定 EUS 引导下治疗在胰腺癌中的更确切价值。

利益冲突　作者声明没有利益冲突。

参考文献

[1] Shiina S, Teratani T, Obi S, Hamamura K, Koike Y, Omata M. Percutaneous ethanol injection therapy for liver tumors. Eur J Ultrasound. 2001;13:95–106.

[2] Barclay RL, Perez-Miranda M, Giovannini M. EUS-guided treatment of a solid hepatic metastasis. Gastrointest Endosc. 2002;55:266–70.

[3] Aslanian H, Salem RR, Marginean C, et al. EUS-guided ethanol injection of normal porcine pancreas: a pilot study. Gastrointest Endosc. 2005;62:723–7.

[4] Giday SA, Magno P, Gabrielson KL, et al. The utility of contrast-enhanced endoscopic ultrasound in monitoring ethanol-induced pancreatic tissue ablation: a pilot study in a porcine model. Endoscopy. 2007;39:525–9.

[5] Jurgensen C, Schuppan D, Neser F, et al. EUS-guided alcohol ablation of an insulinoma. Gastrointest Endosc. 2006;63:1059–62.

[6] Deprez PH, Claessens A, Borbath I, Gigot JF, Maiter D.Successful endoscopic ultrasound-guided ethanol ablation of a sporadic insulinoma. Acta Gastroenterol Belg. 2008;71:333–7.

[7] Levy M, Topazian M. Sp694 ultrasound guided ethanol ablation of insulinomas: a new treatment option. Gastrointest Endosc. 2011;73:AB102.

[8] Park DH, Choi J-H, Oh D, et al. Endoscopic ultrasonography-guided ethanol ablation for small pancreatic neuroendocrine tumors: results of a pilot study. Clin Endosc. 2015;48:158–64.

[9] Gunter E, Lingenfelser T, Eitelbach F, Muller H, Ell C. EUS-guided ethanol injection for treatment of a GI stromal tumor. Gastrointest Endosc. 2003;57(1):113–5.

[10] Artifon ELA, Lucon AM, Sakai P, et al. EUS-guided alcohol ablation of left adrenal metastasis from non-small-cell lung carcinoma. Gastrointest Endosc. 2007;66:1201–5.

[11] Lakhtakia S, Seo D. Endoscopic ultrasonography-guided tumor ablation. Dig Endosc. 2017; 29:486–94.

[12] Ahmed M, Brace CL, Lee FT, Goldberg SN. Principles of and advances in percutaneous ablation. adiology.2011;258:351–69.

[13] McGahan JP, Gu W-Z, Brock JM, Tesluk H, Darryl Jones C. Hepatic ablation using bipolar radiofrequency electrocautery. Acad Radiol. 1996;3:418–22.

[14] Pai M, Yang J, Zhang X, et al. PWE-055 endoscopic ultrasound guided radiofrequency ablation (EUS-RFA) for pancreatic ductal adenocarcinoma. Gut. 2013;62:A153.

[15] Pai M, Senturk H, Lakhtakia S, et al. 351 endoscopic ultrasound guided radiofrequency ablation (EUS-RFA) for cystic neoplasms and neuroendocrine tumors of the pancreas. Gastrointest Endosc. 2013; 77:AB143–4.

[16] Goldberg SN, Mallery S, Gazelle GS, Brugge WR. EUS-guided radiofrequency ablation in the pancreas: results in a porcine model. Gastrointest Endosc. 1999;50:392–401.

[17] Carrara S, Arcidiacono PG, Albarello L, et al. Endoscopic ultrasound-guided application of a new hybrid cryotherm probe in porcine pancreas: a preliminary study. Endoscopy. 2008;40:321–6.

[18] Varadarajulu S, Jhala NC, Drelichman ER. EUS-guided radiofrequency ablation with a prototype electrode array system in an animal model (with video). Gastrointest Endosc. 2009;70:372–6.

[19] Arcidiacono PG, Carrara S, Reni M, et al. Feasibility and safety of EUS-guided cryothermal ablation in patients with locally advanced pancreatic cancer. Gastrointest Endosc. 2012;76:1142–51.

[20] Pai M, Habib N, Senturk H, et al. Endoscopic ultrasound guided radiofrequency ablation, for pancreatic cystic neoplasms and neuroendocrine tumors. World J Gastrointest Surg. 2015;7:52–9.

[21] Song TJ, Seo DW, Lakhtakia S, et al. Initial experience of EUS-guided radiofrequency ablation of unresectable pancreatic cancer. Gastrointest Endosc. 2016;83:440–3.

[22] Lakhtakia S, Ramchandani M, Galasso D, et al. EUS-guided radiofrequency ablation for management of pancreatic insuli-noma by using a novel needle electrode (with videos). Gastrointest Endosc. 2016; 83:234–9.

[23] Sun S, Wang S, Ge N, et al. Endoscopic ultrasound-guided interstitial chemotherapy in the pancreas: results in a canine model. Endoscopy. 2007;39:530–53.

[24] Maier W, Henne K, Krebs A, Schipper J. Endoscopic ultrasound-guided brachytherapy of head and neck tumours. A new procedure for controlled application. J Laryngol Otol. 1999;113:41–8.

[25] Sun S, Qingjie L, Qiyong G, Mengchun W, Bo Q, Hong X. EUS-guided interstitial brachytherapy of the pancreas: a feasibility study. Gastrointest Endosc. 2005;62:775–9.

[26] Sun S, Xu H, Xin J, et al. Endoscopic ultrasound-guided interstitial brachytherapy of unresectable pancreatic cancer: results of a pilot trial. Endoscopy. 2006; 38:399–403.

[27] Jin Z, Du Y, Li Z. Su1575 long-term effect of gem-citabine-combined endoscopic ultrasonography-guided brachytherapy in pancreatic cancer. Gastrointest Endosc. 2013;77:AB373.

[28] Pishvaian AC, Collins B, Gagnon G, Ahlawat S, Haddad NG. EUS-guided fiducial placement

for CyberKnife radiotherapy of mediastinal and abdominal malignances. Gastrointest Endosc. 2006;64(3):412–7.

[29] Mukewar S, Muthuswamy V. Recent advances in therapeutic endosonography for cancer treatment. Gastrointest Endosc Clin N Am. 2017;27(4):657–80.

[30] Park WG, Yan BM, Schellenberg D, et al. EUS-guided gold fiducial insertion for image-guided radiation therapy of pancreatic cancer: 50 successful cases without fluoroscopy. Gastrointest Endosc. 2010;71(3):513–8.

[31] Dhadham GC, Hoffe S, Harris CL, et al. Endoscopic ultrasound-guided fiducial marker placement for image-guided radiation therapy without fluoroscopy: safety and technical feasibility. Endosc Int Open. 2016;4(3):E378–82.

[32] Chang KJ, Nguyen PT, Thompson JA, et al. Phase I clinical trial of allogeneic mixed lymphocyte culture (cytoimplant) delivered by endoscopic ultrasound-guided needle injection in patients with advanced pancreatic carcinoma. Cancer. 2000;88:1325–35.

[33] Levy MJ, Alberts SR, Bamlet WR, et al. EUS-guided fine-needle injection of gemcitabine for locally advanced and metastatic pancreatic cancer. Gastrointest Endosc. 2017;86(1):161–9.

[34] Han J, Chang K. Endoscopic ultrasound guided direct intervention for solid pancreatic tumor. Clin Endosc. 2017;50:126–37.

[35] Hecht JR, Bedford R, Abbruzzese JL, et al. A phase I/II trial of intratumoral endoscopic ultrasound injection of ONYX-015 with intravenous gemcitabine in unresectable pancreatic carcinoma. Clin Cancer Res. 2003;9:555–61.

[36] Hecht JR, Farrell JJ, Senzer N, et al. EUS or percutaneously guided intratumoral TNFerade biologic with 5-fluorouracil and radiotherapy for first-line treatment of locally advanced pancreatic cancer: a phase I/II study. Gastrointest Endosc. 2012;75(2):332–8.

[37] Irisawa A, Takagi T, Kanazawa M, et al. Endoscopic ultrasound-guided needle injection of immature dendritic cells into advanced pancreatic cancer refractory to gemcitabine: a pilot study. Pancreas. 2007; 35:189–90.

[38] Choi JH, Oh D, Lee JH, et al. Initial human experience of endoscopic ultrasound-guided photodynamic therapy with a novel photosensitizer and a flexible laser-light catheter. Endoscopy. 2015;47:1035–8.

第12章　内镜超声引导下胰腺囊性肿瘤的增强成像和活检

著者　Shivangi Kothari, Enqiang Linghu, Truptesh H. Kothari, Vivek Kaul
译者　陈　升　李连勇

引言

近年来随着影像学的进步和大量断面成像计算机断层扫描（computed tomography, CT）和磁共振成像（magnetic resonance imaging, MRI）被用于诊断各种胃肠道疾病, 使胰腺囊性病变的检出增加。大约 2.5% 的横断面影像学研究报告了胰腺囊肿, 在 70 岁以上的患者这一比例可能高达 10%[1]。3% 的 CT、20% 的 MRI 扫描中可见胰腺囊肿[2-3]。一项针对 300 名老年患者的尸检研究报道, 胰腺囊肿患病率为 24.3%[4]。导管内乳头状黏液瘤（intraductal papillary mucinous neoplasm, IPMN）的恶变率可从 10% 到 70% 以上, 这取决于是否存在高危特征（壁结节、主胰管侵犯、多房性囊肿等）[5-8]。对偶然发现的胰腺囊肿处理起来很棘手, 因此提出了一个临床难题：如何区分良性和恶性囊肿。鉴于黏液性病变（包括 IPMN）的恶性潜能, 区分黏液性囊肿（mucinous cystic neoplasm, MCN）与非黏液性囊肿是极其重要的, 以避免对良性囊肿进行不必要的手术干预。目前的指南建议, 若 IPMN 生长在主胰管, 或在分支胰管且合并不良特征（囊肿直径 ≥ 3 cm, 囊肿壁增厚, 主胰管直径在 5~9 mm, 壁结节, 细胞学阳性）则手术切除[8]。通常认为非黏液性囊肿如假性囊肿和浆液性囊腺瘤是良性的, 对于无症状的患者无须动态监测或干预。

对这些囊肿不仅很难获得一个明确的诊断, 而且囊性病变的恶性转变具有不确定性, 这些都会导致患者的焦虑和进行不必要的监测, 甚至手术干预（最终将发现有一些是不必要的）, 给患者和医生都带来很大的挑战。因此, 能够为内镜医师提供鉴别这些囊肿良恶性的诊断工具是至关重要的; 我们希望这些诊断工具不仅能够用于准确评估这些囊性病变, 而且能将真正的恶性的高风险囊性病变筛选出来以进行手术, 同时避免对良性病变进行手术。

内镜超声广泛用于对胰腺囊性病变（pancreatic cystic lesions, PCL）的良恶性的评估, 但有文献称仅用 EUS 对 PCL 进行评估的敏感性、特异性和准确性均较低[9]。EUS 依赖于操作者经验, 仅凭影像学鉴别黏液性囊肿和非黏液性囊肿的准确性较低。即使在经验丰富的内镜医师中, 胰腺肿瘤性囊性病变与非肿瘤性囊性病变的诊断一致率也很低。除了典型的蜂窝状微囊状浆液性囊腺瘤外, 仅根据 EUS 来鉴别癌前囊肿是非常困难的。

根据 2012 年的指南, 若患者存在以下高风险特征：阻塞性黄疸合并胰头部囊性病变，囊肿内有可被强化的实性成分，主胰管直径达 10 mm，以及其他令人担忧的特征：如囊肿达 3 cm 大小、囊肿壁增厚、壁结节、主胰管达 5~9 mm、胰腺远端萎缩导致胰管直径突然改变、淋巴结肿大，提示这些胰腺囊性病变的恶性肿瘤的风险较高。由于鉴别良恶性 PCL 若单靠 EUS 成像，则会导致医师间的诊断结果差异很大且敏感性低，因此对许多患者要进行囊肿细针抽吸（fine needle aspiration，FNA）获取囊液以进行评估和分析。囊液癌胚抗原（carcinoembryonic antigen，CEA）、淀粉酶和细胞学检查是鉴别 PCL 最常用的检查。然而，囊肿液细胞学的诊断能力有限。最近的一项 meta 分析表明，在鉴别黏液性囊肿和非黏液性囊肿时，细胞学敏感性为 54%，但特异性高达 93%。CEA 含量增高（＞192 ng/ml）与黏液性囊肿相关，一项 meta 分析报告，囊液 CEA 水平增高，诊断胰腺黏液性囊肿的敏感性为 63%，特异性为 88%[10]。然而，仅囊液 CEA 水平增高并不能帮助区分良性和恶性囊肿，因此限制了整体的准确性。

新的囊内标志物（突变 KRSA DNA、突变 GNAS DNA、葡萄糖和蛋白质组）正在研发中，但其广泛的临床应用尚未确定。此外，仍需要评估与这些额外检测相关的成本、它们的实用性以及对现有细胞学诊断的补充价值。所有这些因素引发了新技术的发展，以帮助克服 EUS-FNA 的局限性，也更好地鉴别胰腺囊性病变。在本章中，我们将讨论基于 EUS 和 FNA 的新型成像和组织获取工具，以帮助临床医生更好地区分良性和恶性胰腺囊肿。

造影谐波 EUS

近年来，有报道称造影谐波 EUS（contrast harmonic EUS，CH-EUS）可以作为一种评估和鉴别诊断胰腺实体肿瘤的有效辅助手段，也应用于胰腺囊肿的评估。CH-EUS 使用基于微泡的造影剂来评估病变的微循环。一个具有稳定外壳的 2~5μm 的气泡核心用作增强造影。静脉注入这种造影剂后，即使在很小的血管中也能观察到血流，进而可以对囊壁、壁结节和囊肿分隔的血管情况进行评估。和在 CH-EUS 中表现为无血管的囊肿碎片和黏液相比，PCL 中会显示血管化的征象，这也有助于区分 PCL 中小肿瘤中的实质成分（图 12.1）。

技术

给患者留置一个带有三通阀的 16 G 或 18 G 静脉针，这样可以避免微泡在造影剂中分解。先将造影剂注入体内，然后用生理盐水进行冲洗，使用基本的 B 模式成像对感兴趣的区域进行成像，之后在分屏上进行成像，屏的一半进行 B 模式成像，在另一半进行 CH-EUS 成像。动脉期在注射造影剂后 10~20 秒开始，持续 30~45 秒。动脉期后，静脉期持续 30~120 秒，这其间造影剂被逐步稀释。

在进行 CH-EUS 时，囊肿的血管部分可有回声信号，而囊内碎片、黏蛋白和血凝块无回声信号或不可探测到。如果囊肿或 IPMN 有壁结节，通常在 CT 和 MRI 上很难进行区分（尤其是小结节）；然而，由于结节的回声和微血管灌注，CH-EUS 可以帮助区分这些结节性质（图 12.2，图 12.3）。

2009 年首次报道了将 CH-EUS 应用于评估胰腺囊肿[13]。研究者对 87 例附壁结节

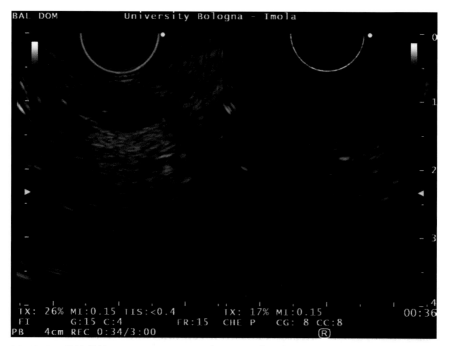

图 12.1 带结节的 IPMN：CH-EUS 未见强化（由意大利 Pietro Fusaroli 医生提供）

的 IPMN 患者的 CH-EUS 检测结果与病理结果进行了比较。附壁结节按形态分为四种类型：Ⅰ型：低平乳头状结节；Ⅱ型：息肉样结节；Ⅲ型：乳头状结节；Ⅳ型：侵袭性结节。研究报道，增强的Ⅲ型和Ⅳ型结节与恶性肿瘤，特别是侵袭性肿瘤相关，分别为 88.9% 和 91.7%[14]。研究报道，Ⅲ型和Ⅳ型增强结节与恶性肿瘤，特别是侵袭性肿瘤相关，分别为 88.9% 和 91.7%[14]。2013 年，Yamashita 等在 17 例伴囊壁病变的 IPMN 患者中使用 CH-EUS（应用声诺维）。在 12 例患者中 CE-EUS 均显示血管丰富，病理证实均为壁结节，而在 4 例无血管的患者中病理证实为黏液凝块[15]。1 例囊性分隔在 CH-EUS 诊断为增强实性结节，该病例为假阳性。CH-EUS 检测壁结节的灵敏度、特异性、阳性预测值、阴性预测值和准确率分别为 100%、80%、92%、100% 和 94%。本研究 12 个壁结节中有 5 个（其中 3 个 > 10 mm）未被 CT 检出。

一些有关未确诊的胰腺囊肿性质的研究报道称，由于浆液性囊腺瘤和黏液性囊腺瘤的囊壁和分隔的强化相似，CH-EUS 无法将其区分。然而，CH-EUS 有助于针对囊肿中信号增强的恶性结节进行 FNA，从而避免对只含有黏液栓和碎片的囊肿行 FNA[16-17]。

CH-EUS 在诊断 > 4 mm 的壁结节的恶性囊肿方面比 B 型 EUS 有更高的准确性。与 CH-EUS（75%）相比，标准 B 模式显像在评估壁结节时的特异性较低（40%）。

在一项对时间 - 强度曲线参数及评估壁结节微血管密度的研究中，报道了 CH-EUS 鉴别结节内异型增生分级（低、中、高级异型增生 / 瘤变）的诊断准确性。在 30 例 IPMN 切除的患者中（低 / 中级别瘤变 14 例，高级别瘤变 / 侵袭性癌 16 例），观察到胰腺结节实质高级别瘤变 / 侵袭性癌组对比率显著高于低 / 中级别瘤变组（$P < 0.05$）。

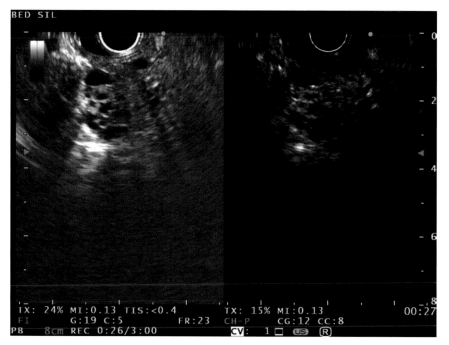

图 12.2　浆液性囊肿的 CH-EUS 信号超级增强（由意大利 Pietro Fusaroli 医生提供）

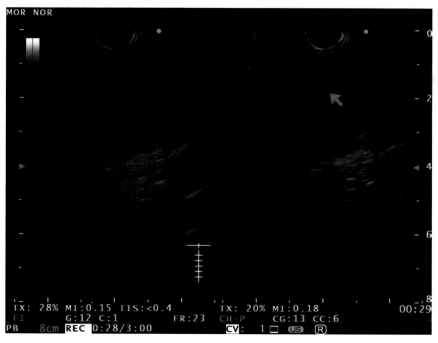

图 12.3　CH-EUS 显示 IPMN 结节强化（由意大利 Pietro Fusaroli 医生提供）

　　综上所述，初步经验表明 CH-EUS 可能无法完全区分囊壁及分隔的强化类型，但在 PCL 患者中可以帮助鉴别囊内实性成分，有助于发现恶性囊肿及确定行 FNA 时的活检部位。

以 EUS-FNA 为基础的新技术

目前，CT/MRCP 特征、EUS-FNA、体液分析（CEA、淀粉酶和其他标记物）、细胞学、体液特征（黏度）、血清肿瘤标志物（CA 19-9）以及随时间变化的囊肿大小和（或）形态学变化都被用于评估胰腺囊肿。这种方法通常并不是诊断性的，在区分不同的 PCL 时，特别是在区分 IPMN 和 MCN 时，准确率常常受到限制。正是由于这些原因，更多的诊断方式和更新的基于 EUS-FNA 的诊断平台被用于黏液囊肿和非黏液囊肿之间的特征鉴定。这些新方法也有助于区分分支胰管的 IPMN 和 MCN。本章将讨论一些最近开发的用于 EUS-FNA 的组合技术，包括针式共聚焦激光显微内镜、子镜、细胞刷和囊内活检钳的使用。

针式共聚焦激光显微内镜

针式共聚焦激光显微内镜（needle-based confocal laser endomicroscopy，nCLE）（Cellvizio，Mauna Kea Technologies，巴黎，法国）已用于巴雷特食管和胆道系统的实时显微成像，以评估异型增生和肿瘤[20-21]。最近，使用一种可通过 19 G FNA 针的亚毫米探头，该技术已被用于胰腺囊性病变的评估[22]（图 12.4）。

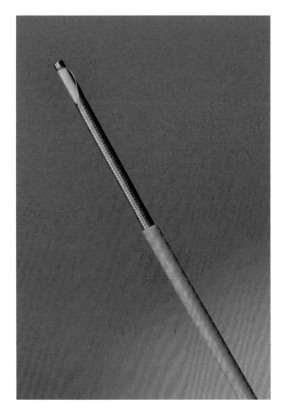

图 12.4　FNA 针尖处的 nCLE 探头（由 Mauna Kea Technologies 公司提供）

技术

在此过程中使用 19 G EUS-FNA 穿刺针。在体外，拔除针芯，并将专用锁定装置固定在针的滑锁上。将 AQ-Flex-19 nCLE 探头插入针中并锁定到预定位置，从 FNA 针的斜面边缘延伸约 2 mm。然后将探头回退入针中约 1 cm。随后，在实时 EUS 引导下，使用 19 G FNA 针对囊肿进行穿刺。在进入囊肿后，将探头缓慢推出针尖，锁定位置，然后在体内对囊肿壁进行实时成像。

需要在实际成像之前立即静脉注射荧光素（2.5~5 ml 10% 荧光素钠）以增强图像。荧光素染色血管，并帮助描绘组织结构。细胞核未染色，在检查中显示为黑点。使探头轻轻贴着囊壁，通过扇形移动 FNA 针对各部分囊壁和壁结节进行检查（图12.5）。然后录制显微内镜中的图像。

以 nCLE 检查为代表的各种胰腺囊肿的诊断标准（表 12.1，由 Krishna 和 Lee 制订）[23-26]：

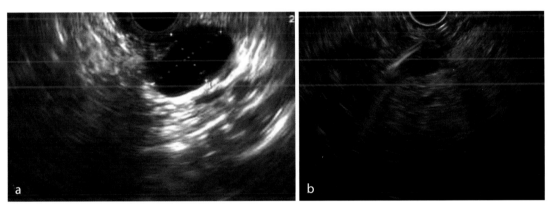

图 12.5　EUS-nCLE 评估伴有壁结节的胰腺大囊肿

表 12.1　Krishna 和 Lee 提出的 nCLE 诊断标准[26]

囊肿类型	nCLE 特征
IPMN	• 指状突起 • 暗环 • 平行厚带 • 无 "表面血管网" • 无 "明亮且浮动的异质性颗粒"
黏液性囊腺瘤	• 孤立上皮条带 • 宽大血管 • 明亮的簇状颗粒
浆液囊腺瘤	• 表面血管网 • 囊肿内血管丰富 • 缺乏指样突起
假囊肿	• 明亮的、浮动的、异质的簇状粒子 • 缺乏指样突起

1. 黏液囊腺瘤 体积较大且缺乏血管的白色或灰色条带。血管在间质深部。
2. 浆液性囊腺瘤 血管在囊壁表面且更靠近囊腔（囊壁上血管网）（图 12.6）。
3. 导管内乳头状黏液瘤 指状乳头突起，以及有白色核心的暗环（横截面），提示是肠型 IPMN 绒毛状改变。良性 IPMN 血管结构清晰，而恶性 IPMN 表现为有新生血管的深色团块和粗大血管（直径 ≥ 20 μm）（图 12.7）。
4. 假性囊肿 nCLE 的三种结构类型（图 12.8）。
   （a）异质性的明亮漂浮颗粒；
   （b）黑色小漂浮颗粒；
   （c）大的、暗的、圆形的均质漂浮结构。
5. 囊性神经内分泌肿瘤 伴白色纤维区的黑色肿瘤细胞团。

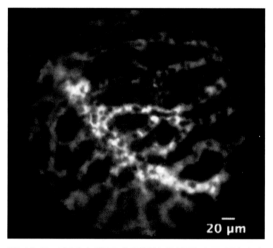

图 12.6 表浅血管网（在浆液性囊腺瘤可见）（由 Mauna Kea 公司提供）

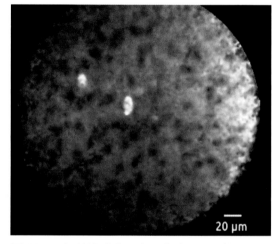

图 12.8 假性囊肿表现为明亮的漂浮颗粒和缺乏血管

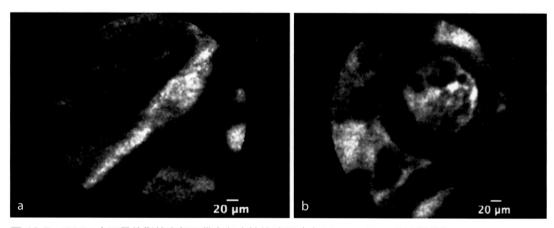

图 12.7 IPMN 中可见的指状突起和带白色内核的暗环（由 Mauna Kea 公司提供）

2010 年首次在猪模型上应用 nCLE 评估胰腺囊肿。Konda 等在 2011 年首次报道了在人体应用 nCLE 的结果，并评估其诊断 PCL 的可行性[22]。18 名患者参与了这项研究（16 例囊肿和 2 例实性肿块）。患者在手术前即刻静脉注射 2.5 ml 10% 荧光素。18 例患者中有 17 例应用 nCLE 后成像效果良好，证明了其技术可行性。两名患者（11.1%）出现术后胰腺炎，第 1 名患者出现轻度胰腺炎，需要短暂住院治疗；第 2 名患者出现中度胰腺炎并需要住院 5 天。在 17 名患者中，10 名患者的 nCLE 影像质量非常好，5 名图像质量中等，2 名图像质量较差。总的来说，应用 nCLE 探头和经十二指肠进行 nCLE 几乎没有技术困难。

2013 年，Konda 等进行了一项国际多中心试点研究（INSPECT 试验），以制订不同类型 PCL 中对 nCLE 图像的描述和解释标准，并评估 nCLE 在鉴别 PCL 中的安全性和诊断价值[23]。66 例患者在八个中心接受了 nCLE 成像，其中 14 例（21.2%）得到手术病理学的证实。因为没有足够的信息作为一致的参考诊断，8 位患者的图像被排除。INSPECT 试验证实 nCLE 可识别 IPMN 中的绒毛状结构，这个结果证实了该实验的初步可行性[22]。nCLE 证实的上皮绒毛样结构与肿瘤性囊性病变（IPMN、MCN 或腺癌）密切相关。经 nCLE 诊断为囊肿有绒毛状或指状结构，即使囊液分析和细胞学检查均诊断不明，仍倾向诊断为 IPMN。本试验在区分不同类型的 PCL 时，灵敏度为 59%，特异性为 100%，阳性预测值为 100%，阴性预测值为 50%。并发症发病率为 9%，其中包括胰腺炎（3%，2 例）（1 例为轻症胰腺炎，另 1 例发展为中度胰腺炎）、囊内出血（3 例）和一过性腹痛（1 例）。本研究中胰腺炎发生率较低，是由于研究者将囊肿成像时间控制在 10 分钟以内。

除了潜在的并发症（虽然通常是轻微的和自限性的），这项技术的一个主要限制是只能评估囊肿壁的很少部分，也就是通过囊壁入口到对侧囊肿壁的这一小块区域。此外，在囊肿内，FNA 进针点附近的囊壁完全不能成像。在浆液性囊腺瘤中也可以看到超细直的灰色条带，代表促结缔组织的纤维反应。其他的限制包括有限的数据、缺乏关于大量患者的数据集以及未知评估者间置信度。

2015 年，Nakai 等评估了子镜（应用 spyglass 探头）联合 nCLE 在临床诊断胰腺囊性病变 DETECT 试验（诊断胰腺囊肿：EUS、针式共聚焦激光显微内镜和子镜试验）的可行性、安全性和诊断率[24]。这是一项对 30 名 PCL 患者进行双重评估的单中心研究（只有两名患者有手术组织病理学）；使用 spyglass 探头子镜检查，随后又使用 nCLE。主要评价结果是结合子镜和 nCLE，获得了明确的 PCL 临床诊断。18 例患者有较高的临床诊断率。黏液性囊性病变的特征性表现是在子镜检查中看到黏蛋白和通过 nCLE 看到乳头状突起结构。子镜的敏感度为 90%（9/10），nCLE 的敏感度为 80%（8/10），两者联合诊断胰腺囊性肿瘤的敏感度为 100%。除了一个探头交换失败外，在技术上这些过程也是成功的。对于黏液性囊肿，nCLE 的特异性为 100%，阳性诊断率为 100%，阴性诊断率为 80%，诊断准确率为 89%。2 例患者发生术后胰腺炎（6.6%），需要住院 4~5 天，但没有重症监护或干预（7%）。

2015 年发表了一项关于 nCLE 在胰腺囊性病变（CONTACT）中的多中心临床评价研究。本研究分两个阶段进行。一期为胰腺囊肿 nCLE 特异性诊断标准的回顾性验证，二期为胰腺囊肿特异性诊断标准的前瞻性验证。值得注意的是，表面血管网是浆液性囊腺瘤的一个独特特征。在对 31 名 PCL 患者的多中心评估中，6 名非盲性研究人员回顾了 nCLE 序列，并确定了浅表血管网络是仅存在于浆液性囊腺瘤（serous cystadenoma，SCN）的单一特征。基于 nCLE 的 SCN 诊断的敏感性为 69%，特异性为 100%，阳性诊断率为 100%，阴性诊断率为 82% 和 87%。不同观察者间对 nCLE SCN 检查结果的一致性很高（$k = 0.77$）[27]。

因此，nCLE 识别分支胰管型 IPMN（指状乳头）和 SCN（表浅血管网）的特异性高（接近 100%）；然而，在缺乏这些典型表现的情况下，nCLE 评估的准确性仍然很低。此外，对于 MCN 和假性囊肿，在大型临床试验中 nCLE 作用结论仍缺乏验证。

综上所述，nCLE 是一种基于 FNA 的新工具，可以帮助对某些 PCL 进行高精度的分类，代表了这一领域的最新进展。但仍有一些限制，例如对于图像解释需要学习的过程，以及相关技术成本较高。胰腺炎，尽管只是轻到中度，仍然是一个潜在的风险。未来包含更多患者和长期预后的研究将有助于进一步明确和验证 nCLE 在胰腺囊肿评估中的作用。

EUS 引导的子镜检查

Spyglass 探头直视系统（Boston Scientific，Natick MA）被广泛应用于胆管和胰管的各种成像、结石处理、狭窄评估等方面[28-30]。它拥有直视、有针对性的活检或治疗以及评估上皮异常的能力。第一代该装置使用了 0.035 英寸的光纤探头，探头可通过 19 G FNA 针进入目标结构，用于内镜检查。值得注意的是，第二代小探头装置采用了数字成像系统，不再使用这种光纤探针。该平台已被用于观察胰腺囊肿的内容物，并指导直接活检。

该平台可以直接显示囊壁和内容物，以区分不同类型的 PCL。其在胰腺囊肿评估中的成功应用，在单个病例报告、病例系列和更大的前瞻性研究中已有报道[24, 31-33]。

技术（根据 Chai 等报道）[33]

使用 EUS 及 19 G FNA 针对可疑囊肿进行穿刺，并抽吸囊液。对囊液的颜色和浑浊度进行评估。作者根据清澈程度将囊液从 A 到 C 进行分级（A：背景清晰；B：背景模糊；C：背景不可见）。如果囊液混浊，则注射生理盐水清除混浊的囊液，以方便用光纤探头进行观察。随后，使用光纤探头通过细针进入囊肿，直接对囊内容物和囊壁进行观察和成像。

已评估的囊内影像学特征包括：

1. 血管 血管特征是粗大的主血管和分支血管（图 12.9），然后可再细分为：

（a）Ⅰ型：稀疏的树状分支，见于 SCN（61.5%）。

（b）Ⅱ型：密集的网格状分支，见于 MCN（66.7%）。

（c）Ⅲ型：藤蔓状分支，见于周围乳头状突起或分隔（19.4%）。

2. 乳头状突起 子镜下的乳头状结构可分为两种类型：

（a）黄白色：见于 MCN 或 IPMN（图 12.10）。

（b）红色：因血供丰富，多见于 IPMN。

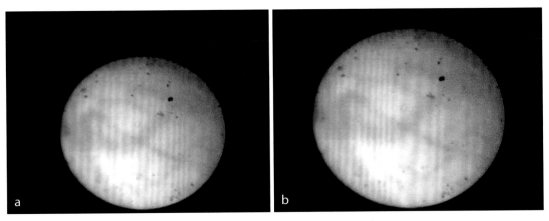

图 12.9　子镜下囊肿壁的血管（由 Enqiang Linghu 医生提供，中国）

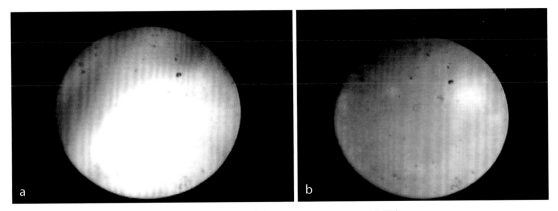

图 12.10　黏液性囊肿中可见白色黄色沉积物（由 Enqiang Linghu 提供）

3. 不同 PCL 的影像学特征：

（a）SCN：囊壁光滑，主要为 I 型血管分布。此外，囊肿内经常可见分隔，且 II 型血管分布在分隔附近。

（b）MCN：II 型血管分布，囊液浑浊。囊壁上有黄白色沉积物。

（c）IPMN：可见白色玫瑰状或红色乳头状结构。液体有时是白色黏液或果冻状。

（d）假性囊肿：囊壁缺乏血管且可见黄色或背面坏死性沉积物。囊内可见絮状颗粒。

DETECT 试验报道了子镜联合 nCLE 评估 PCL[24]。在本研究中，子镜诊断黏液性囊肿的灵敏度为 90%，准确率为 83%。如果用手术病理作为子镜诊断黏液囊肿的金标准，手指样凸起的诊断标准敏感性虽然为 22%，准确性为 42%，但特异性为 100%[34]。也有报告称在子镜检查中，黏液性囊腺瘤的囊壁也同样光滑[32]。

在一项对 43 例 PCL 患者的初步研究中，使用单人胆道镜光纤探头显示囊肿内容物且未见并发症[33]。这项研究是在大于 1 cm 的囊肿中进行的，它提供了各种组织病理学明确诊断的 PCL 的子镜检查的图像解释。对于囊肿壁和囊肿内容物的可视，囊肿液的透明是非常重要的，因此这个平台需要去除混浊的囊肿液并用生理盐水代替，以便能够看到囊肿壁。在本研究中，发现血管分布的树状分支模式是浆液性囊性肿瘤的共同特征；囊内乳头状结构是诊断黏液性囊性肿瘤的重要特征。

由于子镜探头成本高、探头的可用性有限、需要生理盐水冲洗囊内以利于观察，以及缺乏以外科病理金标准验证子镜检查的大型前瞻性研究，因此子镜的广泛应用仍受到限制。此外，鉴于这一技术已经发展到数字平台，目前还不知道供应商还会继续生产光纤探头多久。

EUS 引导的细胞刷

文献中描述的另一种基于 EUS 的提高 FNA 对胰腺囊肿评估能力的技术是细胞刷。美国食品药品监督管理局（Food and Drug Administration，FDA）批准的通过针式细胞刷系统（choBrush；Cook Endoscopy，Winston-Salem，NC）在 EUS 时进行细胞学取样以评估胰腺囊肿（图 12.11）。

技术

使用标准 19 G FNA 针吸出 50% 的囊液后，在 EUS 引导下将 EchoBrush 放入针内，推至囊内。确认针在囊肿内后，刷头反复来回移动 30 秒，确保与囊壁有足够的切向接触。也可旋转刷轴以获得与囊壁的最大接触并获取细胞学标本。然后拔除毛刷，最后用细针将囊液吸出，使囊肿塌陷，即囊液完全吸净。有研究报道，对于胰腺囊性病变（平均大小为 2 cm），使用细胞刷比标准 EUS-FNA 可获得更多的上皮细胞。已报道的使用细胞刷的并发症包括出血和胰腺炎[35-36]。

在另一项对 30 名囊肿为 15 mm 的患者的研究中，有 8 名患者（27%）手术失败。在 20/22 例病例（91%）中应用细胞刷后的细胞学诊断显示，EUS 细胞刷优于通过抽吸囊液来检测细胞（73% vs. 36%，$P = 0.08$）和黏液的方法（50% vs. 18%，$P = 0.016$）。然而，该手术有 10% 的并发症发生率，13.6% 的发病率和 4.5% 的死亡率[37]。

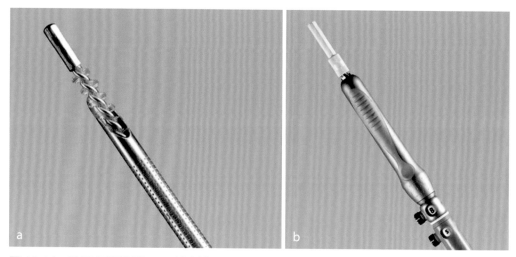

图 12.11 EUS 用细胞刷 FNA 针尖端和 FNA 针手柄部（由 Cook 医疗提供）

2011 年，Lozano 等发表了 120 例胰腺囊肿患者的 127 个囊性病变的细胞刷数据。囊性病变的平均大小为（23.43 + 21.67）mm。使用细胞刷在 85.1%（47 例中的 40 例）的患者中获得了诊断材料，而常规 EUS-FNA 获得率仅为 66.3%（80 例中的 53 例）（$P < 0.05$）。3 例患者出现自限性的囊内出血，术后在恢复室内进行观察后出院。1 例发生胃周脓肿，需要住院[38]。

尽管取得了令人鼓舞的结果，但由于并发症和技术失败率，这些研究结果令人喜忧参半。在未来的临床应用中，需要开发一种全新改进的商用化的细胞刷平台。

EUS 引导的囊肿活检技术

2010 年，在对两名 PCL 患者的初步研究中报道了在 EUS-FNA 引导下使用长 220 cm、直径 0.8 mm 的活检钳进行囊内活检。两例患者均诊断为黏液囊性肿瘤；然而，1 位患者在手术后 1 个月发生了严重的急性胰腺炎，这可能是手术的迟发并发症[32]。FDA 最新批准了基于 EUS-FNA 的胰腺囊肿组织取样装置，该装置是一次性的 Moray 微型钳（US Endoscopy，俄亥俄州，美国）。该装置长 230 cm，开口宽为 4.3 mm。开口呈锯齿状并连接到一个可伸缩的 0.8 mm 不锈钢弹簧套上，以便于 19 G FNA 针通过，并在弯曲位置也可使用（图 12.12）。

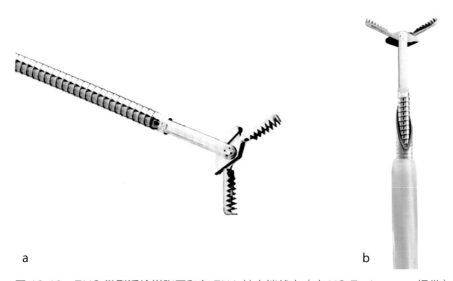

a

b

图 12.12　EUS 微型活检钳张开和在 FNA 针尖端状态（由 US Endoscopy 提供）

技术

我们对感兴趣的囊肿使用 EUS 成像。使用 19 G 的 FNA 针穿刺囊肿，取出针芯。然后，保持钳口处于闭合位置，微钳缓慢地通过 FNA 针前进，以避免鞘折弯。之后，始终保持 EUS 下可视，钳慢慢地通过针道，然后张开钳口抓取所需的组织（图 12.13）。

用活检钳抓取组织可以使针尖移位，因此内镜医师在任何时候都要保持对针柄的控制，保持针尖和活检钳一直在 EUS 视野内，这是非常重要的。如有必要，可使用拔

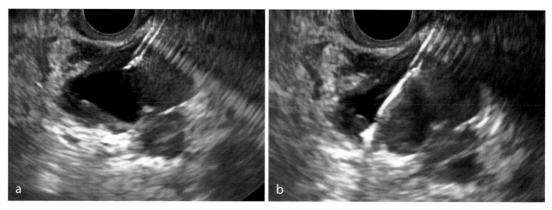

图 12.13　EUS 微型活检钳在胰腺囊肿壁进行活检（由 Harshit Khara 提供，美国）

出装置协助从钳中取出标本。在许多病例报告中使用了微钳，在这些病例中通过微钳活检发现了 IPMN、黏液囊肿和淋巴细胞囊肿等，使一系列原本不确定的胰腺囊肿性质得以明确诊断[39-41]。1 例 68 岁男性患者有直径 8 cm 的含有固体 / 液体成分的胰腺囊肿，CEA、淀粉酶和细胞学均不能确定囊肿性质。使用微钳成功地从囊肿壁获得足够的组织样本，诊断为淋巴上皮囊肿，从而避免了外科手术[42]。

有限的初步病例报告和病例系列数据表明，对 EUS 微钳的应用前景充满希望；然而，与病灶的手术组织病理学金标准相比，仍需要进行大量的前瞻性试验来评估其安全性和有效性，以确定其诊断的准确性。

总结

随着偶然发现胰腺囊肿的频率越来越高，准确诊断和鉴别囊肿的良恶性仍然是一个挑战。在提高 EUS-FNA 的图像质量和诊断率方面，出现了许多有前景的新技术，从而使胰腺囊性病变的诊断更加准确。尽管前景良好，但所有这些平台都需要大规模的前瞻性试验来确定其安全性、有效性、可重复性和准确性。目前，所有这些技术都只是 EUS-FNA 的补充，从成本效益和对医疗实践的适用性角度来看，上述技术的作用还有待明确。

参考文献

[1] de Jong K, et al. High prevalence of pancreatic cysts detected by screening magnetic resonance imaging examinations. Clin Gastroenterol Hepatol. 2010;8(9):806–11.

[2] Megibow AJ, et al. The incidental pancreatic cyst. Radiol Clin N Am. 2011;49(2):349–59.

[3] Lee KS, et al. Prevalence of incidental pancreatic cysts in the adult population on MR imaging. Am J Gastroenterol. 2010;105(9):2079–84.

[4] Kimura W, et al. Analysis of small cystic lesions of the pancreas. Int J Pancreatol. 1995;18(3):197–206.

[5] Pergolini I, et al. Long-term risk of pancreatic malignancy in patients with branch duct intraductal papillary mucinous neoplasm in a referral center. Gastroenterology. 2017;153(5):1284–1294.e1.

[6] Kamata K, et al. Value of EUS in early detection of pancreatic ductal adenocarcinomas in patients with intraductal papillary mucinous neoplasms. Endoscopy. 2014;46(1):22–9.

[7] Fritz S, et al. Clinicopathologic characteristics of patients with resected multifocal intraductal papillary mucinous neoplasm of the pancreas. Surgery. 2012;152(3 Suppl 1):S74–80.

[8] Tanaka M, et al. International consensus guidelines 2012 for the management of IPMN and MCN of the pancreas. Pancreatology. 2012;12(3):183–97.

[9] Brugge WR. The role of EUS in the diagnosis of cystic lesions of the pancreas. Gastrointest Endosc. 2000;52(6 Suppl):S18–22.

[10] Thornton GD, et al. Endoscopic ultrasound guided fine needle aspiration for the diagnosis of pancreatic cystic neoplasms: a meta-analysis. Pancreatology. 2013;13(1):48–57.

[11] Barr RG. Off-label use of ultrasound contrast agents for abdominal imaging in the United States. J Ultrasound Med. 2013;32(1):7–12.

[12] Alvarez-Sanchez MV, Napoleon B. Contrast-enhanced harmonic endoscopic ultrasound imaging: basic principles, present situation and future perspectives. World J Gastroenterol. 2014; 20(42):15549–63.

[13] Kitano M, Takagi T, Sakamoto H, Das K, Komaki T, Noda K, Yamao K, Kudo M. Dynamic imaging by contrast enhanced harmonic EUS with long-lasting contrast: role in diagnosis of pancreatic tumors. Gastrointest Endosc. 2009;69:AB235.

[14] Ohno E, et al. Intraductal papillary mucinous neoplasms of the pancreas: differentiation of malignant and benign tumors by endoscopic ultrasound findings of mural nodules. Ann Surg. 2009;249(4):628–34.

[15] Yamashita Y, et al. Usefulness of contrast-enhanced endoscopic sonography for discriminating mural nodules from mucous clots in intraductal papillary mucinous neoplasms: a single-center prospective study. J Ultrasound Med. 2013;32(1):61–8.

[16] Hocke M, et al. Pancreatic cystic lesions: the value of contrast-enhanced endoscopic ultrasound to influence the clinical pathway. Endosc Ultrasound. 2014;3(2):123–30.

[17] Fusaroli P, et al. Contrast harmonic-endoscopic ultrasound is useful to identify neoplastic features of pancreatic cysts (with videos). Pancreas. 2016;45(2):265–8.

[18] Kamata K, et al. Contrast-enhanced harmonic endoscopic ultrasonography for differential diagnosis of pancreatic cysts. Endoscopy. 2016;48(1):35–41.

[19] Yamamoto N, et al. Contrast-enhanced harmonic endoscopic ultrasonography with time-intensity curve analysis for intraductal papillary mucinous neoplasms of the pancreas. Endoscopy. 2016;48(1):26–34.

[20] Gaddam S, et al. Novel probe-based confocal laser endomicroscopy criteria and interobserver agreement for the detection of dysplasia in Barrett's esophagus. Am J Gastroenterol. 2011; 106(11):1961–9.

[21] Meining A, et al. Direct visualization of indetermi-nate pancreaticobiliary strictures with probe-based confocal laser endomicroscopy: a multicenter experience. Gastrointest Endosc. 2011; 74(5):961–8.

[22] Konda VJ, et al. First assessment of needle-based confocal laser endomicroscopy during EUS-FNA procedures of the pancreas (with videos). Gastrointest Endosc. 2011;74(5):1049–60.

[23] Konda VJ, et al. A pilot study of in vivo identification of pancreatic cystic neoplasms with needle-based confocal laser endomicroscopy under endosonographic guidance. Endoscopy. 2013; 45(12):1006–13.

[24] Nakai Y, et al. Diagnosis of pancreatic cysts: EUS-guided, through-the-needle confocal laser-induced endomicroscopy and cystoscopy trial: DETECT study. Gastrointest Endosc. 2015; 81(5):1204–14.

[25] Napoleon B, et al. In vivo characterization of pancreatic cystic lesions by needle-based confocal laser endomicroscopy (nCLE): proposition of a comprehensive nCLE classification confirmed by an external retrospective evaluation. Surg Endosc. 2016;30(6):2603–12.

[26] Krishna SG, Lee JH. Appraisal of needle-based confocal laser endomicroscopy in the diagnosis of pancreatic cysts. World J Gastroenterol. 2016;22(4):1701–10.

[27] Napoleon B, et al. A novel approach to the diagnosis of pancreatic serous cystadenoma: needle-based confocal laser endomicroscopy. Endoscopy. 2015;47(1):26–32.

[28] Kalaitzakis E, et al. Diagnostic and therapeutic utility of single-operator peroral cholangioscopy for indeterminate biliary lesions and bile duct stones. Eur J Gastroenterol Hepatol. 2012; 24(6): 656–64.

[29] Nagayoshi Y, et al. Peroral pancreatoscopy using the SpyGlass system for the assessment of intraductal papillary mucinous neoplasm of the pancreas. J Hepatobiliary Pancreat Sci. 2014;

21(6):410–7.

[30] Kurihara T, et al. Diagnostic and therapeutic single-operator cholangiopancreatoscopy in biliopancreatic diseases: prospective multicenter study in Japan. World J Gastroenterol. 2016; 22(5):1891–901.

[31] Antillon MR, et al. Taking SpyGlass outside the GI tract lumen in conjunction with EUS to assist in the diagnosis of a pancreatic cystic lesion (with video). Gastrointest Endosc. 2009;69(3 Pt 1): 591–3.

[32] Aparicio JR, et al. Direct intracystic biopsy and pancreatic cystoscopy through a 19-gauge needle EUS (with videos). Gastrointest Endosc. 2010;72(6):1285–8.

[33] Chai N, et al. Preliminary study of single-operator cholangioscopy for diagnosing pancreatic cystic lesions. Gastrointest Endosc. 2017;86(1):208–18.

[34] Tsujino T, Samarasena JB, Huang JY, Nakai Y, Lee JG, Chang KJ. EUS-guided through-the-needle dual imaging with confocal laser-induced endomicroscopy (NCLE) and cystoscopy in pancreatic cysts: correlation with gold-standard surgical pathology. Gastrointest Endosc. 2016;83(5S):AB 336.

[35] Al-Haddad M, et al. Safety and efficacy of cytology brushings versus standard fine-needle aspiration in evaluating cystic pancreatic lesions: a controlled study. Endoscopy. 2010;42(2):127–32.

[36] Al-Haddad M, Raimondo M, Woodward T, Krishna M, Pungpapong S, Noh K, Wallace MB. Safety and efficacy of cytology brushings versus standard FNA in evaluating cystic lesions of the pancreas: a pilot study. Gastrointest Endosc. 2007;65(6):894–8.

[37] Sendino O, et al. Endoscopic ultrasonography-guided brushing increases cellular diagnosis of pancreatic cysts: a prospective study. Dig Liver Dis. 2010;42(12):877–81.

[38] Lozano MD, et al. EchoBrush may be superior to standard EUS-guided FNA in the evaluation of cystic lesions of the pancreas: preliminary experience.Cancer Cytopathol. 2011;119(3):209–14.

[39] Coman RM, et al. EUS-guided, through-the-needle forceps: clenching down the diagnosis. Gastrointest Endosc. 2016;84(2):372–3.

[40] Pham KD, et al. Diagnosis of a mucinous pancreatic cyst and resection of an intracystic nodule using a novel through-the-needle micro forceps. Endoscopy. 2016;48 Suppl 1:E125–6.

[41] Shakhatreh MH, et al. Use of a novel through-the-needle biopsy forceps in endoscopic ultrasound. Endosc Int Open. 2016;4(4):E439–42.

[42] Huelsen A, et al. Endoscopic ultrasound-guided, through-the-needle forceps biopsy in the assessment of an incidental large pancreatic cystic lesion with prior inconclusive fine-needle aspiration. Endoscopy. 2017;49(S 01):E109–10.

第 13 章　内镜超声引导下胰腺囊肿消融

著者　Kristopher Philogene，William R. Brugge

译者　陈　升　高晓佩　李连勇

引言

近年来，随着横断面影像的广泛应用，偶然发现的胰腺囊肿也越来越多。基于计算机断层扫描（computed tomography，CT）和磁共振成像（magnetic resonance imaging，MRI）筛查偶发胰腺囊肿的患病率分别为 2.6% 和 13.5%[1-2]。虽然胰腺囊肿通常是偶然发现的，但组织病理学上有各种不同的表现，其中一些胰腺囊肿本身就是肿瘤。被病理学家归类为肿瘤的一些囊性病变包括黏液性囊腺瘤（mucinous cystic neoplasms，MCN）和导管内乳头状黏液瘤（intraductal papillary mucinous neoplasms，IPMN）。重要的是，有必要了解哪些囊性病变具有恶性潜力并能正确区分良性和恶性囊肿[1]。某些肿瘤标记物如癌胚抗原（carcinoembryonic antigen，CEA）和 CA 19-9 已被用于囊液性质分析并用于鉴别恶性和良性黏液病变，但研究结果不尽相同。囊液分析尽管有明显的局限性，但仍被广泛应用。即使经过包括囊液抽吸和分析等细致的检查，仍有相当比例的囊性病变仍不确定其恶性风险或潜在恶性转化能力[3]。

Chiaro 等发布的一项研究表明，在被诊断患有胰腺囊肿并接受手术切除的患者中，8.5% 的患者术前诊断有误，依据病理检查，这些患者可能根本不需要手术治疗[4]。尽管手术切除的死亡率为 1%（最常切除的病变是 IPMN），但并发症发生率高达 18%，其中胰瘘是最常见的并发症。这表明即使在当今，胰腺手术仍具有较高的风险。胰腺全切的患者 90 天死亡率也高达 7%[5-6]。因此，临床上经常需要决定是随诊观察还是对不确定的偶发胰腺囊肿进行手术切除，这可能是一个困难的决定。

由于对这些患者群体的治疗策略尚不明确，因此寻找一种安全有效的胰腺囊肿治疗方法非常重要。内镜超声引导下的细针穿刺（endoscopic ultrasonography-guided fine needle aspiration，EUS-FNA）是广泛应用于胰腺囊肿分析和鉴别的诊断工具。通过 EUS-FNA，从对胰腺囊肿的诊断转向了通过 EUS 引导下的乙醇和其他消融剂注射，以对胰腺囊肿进行消融的管理和治疗。一些报道和研究表明，通过 EUS 引导的乙醇注射消融是安全的且并发症少，特别是成功对胰岛素瘤、甲状腺结节、脾、肝和肾囊肿进行了消融[7-10]。使用抗肿瘤药物进行注射来治疗胰腺癌也是安全可行的[11-13]。一些临床试验研究表明，EUS 引导下的胰腺囊肿消融可作为手术切除的代替选择，其中乙醇注射和紫杉醇联合乙醇注射备受关注。本章的目的是讨论囊肿消融的步骤过程、安全性和有效性，以及这种治疗方式的效果和未来应用前景。

如何在 EUS 引导下进行囊肿消融

  评估胰腺囊肿内部结构所需的设备必须能够确定囊肿内分隔的数量、肿块或结节的存在以及囊壁的总厚度。为了确定囊肿的结构，通常采用扇扫内镜超声成像。具有 7.5 MHz 换能器的线阵内镜超声也是一种用于胰腺囊肿成像设备，并且受到许多操作者的青睐。两者都有高分辨率成像能力。线阵内镜超声下利用 EUS 穿刺针经胃或十二指肠路径穿刺囊肿（图 13.1）。注射前应将囊液从囊肿中抽出并送检囊液分析。将囊肿中的液体抽出后应再注入等体积的液体进行清洗后吸出。然后用乙醇灌洗囊肿 3~5 分钟。灌洗后，应尽可能地从囊肿中吸出乙醇（图 13.2）。如果在囊肿内注射乙醇后再注射化疗药物，应尽量使化疗药物停留在囊肿内，且总注射量不超过抽吸出的液体量。为避免渗漏到囊壁内或损伤实质，必须保持针尖在囊腔内。灌洗和抽吸完成后，将针从囊腔中拔出。

EUS 引导下的囊肿消融技术

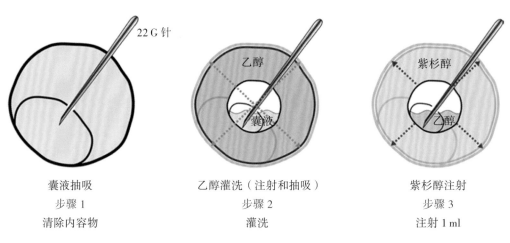

囊液抽吸	乙醇灌洗（注射和抽吸）	紫杉醇注射
步骤 1	步骤 2	步骤 3
清除内容物	灌洗	注射 1 ml

图 13.1　EUS 引导下胰腺囊肿注射灌洗技术总结

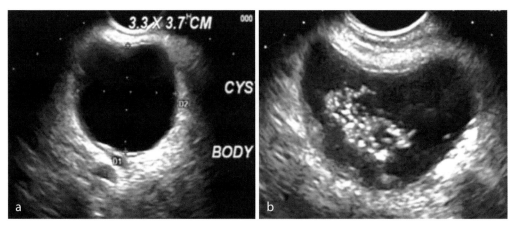

图 13.2　乙醇注射前（a）后（b）线阵 EUS 图像：囊液中可见注射的乙醇气泡

消融剂

乙醇因其成本较低而成为囊肿消融最常用的消融剂。乙醇的成本非常低，而且它的黏度很低，所以很容易利用小号针注射。在肝囊肿注射中，乙醇可导致细胞膜溶解、蛋白变性和血管阻塞[14-15]。我们认为在胰腺囊肿注射中也同样可以获得类似的益处。紫杉醇是一种广泛使用的化疗药物，其作用机制是结合微管蛋白的 β 亚基导致微管稳定，最终抑制正常的有丝分裂的纺锤体形成[16]。紫杉醇是疏水性和黏性的，当用作消融剂时，可减少囊腔内渗漏的风险。但考虑到紫杉醇及其助溶剂蓖麻油黏度高，注射时需将其与 0.9% 生理盐水溶液按 1∶1 稀释后再注射。紫杉醇溶液还有另一种黏度较小的配方：使用聚合物胶态粒子，可以在不稀释的情况下使用[17]。值得注意的是，紫杉醇注射不如乙醇注射常见。

超声引导下囊肿消融的特别注意事项

胰腺囊肿的形态特征将为如何通过注射和消融来更好地处理这些囊肿提供有用的信息，同时也提供更好、更高效的治疗信息。初始囊肿小于 35 mm，提示消融后胰腺囊肿可以完全消失。囊肿注射治疗及其整体疗效也受到囊肿可能存在的囊腔数量和分隔数量的影响。单囊或 2~3 个囊腔的寡囊，第一针成功消融的机会最大，因为可以通过一次注射进入整个囊肿（特别是当分隔之间本身就有交通的情况下）。对于有 2~3个小室的囊肿，可能需要进行第二针穿刺[18]。当不能通过内镜成像看到所有的囊肿时，可能需要细针穿过分隔来全部成像。为了确定消融剂在囊肿内的良好分布，细针穿过分隔后，会在分隔处形成回声性的气泡，同时伴随囊腔的塌陷。如有漏诊，囊肿可能会重新生长，说明治疗不足或治疗失败。确定最佳的进针角度很重要，为了以最少穿刺次数而达到最多数量的目标囊腔的治疗，因为注射治疗伴随着一定的相关风险。与消融剂相关的胰腺炎是并发症之一，尤其是当主胰管和囊肿之间有连接时（虽然相对少见）[17]。反复灌洗和注射可导致流出道的形成，从而减少了与囊肿接触的时间，最终减少了消融效果。由于这种潜在的风险，应尽量避免多次注射和冲洗。注射治疗前将囊液完全抽吸出来也会增加直接暴露于消融剂的表面面积，从而增加消融效果。在使用其他消融剂或化疗药前进行乙醇灌洗，可以降低黏液的黏度，促进消融剂在囊肿内囊室间的流动。

囊肿消融的安全性和争议

对于任何新兴的治疗方式，在进行调查研究和最终执行实施时，都必须考虑其治疗方式、安全性和有效性。因此，几个临床试验描述了囊肿消融相关的并发症。大多数并发症是自限性和轻度的。腹痛是囊肿消融后最常见的并发症。胰腺炎也可能是并发症之一。然而，一些研究表明，胰腺炎是囊肿消融的一种相对少见的并发症，发病率在 2%~10%[19]。

1 例 68 岁的女性患者在第二次胰腺囊肿消融后，CT 成像上发现门静脉血栓形成，因此门静脉血栓形成也可能是并发症之一，胰腺炎和憩室炎这类局部炎症可导致门静脉血栓形成。EUS 引导下的胰腺囊肿消融可引起囊肿内局部炎症，最终导致囊肿上皮内层萎缩（图 13.3）。然而，囊肿消融可能会导致囊肿周围和囊内的广泛炎症。脾静脉血栓形成是囊肿消融的另一个罕见并发症，在一项前瞻性双盲随机对照试验中，其中 1 名患者出现了脾静脉闭塞[19]。消融剂从囊肿漏出也会引起炎症，炎症可扩散到附近的血管，从而导致门静脉血栓形成[20]。在另一项对 52 名患者接受 EUS 引导消融治疗的研究中也观察到类似的结果，其中 1 名患者出现了伴有侧支形成的脾静脉血栓形成[17]。

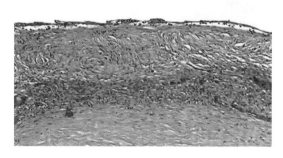

图 13.3　乙醇消融的囊肿上皮组织学：可见上皮变薄减少

当涉及使用化疗药物作为囊肿消融的一种手段时，就会产生化疗注射后可能出现全身反应的问题。10 例接受乙醇加紫杉醇囊肿消融治疗的患者，血浆中几乎检测不到紫杉醇，局部的紫杉醇注射很少引起任何不良反应[21]。

近年来，如何在保持手术疗效的同时，将 EUS 引导下的囊肿消融术的不良影响降到最低一直是人们关注的问题。一般认为，乙醇作为消融剂出现的并发症（胰腺炎、脾静脉闭塞等）是由于乙醇外溢或乙醇对胰腺实质及其周围组织造成的炎症反应[22]。也应慎重考虑良性囊肿的消融术。这些手术和干预措施本身也有出现并发症的风险。使用囊液分析可以有效地指导治疗策略，但尽管有囊液分析，仍有一群患者无法确定其胰腺囊肿性质。

对不适合手术但无症状的患者持续监测胰腺囊肿，这一观点已被广泛接受。然而，特别是对最常被诊断为胰腺囊性病变的老年患者来说，费时费钱的终身监测增加了他们的负担。囊肿消融可作为无法手术患者的另一种选择，用于可能的癌前病变的早期治疗。随着 EUS 引导下囊肿消融治疗癌前病变治疗方式的出现，由于其风险低且疗效高，可能是一种具有潜力的治疗方式。

EUS 引导下囊肿消融的临床研究

自 2005 年的初步研究以来，已经发表了多项关于 EUS 引导下的囊肿消融研究，主要集中在单纯乙醇注射和随后紫杉醇注射。在初步研究中，在 EUS 引导下的囊肿消融过程中，仅使用乙醇灌洗，随访 6~12 个月。23 名患者中有 35% 的患者完全康复。所有分隔的囊肿均未消失。该研究中的 5 名患者接受了手术切除，这 5 名患者均为接受了不同程度上皮消融的 MCN[23]。在两个三级治疗中心进行的一项回顾性研究中，有 13 名患者通过 EUS 引导消融进行了乙醇灌洗，13 名患者中有 11 名（85%）在平均随访 26 个月后完全康复（图 13.4）[24]。在一项随访时间最长、患者数量最多的临床试验中，有 91 名未确定的胰腺囊性病变的患者接受了 EUS 引导下的囊肿消融手术。MCN 的治愈率为 50%，而 IPMN 的治愈率令人失望，只有 11%，这表明与胰管之间的交通可能会降低乙醇的疗效[4]。

一种用于治疗几种恶性肿瘤的化疗药物紫杉醇联合乙醇注射增加了消融效果（图 13.5）。有人提出，乙醇可以使囊肿的上皮扭曲变形，这将有利于紫杉醇或任何其他消融剂渗透进入受损的上皮细胞，从而通过诱导细胞凋亡产生治疗作用。在一项对 14 名接受了乙醇和紫杉醇消融患者的初步研究中，有 11 人在 6 个月的随访后完全康复（图 13.6）。在之前的研究中，单独使用乙醇只有 33% 的治愈率，联合使用可以达到协同效应[25]。另一项对 52 名接受乙醇和紫杉醇灌洗的患者的研究显示，62% 的患者完全缓解，且囊性病变越小，消融的可能性越高[17]。

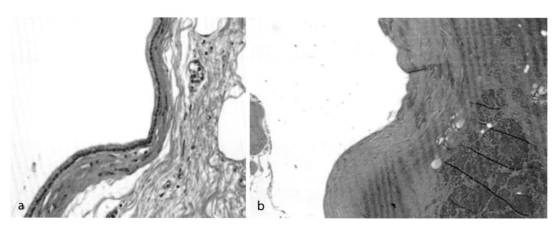

图 13.4　生理盐水灌洗和乙醇灌洗后囊肿上皮的组织学变化：生理盐水灌洗后囊肿上皮完整（a），乙醇灌洗后囊肿上皮变薄（b）

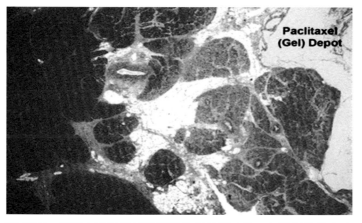

图 13.5　胰腺内注射紫杉醇凝胶的组织学变化：凝胶导致的炎症反应很少

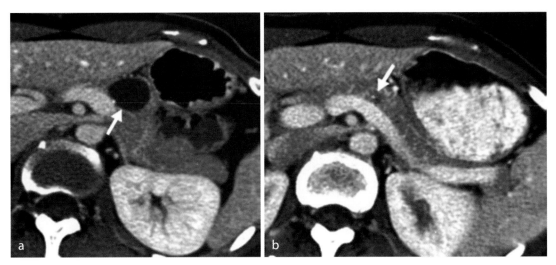

图 13.6　消融治疗前（a）后（b）胰腺囊肿的 CT 扫描

　　因为有人认为囊肿消融产生的并发症来自乙醇注射，也有越来越多的人对从囊肿消融中完全去除乙醇注射产生兴趣（图 13.7）。CHARM 试验是一项前瞻性、随机、双盲的试点研究，对 10 名黏液囊肿患者进行了研究，将患者分为两组：一组接受消融治疗，使用乙醇注射，随后联合使用紫杉醇和吉西他滨；另一组接受生理盐水注射，随后使用上述化疗药物。在 6 个月和 12 个月时，无乙醇组的缓解率为 67%，乙醇组的缓解率分别为 50% 和 75%。这项研究表明，有效的囊肿消融可能不需要使用乙醇[26]。在单中心前瞻性、双盲临床试验，将 39 例黏液性胰腺囊肿也分为两组且这两组均接受紫杉醇和吉西他滨组灌洗，但一组在接受灌洗之前先注入生理盐水而另一组注入乙醇，以确定不含乙醇消融的有效性以及评估其对并发症发生率的影响。与提前用乙醇处理组的 61% 治愈率相比，无乙醇组 67% 的囊肿完全消失。乙醇组中有 6% 的患者出现严重并发症（如胰腺炎），22% 出现轻微并发症（如轻微腹痛）。无乙醇组没有任何轻微或严重的并发症报告[27]。因此，无乙醇的囊肿消融可能是一种更安全且效果良好的治疗方式。

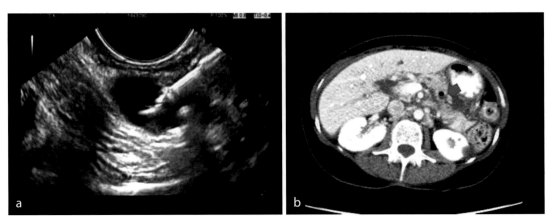

图 13.7　在 EUS 引导下向 2 cm 的单房囊肿注射消融剂（a），随后发生急性胰腺炎，CT 显示胰腺炎和囊肿内气液平面（b），但患者很快康复

胰腺囊肿的分隔是影响囊肿消融效果和疗效的重要形态学因素。在 10 例胰腺囊肿有分隔的患者中，有 6 例囊肿完全消失。2 例患者起初对乙醇和紫杉醇消融有反应，但 12 个月后囊肿又重新生长，组织病理学证实是由于遗漏治疗的囊腔中残留的黏液上皮增生所致[28]。因此，仔细选择、认真分析患者的囊性病变形态，对于提高囊性消融的疗效是很重要的。

EUS 引导下囊肿消融的短期效果似乎具有前景。然而，人们一直对于完全治愈且无复发的长期疗效存在担忧。在一项单中心前瞻性研究中，164 名胰腺囊肿患者接受了乙醇和紫杉醇的 EUS 消融治疗，在中位随访期为 72 个月里，114 名（72.2%）患者的囊肿完全消失，仅有 2 名（1.7%）患者出现囊肿复发。这项研究可能表明 EUS 引导下的囊肿消融是一种有效且持久的外科手术替代疗法[29]。

为了提高这种治疗方式的胰腺囊肿消融效果和缓解率，人们提出并尝试了以不同角度通过第二根消融针进行穿刺。由于间隔的存在可能阻止消融剂进入所有囊腔，因此在评估哪些囊肿适合消融时，通常首选有六个或更少囊腔的囊肿，为了尽量减少灌洗漏掉的囊腔，可能需要多针通过不同的角度进行穿刺。13 名疑似 IPMN 的患者，经过双针乙醇灌洗，5 名患者经 CT 或 MRI 检查后，囊肿完全消失。与之形成对比的是，只用一针进行穿刺，无论是囊肿体积或是表面积均无缓解。本研究的结果表明，在黏性液体和（或）隔膜存在的情况下，可能需要多次乙醇灌洗，以使更多的上皮接触到消融剂，从而获得更高的囊肿消融率（图 13.8）[18]。然而，多次穿刺可能会增加与囊肿消融相关的并发症，因此，在同一操作中应谨慎进行第二次穿刺[30]。

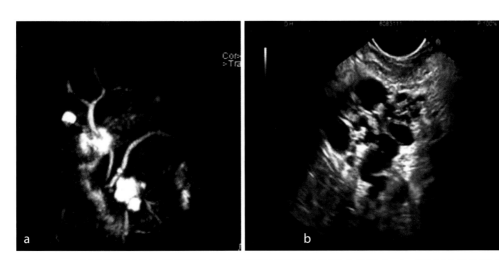

图 13.8　MRCP 显示分支胰管型 IPMN 位于钩突深部并有多个分隔（a），这使 EUS 引导的注射在技术上更加困难（b）。由于流体的黏度，需要使用 19G 穿刺针

EUS 引导下囊肿消融适应证

超声引导下的胰腺囊肿消融术仍在研究中，应根据这种治疗方式的总体疗效，仅对特定的患者使用，以保持较低的手术相关并发症发生率。囊肿消融的理想候选标准包括：① 2~3.5 cm 单腔或寡腔囊肿且没有任何明显的囊肿与主胰管之间的交通；

②在随访期囊肿逐渐增大；③为确定囊肿性质需进行 FNA；④外科手术风险高或拒绝外科手术的患者[29]。医生在决定使用囊肿消融术处理囊肿之前，也应该通过多学科的方法来评价患者的病情。

黏液性囊性肿瘤似乎更适合囊肿消融。然而，有些病变往往可以通过腹腔镜下远端胰腺切除术轻易切除，且死亡率极低，切除后无复发风险[31]。现在下结论说手术或囊肿消融是治疗胰腺囊肿的唯一方法还为时过早，需要进一步的研究。

EUS 引导下囊肿消融治疗的未来应用及改进

EUS 引导下的囊肿消融术已经得到了一定的研究，并具有替代外科手术的潜力，且没有相关的手术风险。然而，在 EUS 引导的囊肿消融广泛使用之前，外科医师和肿瘤学家、机构和机构审查委员会必须接受囊肿消融作为外科手术的替代方案，并允许消化科医师使用化疗药物治疗胰腺囊肿[31]。

一些程序上的改进可以提高消融的效果，包括对有间隔的囊肿采用第二针穿刺技术，对治疗无效的较大囊肿进行强化消融，在灌洗过程中保持乙醇浓度，以及开发缓慢释放的消融剂[32]。对囊肿消融患者需要建立长期随访，主要是由于传统的成像技术无法确保有效治愈。Oh 等证实，一些接受乙醇 / 紫杉醇注射但最终手术切除的患者，其囊肿上皮至少有 50% 是完整的。这些患者仍有发生肿瘤的风险，在选择 EUS 引导消融治疗时应牢记这一风险[33]。

有几种其他的治疗方式目前正处于研究之中，以取代近年来出现的 EUS 引导消融。射频消融术（radiofrequency ablation，RFA）是研究已很深入的一种抗肿瘤治疗方法，其利用局部热诱导凝固性坏死，常用于治疗不典型增生的巴雷特食管和肝癌。这项技术已经应用于胰腺癌。然而，术后并发症发生率很高，很可能是由于局部热损伤的影响。不同于肝肿瘤周围有保护作用的实质，胰腺肿瘤通常包裹在血管或远端胆管中，在手术过程中，这些血管或远端胆管可能会受到热损伤。然而，多项研究表明，RFA 是一种可行、安全的治疗方式。对 RFA 需要在更大的研究人群中进行更深入的研究[34-36]。一种新的 EUS 针原型正在研发中，它将能够与许多内镜实验室中发现的标准电手术装置相连接。这将有助于降低购买新设备的成本，并减少额外培训[37]。

光动力疗法（photodynamic therapy，PDT）是利用光敏剂 Porfimer 钠盐诱导凝固，也被证明是一种有效手段，并且在先前的研究中已证实在猪肝、胰腺、肾和脾的组织中消融有效。近距离放射治疗是一种将放射源插入已知的癌症组织内部或邻近组织的放射治疗。近距离放射治疗已被用于一些局部癌症的治疗。然而，对于胰腺癌，其正在评估其疗效。一项对 15 名胰腺癌患者进行的临床试验显示，在一段时间内，患者的疼痛得到一定程度的改善。但生存期没有延长，而且其中 3 名患者出现胰腺炎并发假性囊肿。高强度超声聚焦（high-intensity focused ultrasound，HIFU）是另一种快速发展的治疗方式，经常用于良性和恶性肿瘤的无创和微创消融。HIFU 的工作原理是将超声波能量传送到肿瘤，最终导致肿瘤组织的加热和变性。HIFU 可以治疗胰腺癌并缓解其进程。研究表明，对不可切除的胰腺癌患者可以减轻其疼痛[38]。

结论

大量的试验已经证明，EUS 引导下的胰腺囊肿注射和消融治疗技术具有易操作性和安全性。从形态上来说，适合消融的囊肿是在胰体或胰尾的 2~4 cm 的单房囊肿。与具有交通支的 IPMN 病变相比，黏液性囊性腺瘤似乎治疗效果更好。对大浆液性囊腺瘤尚未进行深入的研究，但注射治疗可能有很好的效果。对恶性囊性病变和囊性神经内分泌肿瘤不应采用消融术治疗。为了彻底消除囊肿，理想的做法是每 3 个月进行一次注射治疗，直到根除。MRCP 应作为辅助影像检查，提供更准确的囊肿测量数据。这种治疗仍在研究阶段，应该在机构审查委员会批准的正式方案指导下进行。未来，可能将超声引导下的射频消融术与注射治疗相结合，以彻底治愈胰腺囊性病变。

参考文献

[1] Levy A. Prevalence of unsuspected pancreatic cysts on MDCT. Yearb Diagn Radiol. 2009; 2009: 273–4.

[2] Sekhar A, Lee KS, Brown A, Pedrosa I. Prevalence of incidental pancreatic cysts in the adult population on MR imaging. Pancreas. 2008;37(4):495.

[3] Bhutani M, Jana T, Shroff J. Pancreatic cystic neoplasms: review of current knowledge, diagnostic challenges, and management options. J Carcinog. 2015;14(1):3.

[4] Park JK, Song BJ, Ryu JK, Paik WH, Park JM, Kim J, et al. Clinical outcomes of endoscopic ultrasonography-guided pancreatic cyst ablation. Pancreas. 2016;45(6):889–94.

[5] Ferrone CR. Current trends in pancreatic cystic neoplasms. Arch Surg. 2009;144(5):448–54.

[6] Gerry JM, Poultsides GA. Surgical management of pancreatic cysts: a shifting paradigm toward selective resection. Dig Dis Sci. 2017;62(7):1816–26.

[7] Qin SY, Lu XP, Jiang HX. EUS-guided ethanol ablation of insulinomas: case series and literature review. Medicine (Baltimore). 2014;93(14):e85.

[8] Larssen TB, Viste A, Horn A, Haldorsen IS, Espeland A. Single-session alcohol sclerotherapy of symptomatic liver cysts using 10–20 min of ethanol exposure: no recurrence at 2–16 years of follow-up. Abdom Radiol. 2016;41(9):1776–81.

[9] Basu N, Dutta D, Maisnam I, Basu S, Ghosh S, Chowdhury S, et al. Percutaneous ethanol ablation in managing predominantly cystic thyroid nodules: an eastern India perspective. Indian J Endocrinol Metab. 2014;18(5):662–8.

[10] Yang X, Yu J, Liang P, Yu X, Cheng Z, Han Z, et al. Ultrasound-guided percutaneous ethanol ablation for primary non-parasitic splenic cysts in 15 patients. Abdom Radiol. 2016;41(3):538–44.

[11] Chang KJ, Nguyen PT, Thompson JA, Kurosaki TT, Casey LR, Leung EC, et al. Phase I clinical trial of allogeneic mixed lymphocyte culture (cytoimplant) delivered by endoscopic ultrasound guided fine-needle injection in patients with advanced pancreatic carcinoma. Cancer. 2000;88(6):1325–35.

[12] Hecht JR, Bedford R, Abruzzese JL, Lahoti S, Reid TR, Soetikno RM, et al. A phase I/II trial of intratumoral endoscopic ultrasound injection of ONYX-015 with intravenous gemcitabine in unresectable pancreatic carcinoma. Clin Cancer Res. 2003;9(2):555–61.

[13] Chang KJ, Lee JG, Holcombe RF, Kuo J, Muthusamy R, Wu ML. Endoscopic ultrasound delivery of an antitumor agent to treat a case of pancreatic cancer. Nat Clin Pract Gastroenterol Hepatol. 2008;5(2):107–11.

[14] Bean WJ, Rodan BA. Hepatic cysts: treatment with alcohol. AJR Am J Roentgenol. 1985; 144: 237–41.

[15] Gelczer RK, Charboneau JW, Hussain S, Brown DL. Complications of percutaneous ethanol ablation. J Ultrasound Med. 1998;17(8):531–3.

[16] Rowinsky EK, Donehower RC. Paclitaxel (taxol). N Engl J Med. 1995;332(15):1004–14.

[17] Oh HC, Seo DW, Song TJ, Moon SH, Park DH, Soo LS, et al. Endoscopic ultrasonography-guided ethanol lavage with paclitaxel injection treats patients with pancreatic cysts. Gastroenterology. 2011;140(1):172–9.

[18] Dimaio CJ, Dewitt JM, Brugge WR. Ablation of pancreatic cystic lesions: the use of multiple endoscopic ultrasound-guided ethanol lavage sessions. Pancreas. 2011;40(5):664–8.

[19] Seo D-W, Cho M-K, Choi J-H. Endoscopic ultrasound-guided ablation therapy for pancreatic cysts. Endosc Ultrasound. 2015;4(4):293.

[20] Oh H-C, Seo DW, Kim SC. Portal vein thrombosis after EUS-guided pancreatic cyst ablation. Dig Dis Sci. 2012;57(7):1965–7.

[21] Oh H-C, Seo DW, Kim S-H, Min B, Kim J. Systemic effect of endoscopic ultrasonography-guided pancreatic cyst ablation with ethanol and paclitaxel. Dig Dis Sci. 2014;59(7):1573–7.

[22] Dewitt J, Mcgreevy K, Schmidt CM, Brugge WR. EUS-guided ethanol versus saline solution lavage for pancreatic cysts: a randomized, double-blind study. Gastrointest Endosc. 2009;70(4):710–23.

[23] Gan SI, Thompson CC, Lauwers GY, Bounds BC, Brugge WR. Ethanol lavage of pancreatic cystic lesions: initial pilot study. Gastrointest Endosc. 2005;61(6):746–52.

[24] Caillol F, Poincloux L, Bories E, Cruzille E, Pesenti C, Darcha C, et al. Ethanol lavage of 14 mucinous cysts of the pancreas: a retrospective study in two tertiary centers. Endosc Ultrasound. 2012;1(1):48–52.

[25] Oh H-C, Seo DW, Lee TY, Kim JY, Lee SS, Lee SK, et al. New treatment for cystic tumors of the pancreas: EUS-guided ethanol lavage with paclitaxel injection. Gastrointest Endosc. 2008;67(4):636–42.

[26] Moyer MT, Dye CE, Ancrile B, Sharzehi S, Mathew A, Mcgarrity TJ, et al. 104 is alcohol required for effective pancreatic cyst ablation? The prospective randomized CHARM preliminary trial pilot study. Gastrointest Endosc. 2015;81(5):AB114.

[27] Moyer MT, Sharzehi S, Mathew A, Levenick JM, Headlee BD, Blandford JT, et al. The safety and efficacy of an alcohol-free pancreatic cyst ablation proto-col. Gastroenterology. 2017;153(5):1295–303.

[28] Oh HC, Seo DW, Kim SC, Yu E, Kim K, Moon SH, et al. Septated cystic tumors of the pancreas: is itpossible to treat them by endoscopic ultrasonography-guided intervention? Scand J Gastroenterol. 2009;44(2):242–7.

[29] Choi J-H, Seo D, Song T, Park D, Lee S, Lee S, et al. Long-term outcomes after endoscopic ultrasound-guided ablation of pancreatic cysts. Endoscopy. 2017;49(09):866–73.

[30] Oh H-C, Seo DW, Song TJ. Resolution of a septated pancreatic cyst by booster endoscopic ultrasonography-guided ablation. J Dig Dis. 2011;12(6):497–9.

[31] Dewitt J. Pancreatic cyst ablation: why are we not doing more of these procedures? Endoscopy. 2017;49(09):839–41.

[32] Xu XX, Du Y, Yang HF, Zhang Q, Li Y, Zee CS. CT-guided sclerotherapy with ethanol concentration monitoring for treatment of renal cysts. Am J Roentgenol. 2011;196(1):W78–82.

[33] Vazquez-Sequeiros E, Maluf-Filho F. Endosonography-guided ablation of pancreatic cystic tumors: is it justified? Gastrointest Endosc.2016;83(5):921–3.

[34] Lakhtakia S, Seo D-W. Endoscopic ultrasonography-guided tumor ablation. Dig Endosc. 2017;29(4):486–94.

[35] Kim J. Endoscopic ultrasound-guided treatment of pancreatic cystic and solid masses. Clin Endosc. 2015;48(4):308.

[36] Kirtane T, Bhutani MS. EUS for pancreatic cystic neoplasms: the roadmap to the future is much more than just a few shades of gray. Asian Pac J Trop Med. 2016;9(12):1218–21.

[37] Wallace M, Moris M, Atar M, Kadayifci A, Krishna M, Librero A, et al. Thermal ablation of pancreatic cyst with a prototype endoscopic ultrasound capable radiofrequency needle device: a pilot feasibility study. Endosc Ultrasound. 2017;6(2):123.

[38] Ende AR, Hwang JH. Endoscopic ultrasound-guided tumor ablation. Gastrointestinal Intervention. 2014;3(1):27–9.

第 14 章　胃旁路术后患者内镜超声引导下经胃途径辅助逆行胰胆管造影术

著者　Christine Boumitri，Bhupinder Romana，Michel Kahaleh
译者　陈　升　钟长青

背景

在过去的四十年里，美国成年人中肥胖的发生率显著上升。根据 2013 年至 2014 年全国健康和营养情况调查，美国成年人肥胖比例估计为 37.7%，这意味着超过 1/3 的成年人被认为是肥胖[1-2]。手术治疗肥胖是实现减肥的有效方法，全世界最常用的减肥手术是 Roux-en-Y 胃旁路术（Roux-en-Y gastric bypass，RYGB）[3]。RYGB 患者易患胆石症和其他胰胆疾病，这给胃肠病学家带来了不同的挑战。由于改变了通向乳头的正常解剖结构，在这些患者中进行传统的内镜逆行胰胆管造影（endoscopic retrograde cholangiopancreatography，ERCP）有一定的困难。多种内镜和技术被用于进入这种独特的胰胆系统，其成功率和局限性各有不同（表 14.1）。双气囊小肠镜、单气囊小肠镜或螺旋小肠镜辅助 ERCP 已用于 Roux-en-Y 重建患者。然而，这些内镜没有抬钳器，因此操作配件可能是一个挑战，甚至无法进行。回顾性分析和多中心临床试验评估了肠镜辅助 ERCP 的总成功率，为 63% 左右[4-6]，这数字明显低于通过胃造瘘道进入的 ERCP 成功率[4]。胃造瘘辅助 ERCP 是针对这些患者的另一种治疗方法，包括通过放置胃造瘘管进入残胃，然后进行常规的 ERCP。这通常需要胃造瘘道充分扩张，并可能给患者带来痛苦。该手术成功率较高，但与双气囊辅助 ERCP 相比，不良事件发生率更高，且大多不良事件与造瘘有关（14.5% vs. 3% $P = 0.022$）。进入旷

表 14.1　与经胃 ERCP 相比，小肠镜辅助 ERCP 检查的成功率和不良事件

进入的途径	总成功率（%）	不良事件	缺陷
小肠镜辅助的 ERCP	63[4-5]	3%~12.4%[4-5]	Roux-en-Y 肠管的长度 由于没有抬钳器，对配件的操作有限 前视肠镜
经胃 ERCP 　1. 腹腔镜辅助的 ERCP 　2. 开放手术 　3. 先行胃造口置管 　4. EUS 引导的经胃 ERCP	98.5[7] 98.9 100 96.4 93.8	并发症 4%[7] •83% 与胃造口相关 •17% 与 ERCP 相关	需要分期手术并预先置 G 管 增加了手术费用 需要多学科协作

置胃的入路包括腹腔镜、开腹手术、放射介入预置的胃造瘘管或内镜超声引导，之后进行分期 ERCP。

Banerjee 等最近的一项系统综述评估了经胃 ERCP 的总体成功率，发现无论采用何种技术进入，经胃 ERCP 的总成功率为 98.5%，并发症率为 14%（表 14.1）[7]。在本章中，我们将重点介绍一种新方法，即在内镜超声引导下进入 RYCB 患者的残胃，以辅助 ERCP。早在 2011 年就有将内镜超声用于 RYGB 患者的胃造瘘术的报道[8]。已尝试多种方法并且值得探讨研究，如 EUS 引导下胃缝合固定辅助的经胃 ERCP（EUS-guided sutured gastropexy for transgastric ERCP，ESTER）、体外 EUS 引导的经胃 ERCP（external EUS-directed transgastric ERCP，EDGE）和体内 EDGE[9-11]。经皮辅助经假体内镜治疗（percutaneous assisted transprosthetic endoscopic therapy，PATENT）是另一种进入残胃并建立胃造口的内镜微创方法；但不涉及内镜超声，而是通过深气囊小肠镜进入旷置胃[12]。该团队最近报道了使用内镜超声改良的 PATENT[13]。

EDGE 手术过程概述

体内 EDGE 所需要的设备

a. 线阵内镜超声（GF-UCT180；Olympus，Central Valley，PA）；

b. 19 G EUS 穿刺针（ECHO-19；Cook Medical，Winston-Salem，NC）或类似的穿刺针；

c. 用 120 ml 水稀释造影剂；

d. 0.025 英寸或 0.035 英寸导丝；

e. 4~6 mm 的扩张球囊（Hurricane RX；Boston Scientific，Natick MA）；

f. 双蘑菇头金属支架（lumen apposing metal stent，LAMS）15 mm（Axios；Boston Scientifc，Natick MA）；

g. 扩张球囊：直径 15~18 mm 球囊（Boston Scientifc，Natick MA）；

h. 十二指肠镜及其他常规 ERCP 所需设备；

i. 备用的双猪尾塑料支架（10 F×10 cm），用于锚定 LAMS（如果担心移位）；

j. 内镜圈套器或抓取钳，用于取出 LAMS；

k. 内镜下缝合胃壁间内瘘（Overstitch；Apollo Endosurgery，Austin，Tex）或镜下夹（over-the-scope clip，OTSC）封闭内瘘（直径 12 mm；Ovesco，Los Gatos，California，USA）。

操作技术

体外 EDGE 和 ESTER 在原理上是相似的，只是在技术和仪器上有一些小的变化。第一步是到达残胃。将线阵内镜超声推进至胃贮袋或 Roux 肠襻，识别残胃，在超声引导下用 19 G 细针穿刺残胃（图 14.1）。然后注射少量的造影剂（5~10 ml），以确定针尖在残胃内。将残胃充气使其与胃壁平行，以施行胃造瘘术。用空气（400~500 ml）（ESTER 技术）或用 120 ml 无菌水和 120 ml 空气（EDGE 技术）进行充气：两者都是有效的。导丝随后通过细针进入胃内。第二步是建立一个胃造瘘口，用作 ERCP 进入的路径。同样，可以使用不同的工具和方法。

　　体外 EDGE 使用 18 G 针行胃造瘘。在此过程中，一旦确定残胃的适当位置，就将硬质导丝穿过细针并盘绕到胃中，然后使用 8~16 Fr 扩张导管扩张胃。然后缝合固定 16 Fr 胃造瘘管（图 14.2）。手术的第二阶段包括扩张管道并在管道内放置金属支架。通过 PEG 管放置导丝，使其在胃内盘曲，然后将 PEG 管移除，超细内镜（GIF-XP 180；lympus）通过导线进入胃中。然后在透视和内镜的引导下放置三个 T 型固定物，以保持胃壁和腹壁的位置平行。然后使用 Maloney 扩张器将瘘道逐步扩张至 54 Fr，再通过导丝放置一个食管金属支架（图 14.3）。将金属支架与周围皮肤缝合，然后采用顺行法进行 ERCP。

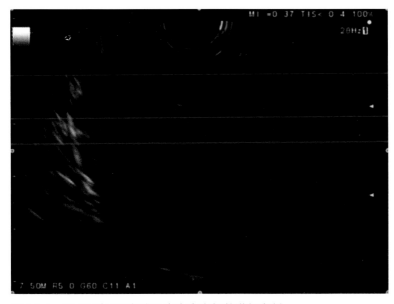

图 14.1　EUS 引导下在残胃未完全充气前进行穿刺

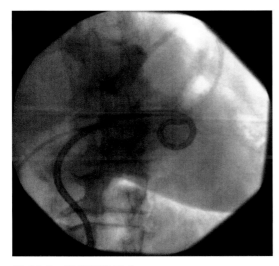

图 14.2　经皮胃造口术

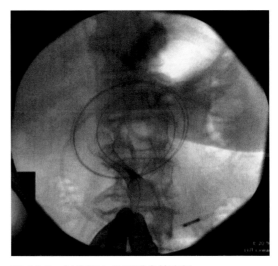

图 14.3　经皮置入全覆膜食管支架

在 ESTER 方法中，一旦残胃膨胀完成，用 18 G 的针经皮刺入残胃内。经透视确认位置后，将两根 0.018 英寸的导丝穿过针头，盘绕在胃里。其中一根导丝用于通过提供反向牵引的 20 mm 的取石球囊，同时第二根导丝进行最多至 24 Fr 的逐级扩张。然后插入 20 Fr 剥离鞘（Cook endoscopy）代替体外 EDGE 中使用的 16 Fr 胃造瘘管。超细内镜（GIF-XP 180；Olympus）通过鞘管进入旷置胃，在内镜直视下使用 2 mm 腹腔镜缝合针进行胃缝合固定术。一旦胃和腹壁贴近，腹腔镜 trocar 系统取代剥离鞘，通过该系统插入十二指肠镜进行传统的顺行 ERCP。这两项技术都是于 2014 年开展的，应用数量不多。

从这些新颖且微创的方法中又延伸出另一种创新的方法，即取代了经皮胃造口术的体内 EDGE 手术。Kedia 等在 2014 年首次描述了该手术。体内 EDGE 手术的初始步骤与体外 EDGE 手术类似，将线性超声镜推进并识别胃腔，然后使用 19 G 细针进行穿刺（图 14.4）。可以通过胃腔或肠襻进入残胃。将混合了水的对比剂通过细针注入残胃，使其膨胀，然后将 0.035 英寸的导丝穿过细针，并将其盘绕在胃腔内（图 14.5 和图 14.6）。这在胃腔和残胃之间造成胃瘘，随后使用 4 mm 的球囊进行扩张（Hurricane RX，Boston Scientific）。下一步将经腔内支架放置在胃贮袋和残胃之间，然后进行 ERCP。通过透视和超声引导，将 LAMS 的输送系统推进至瘘管（图 14.7），将远端蘑菇头放置于残胃中（图 14.8），近端蘑菇头放置于胃贮袋（图 14.9 和图 14.10）。然后使用 15~18 mm 的扩张球囊进行扩张（CRE；Boston Scientific）（图 14.11 和图 14.12）。然后通过支架推进十二指肠镜，进行传统的顺行 ERCP（图 14.13 和图 14.14）。如果不再需要进入胆胰系统，则使用 25 mm 的圈套器去除 LAMS，再使用内镜夹（OTSC；OVESCO，Los Gatos，CA，USA）或内镜缝合器（Overstitch；Apollo Endosurgery，Austin，TX，USA）封闭瘘管。在某些情况下，如果需要重复 ERCP，可以将支架留在原位。瘘道也可以在 LAMS 支架移除后自然闭合。此外，也有报道称使用氩离子凝固（argon plasma coagulation，APC）对瘘道去上皮化以加强胃间瘘管闭合。

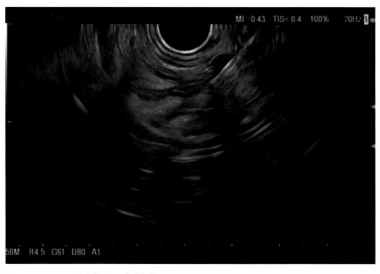

图 14.4　EUS 引导下穿刺残胃

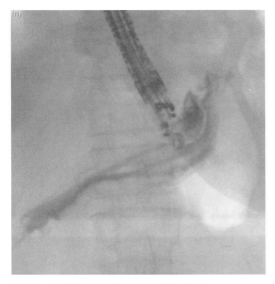

图 14.5　透视下向残胃内注射造影剂

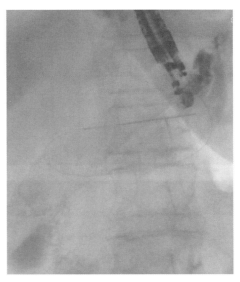

图 14.6　透视下在残胃内放置导丝

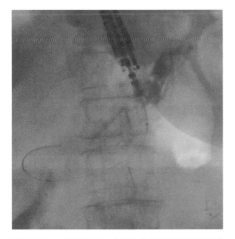

图 14.7　透视下，通过热切割将双蘑菇头支架送至旷置胃腔

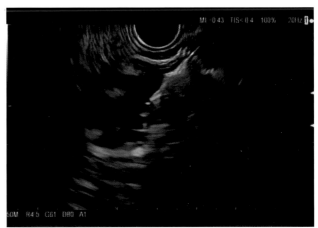

图 14.8　超声下释放 LAMS 支架的蘑菇头

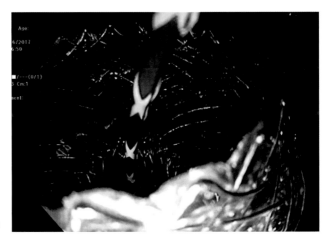

图 14.9　内镜下可见外侧蘑菇头释放展开

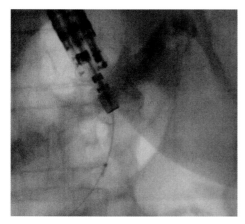

图 14.10　金属支架完全展开的透视图

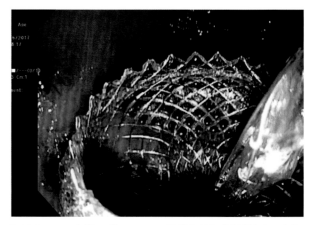

图 14.11　内镜下将 15 mm 导丝引导球囊放置于支架管腔内

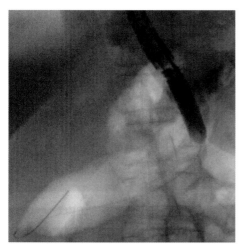

图 14.12　透视下，用球囊将 LAMS 支架的管腔扩张至 15 mm

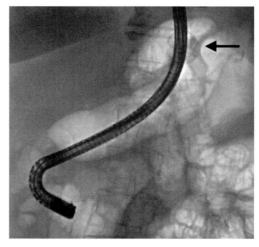

图 14.13　十二指肠镜通过 LAMS 支架至十二指肠第二段（箭头所示）

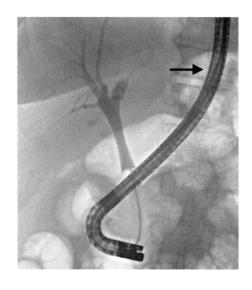

图 14.14　十二指肠镜通过 LAMS 支架后行胆道造影（箭头所示）

结局

成功率

对于胃旁路术患者，内镜超声辅助经胃 ERCP 无疑是一项新技术和创新，但经验仍有限。这里讨论的结果大多是基于文献报道的不同病例系列的结果。大多数病例系列都报告了技术和临床成功率（表 14.2）。

目前报道的 ESTER 技术成功率为 90%[9]。Kedia 等报道了 6 例患者中 EUS 引导的胃造瘘置管成功率为 83%，ERCP 成功率为 100%[10]。1 例患者使用标准的经皮内镜胃造瘘（percutaneous endoscopic gastrostomy，PEG）穿刺针进行经皮穿刺失败，随后患者需要通过放射介入放置 PEG。

Tyberg 等在对体内 EDGE 的中期分析中称，在两个治疗中心对 16 名患者进行 EDGE 的技术成功率为 100%，临床成功率为 91%[14]。技术成功率以胃间造瘘（37.5%）或空肠胃瘘（62.5%）成功为标准。临床成功率定义为通过 LAMS 成功进行 ERCP 或 EUS，因为有 5 例患者需等待瘘道成熟，因此在 16 例患者中仅成功了 11 例。4 例患者在同一个内镜单元完成了 ERCP 操作。

Ngamruengphong 等发表了关于 EDGE 的另一项多中心实验[15]。本研究共纳入 13 例 RYGB 患者，均有不同的 ERCP 适应证。该团队报告的技术和临床成功率为 100%[15]。总之，在报告的病例系列中，EUS 引导下经胃 ERCP 的总成功率在 83%～100%。这取决于专业知识和所用的器材设备。

并发症和局限性

EUS 引导下经胃 ERCP 的并发症可能与 EDGE 时 EUS 引导下胃间或空肠胃造瘘术有关，体外 EDGE 或 ESTER 时与经皮胃造瘘术有关，也可能与 ERCP 操作本身有关。Attam 等报道 ESTER 手术不会引起即刻的并发症，但没有提及随访时间以及是否有任何迟发的并发症[9]。体外 EDGE 手术，ERCP 的并发症发生率为 0，而 33% 的并发症与胃造瘘管放置有关（局部 PEG 感染）。报道的体内 EDGE 并发症包括 LAMS 移位，需要重新放置或使用全覆膜的金属支架桥接，其发生率为 19%[14]。Ngamruengphong 等报告，在 ERCP 中，有 16% 的 LAMS 移位，需要重新调整位置[15]。在他们的报告中，使用治疗性十二指肠镜行 ERCP 的患者与使用更细十二指肠镜的患者相比，前者支架移位率更高（33% vs. 0），使用细十二指肠镜未发现支架移位。因此，使用诊断性十二指肠镜（如果有）可以降低支架移位的风险，在非紧急情况下，尽可能在后期进行 ERCP，避免支架过度扩张，同时等待瘘道成熟。

另一个问题是胃 - 胃或空肠 - 胃瘘管形成后成为持续开放的瘘管，据报道这种情况的发生率为 8%～12.5%[14-15]。在胃贮袋或输入襻与残胃之间的瘘管持续存在（闭合失败或阶段性手术），可能导致体重增加。在一系列报道中这似乎不是主要关注的问题，然而，这些报告中的病例数量和随访时间不足以对体重增加的风险做出最终结论。另一个观察到的并发症是肠穿孔，但如果诊断及时，内镜下就可以及时处理。

虽然 EUS 的引入提高了在 RYGB 患者中经胃 ERCP 的成功率，但每种技术都有其自身的局限性。此外，所有文献报道的病例系列都是回顾性的，患者例数少，多中心研究中的内镜医师技术和应用的配件也不同。

表 14.2 采用 EUS 引导下对胃旁路术患者进行 ERCP 的研究特点

研究项目	病例数	成功率	并发症率	手术时间	中位随访时间	体重增加值（kg）
Attam 等[9]（ESTER 方式）	10	90%（9/10）	手术后即刻不良事件：0%	88 分钟（中位数）	没有报道	没有报道
Kedia 等[10]（体外 EDGE，两期）	6	EUS 进入残胃成功率：100% 胃造瘘管置入成功率：83% ERCP 成功率：100%	胃造瘘管相关不良事件发生率：33% ERCP 相关不良事件发生率：0%	超声引导下置胃造瘘管：81±26（中位±SD，分钟）ERCP：98±24（平均±SD，分钟）	没有报道	没有报道
Tyberg 等[14]（体内 EDGE）	16	技术成功率：100% 10 例患者临床成功率：91%	LAMS 脱位：19% 空肠穿孔：6.25%（1/8）试图关闭后持续瘘管：12.5%	没有报道	没有报道	平均 -2.85
Ngamruengphong 等[15]（体内 EDGE）	13	技术成功率：100% 临床成功率：100%	手术相关 0% 术后 1. LAMS 移位 16%（2/12）2. 无法愈合的瘘 8%（1/12）	30±17（平均±SD，分钟）	68 天	平均 -3.6±4.8（SD）

结论与未来方向

　　尽管在过去的 10 年中，RYGB 手术越来越少，而袖状胃切除术（目前美国最常见的肥胖手术）越来越多，但 RYGB 仍然是世界上最常见的手术。这些患者的解剖结构被改变，限制了进入胆胰系统的路径。肠镜辅助的 ERCP 成功率为 63%，而经胃入路的成功率可提高到 98%。当采用外科方法进行胃造口手术时，需要多学科参与，增加了成本、时间和并发症。毫无疑问，ERCP 的指征、迫切性以及有无其他探查腹部的手术指征对内镜医师选择何种路径（手术、小肠镜辅助或超声引导）起着重要的决定作用。随着内镜超声治疗技术的进步，我们了解到利用内镜超声进入残胃是可能的，而不需要外科或放射介入方法。LAMS 支架的引入彻底改变了干预治疗的概念，并证明了它在 RYGB 患者需要 ERCP 时胃 - 胃或空肠胃造瘘方面的作用。该术式可避免经皮胃造口术及其并发症，可在同一手术中进行 ERCP，也可待瘘道成熟后分期进行 ERCP，并可根据需要进行重复操作（如良性胆道狭窄等）。经验仍然有限，需要更大规模的随机试验来证明这一手术的长期效果和该人群体重增加的风险。与腹腔镜辅助 ERCP 或肠镜辅助 ERCP 相比，这些创新方法的成本 - 效益分析肯定会改变内镜超声引导下进入胃腔对 RYGB 患者进行 ERCP 的未来。

参考文献

[1] Flegal KM, Kruszon-Moran D, Carroll MD, Fryar CD, Ogden CL. Trends in Obesity Among Adults in the United States, 2005 to 2014. JAMA. 2016;315(21):2284–91.

[2] Fryar CDCM, Ogden CL. Prevalence of overweight, obesity, and extreme obesity among adults aged 20 and over: United States, 1962–1962 through 2011– 2014. National Center for Health Statistics Data, Health E-Stats, July 2016. Available from https:// www.cdc.gov/nchs/data/hestat/ obesity_adult_13_14/ obesity_adult_13_14.htm.

[3] Angrisani L, Santonicola A, Iovino P, Formisano G, Buchwald H, Scopinaro N. Bariatric surgery world-wide 2013. Obes Surg. 2015;25(10):1822–32.

[4] Choi EK, Chiorean MV, Cote GA, El H II, Ballard D, Fogel EL, et al. ERCP via gastrostomy vs. double balloon enteroscopy in patients with prior bariatric Roux-en-Y gastric bypass surgery. Surg Endosc. 2013;27(8):2894–9.

[5] Shah RJ, Smolkin M, Yen R, Ross A, Kozarek RA, Howell DA, et al. A multicenter, U.S. experience of single-balloon, double-balloon, and rotational overtube-assisted enteroscopy ERCP in patients with surgically altered pancreaticobiliary anatomy (with video). Gastrointest Endosc. 2013;77(4):593–600.

[6] Maaser C, Lenze F, Bokemeyer M, Ullerich H, Domagk D, Bruewer M, et al. Double balloon enteroscopy: a useful tool for diagnostic and therapeutic procedures in the pancreaticobiliary system. Am J Gastroenterol. 2008;103(4):894–900.

[7] Banerjee N, Parepally M, Byrne TK, Pullatt RC, Cote GA, Elmunzer BJ. Systematic review of transgastric ERCP in Roux-en-Y gastric bypass patients. Surg Obes Relat Dis. 2017;13(7):1236–42.

[8] Attam R, Leslie D, Freeman M, Ikramuddin S, Andrade R. EUS-assisted, fluoroscopically guided gastrostomy tube placement in patients with Roux-en-Y gastric bypass: a novel technique for access to the gastric remnant. Gastrointest Endosc. 2011;74(3):677–82.

[9] Attam R, Leslie D, Arain MA, Freeman ML, Ikramuddin S. EUS-guided sutured gastropexy for transgastric ERCP (ESTER) in patients with Roux-en-Y gastric bypass: a novel, single-session, minimally invasive approach. Endoscopy. 2015;47(7):646–9.

[10] Kedia P, Kumta NA, Widmer J, Sundararajan S, Cerefice M, Gaidhane M, et al. Endoscopic ultrasound-directed transgastric ERCP (EDGE) for Roux-en-Y anatomy: a novel technique. Endoscopy. 2015;47(2):159–63.

[11] Kedia P, Tyberg A, Kumta NA, Gaidhane M, Karia K, Sharaiha RZ, et al. EUS-directed transgastric ERCP for Roux-en-Y gastric bypass anatomy: a minimally invasive approach. Gastrointest Endosc. 2015;82(3):560–5.

[12] Law R, Wong Kee Song LM, Petersen BT, Baron TH. Single session ERCP in patients with previous Roux-en-Y gastric bypass using percutaneous-assisted transprosthetic endoscopic therapy: a case series. Endoscopy. 2013;45(8):671–5.

[13] Law R, Grimm IS, Baron TH. Modified percutaneous assisted transprosthetic endoscopic therapy for transgastric ERCP in a gastric bypass patient. Endoscopy. 2016;48(Suppl 1):E16–7.

[14] Tyberg A, Nieto J, Salgado S, Weaver K, Kedia P, Sharaiha RZ, et al. Endoscopic ultrasound (EUS)-directed transgastric endoscopic retrograde cholangiopancreatography or EUS: mid-term analysis of an emerging procedure. Clin Endosc. 2017;50(2):185–90.

[15] Ngamruengphong S, Nieto J, Kunda R, Kumbhari V, Chen YI, Bukhari M, et al. Endoscopic ultrasound-guided creation of a transgastric fistula for the management of hepatobiliary disease in patients with Roux-en-Y gastric bypass. Endoscopy. 2017; 49(6):549–52.

第 15 章 内镜超声引导下胃肠造瘘术

著者 Steven P. Shamah，Uzma D. Siddiqui

译者 陈 升 蒋青伟

背景

胃出口梗阻（gastric outlet obstruction，GOO）这一术语是指任何机械性梗阻，通常发生在胃远端或十二指肠近端，最终阻碍胃排空。症状和体征包括恶心、呕吐、早饱和腹胀。检查包括内镜检查和横断面成像，如计算机断层扫描（computerized tomography，CT）。这些检查有助于更好地描述梗阻的位置、严重程度和病因。目前，GOO 最常见的病因是胰腺癌；但在某些情况下可能是良性疾病，如慢性胰腺炎或消化性溃疡等。其他能引起 GOO 的恶性肿瘤包括胆管癌、壶腹癌或胆囊癌[1]。不幸的是，许多 GOO 患者因原发性肿瘤可能无法切除，因此需要采取姑息性措施，如外科胃空肠造瘘术（开放式手术或腹腔镜），或更常见的是内镜下肠道支架置入。

与外科胃空肠造瘘术相比，目前用于恶性梗阻的肠道支架已使用超过 15 年，成功率很高（＞90%）[2]。许多外科医生不愿对无法切除的晚期恶性肿瘤患者进行手术治疗。对于流出道梗阻患者，外科胃空肠吻合术可延长患者生存期。然而一些研究中发现，其并发症发生率和死亡率高于内镜下支架置入术。回顾性数据显示，与手术相比，肠道支架置入术的并发症明显减少、住院时间短、费用更低，但重新置入支架率较高[3]。肠道支架是为预期生存期短的恶性肿瘤患者而设计的，在良性疾病中使用可能效果不理想[4-6]。

最近有研究称内镜超声引导下的胃肠造瘘术（EUS-guided gastroenterostomy，EUS-GE）可以作为良性和恶性情况引起的 GOO 的替代治疗方法。2012 年，Binmoeller 和 Shah 首次使用猪模型实验了这项技术[7]。在 EUS 的引导下，使用锚定导丝使小肠内腔贴附于胃，并使用 LAMS 进行肠胃吻合术。这项手术在所有动物身上都取得了技术上的成功，没有并发症。Itoi 等的另一项动物研究也验证了类似的结果，成功建立了胃肠吻合且没有不良事件发生[8]。在这项研究中，研究者使用了一种新型的双球囊导管来进入并固定小肠。此后的多项研究使用了不同类型的 EUS-GE 技术和 LAMS 支架。

在美国，一个电凝增强（cautery-enhanced，CE）LAMS 系统（Hot Axios，Boston Scientifc，Natick，MA）被允许直接穿透胃进入小肠，从而避免了需扩张导管或在 X 线下放置支架。此外，单步骤进入小肠可减少胃与小肠分离的机会。然而，使用 LAMS 和 CE-LAMS 进行胃肠造瘘术是一种超适应证的方法。

以下将回顾文献中描述的不同 EUS-GE 技术及其安全性和有效性的数据。

内镜技术

使用 LAMS 的 EUS-GE 是一种在胃和更远端十二指肠或近端空肠之间直接放置支架以绕过胃肠道阻塞部分的方法。随着内镜医师获得更多的临床经验，以及更多用于内镜小肠吻合的设备的开发，这种新的内镜技术将继续得到发展。没有"理想的方法"来实施这一手术，而且技术本身有多个步骤，需要经验丰富的内镜医师和多学科之间的合作。EUS-GE 适应证包括恶性和良性梗阻；禁忌证包括多段梗阻或小肠穿刺部位远端阻塞、凝血障碍、胃与小肠壁之间的距离大于 1 cm 以及大量腹水。

术前护理

无论采用何种技术，所有接受 EUS-GE 的患者在术前都应接受静脉注射抗生素。一些学者建议患者取平卧位，并在开始手术前插管，但这些建议没有标准化。在手术过程中胰高血糖素可以减少小肠收缩，但目前支持其常规使用的数据很少。EUS-GE 的主要操作步骤包括用水或对比剂填充目标小肠以更好地识别并贴近胃壁，建立胃肠造瘘，最后将支架放置在胃肠造瘘口，支架近端喇叭口位于胃腔，远端喇叭口位于小肠腔。在美国，LAMS 的直径分为 10 mm、15 mm 和 20 mm（我们推荐 15 mm）。后文我们将介绍文献中的这四种 EUS-GE 技术。

EUS-GJ 技术

水浸法[9]

通过线阵内镜超声通道注入大量等渗生理盐水或预染了亚甲蓝的生理盐水，也可使用 22 G 细针穿刺（fine needle aspiration，FNA）或鼻空肠管注入。这种液体的输注可使目标小肠扩张，在 EUS 下更清晰可见。然后使用 19 G FNA 针穿刺胃壁，通过小肠壁进入膨胀的小肠襻。抽吸液体（有或没有染色）以确定穿刺到小肠的适当位置。使一根 0.035 英寸或 0.025 英寸的导丝通过 FNA 针进入小肠，然后用 19 G 的针在导丝上交换，使导丝连接胃腔和小肠。使 10 F 电凝增强 LAMS 导管系统通过导丝，并在内镜下放置支架，远端在小肠，近端在胃腔。最后使用 TTS 扩张球囊将 LAMS 的管腔扩张到支架的直径，由于支架可能会自行完全打开，所以扩张 LAMS 并不是必需的。

球囊辅助法[10]

标准内镜进到梗阻的水平。透视下，用硬导丝穿过梗阻进入小肠。撤回胃镜后，将导丝留在梗阻远端的小肠内。透视下，使用一个大口径（18~20 mm）TTS 扩张球囊穿过导丝进入小肠，并注入造影剂使球囊膨胀。将内镜超声放入胃腔，利用 EUS 成像定位扩张球囊。一旦定位好后，使用 19 G FNA 针穿过胃壁、小肠壁和气球本身进入小肠，确保正确的进入。第二根导丝通过 19 G 针进入小肠。然后通过导丝放置 CE-LAMS，创建 LAMS 辅助的胃肠造瘘。如有需要，可以将 LAMS 球囊扩张至支架最大直径（10 mm 或 15 mm）（图 15.1～图 15.9）。

EUS 引导下双气囊阻塞胃空肠吻合术：EPASS 法[11]

电子胃镜进到梗阻的水平。透视下通过导丝穿过狭窄。撤出胃镜并留下通过阻塞部位的导丝。经导丝放置一根专用的双气囊小肠导管（Tokyo Medical University, Japan），使其具有更好的操作性。一旦导管通过狭窄部位，即将远端和近端球囊用生理盐水充满。球囊之间的腔内注入盐水和造影剂，从而扩大局部小肠的肠腔，减少了液体的注入量。线阵内镜超声进入胃腔后球囊之间的管腔通过内镜鉴别出来。用 19 G 的 FNA 针在球囊和液体之间的空间穿刺小肠以确认位置。如果使用无电凝增强 LAMS，则需要在放置支架前使用扩张球囊并在透视下进行。如果使用 CE-LAMS，则将传输系统安装在导丝上，并在 EUS 引导下进行通电穿刺。远端蘑菇头放置到远端小肠，近端释放到胃腔。如果需要，可以用球囊将 LAMS 扩张至最大直径。

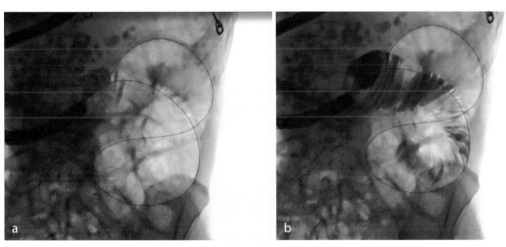

图 15.1 （a）导丝通过胃出口梗阻处；（b）注射造影剂，确认导丝进入梗阻水平远端的小肠

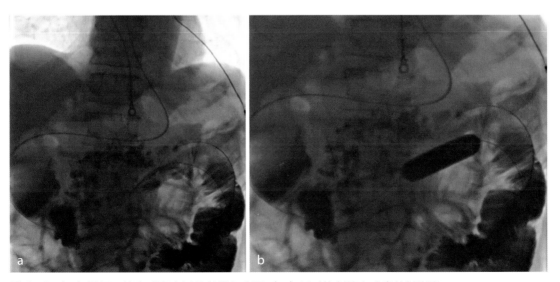

图 15.2 （a）透视下扩张球囊穿过导丝进入小肠；（b）用对比剂填充球囊使其膨胀

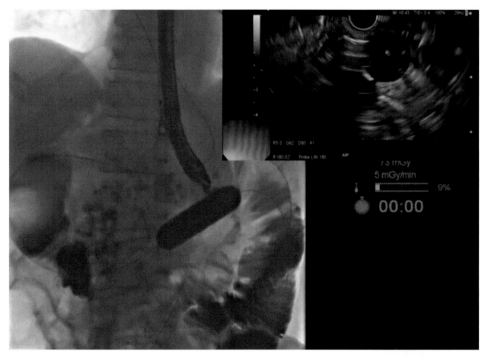

图 15.3 线阵内镜超声进入胃及在邻近小肠定位扩张的球囊

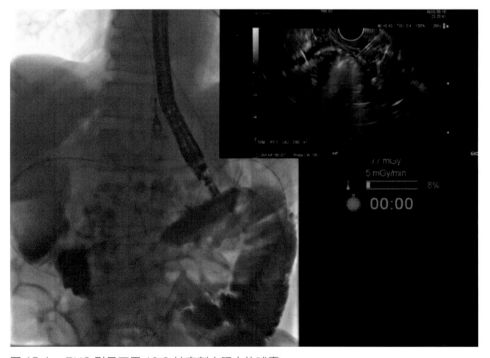

图 15.4 EUS 引导下用 19 G 针穿刺小肠中的球囊

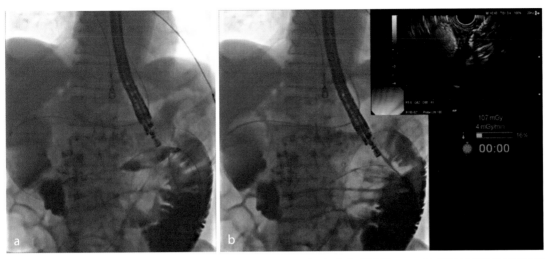

图 15.5 （a）第二根导丝从胃经 EUS 穿刺针进入小肠；（b）电凝增强的 LAMS 通过导丝穿过梗阻部位的小肠

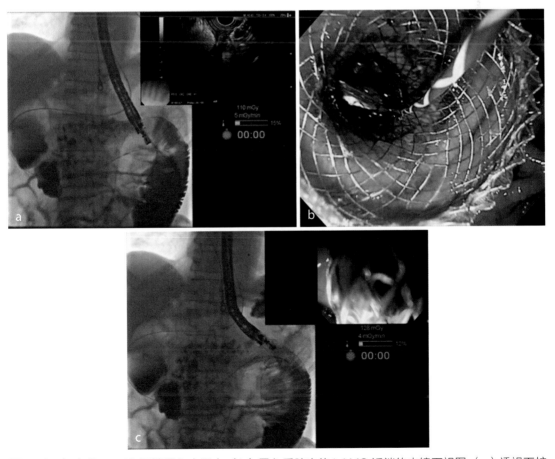

图 15.6 （a）将 LAMS 远端置入小肠内；（b）置入后腔内的 LAMS 近端的内镜下视图；（c）透视下扩张之前放置好的 LAMS

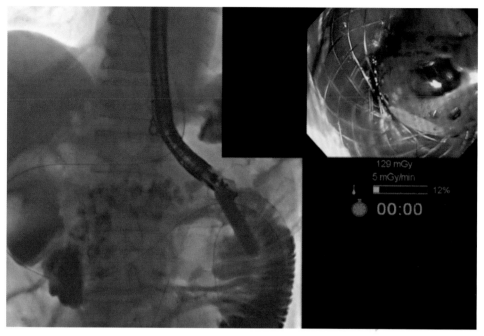

图 15.7　LAMS 球囊扩张以确保最大的开口直径

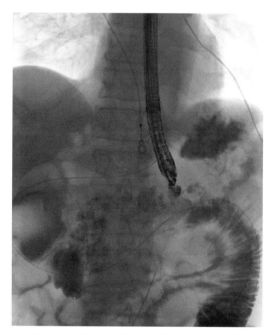

图 15.8　透视下在胃和小肠之间完全展开的
LAMS，形成了胃肠造瘘口

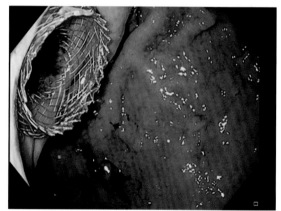

图 15.9　内镜下从胃侧看 LAMS

直接方法

　　首先用大量等渗盐水、造影剂和染料（通常为亚甲蓝）使小肠腔膨胀[12]。将内镜超声推进到胃的末端，并识别出最近的小肠襻。一旦确定了小肠部位，使用 CE-LAMS 导管系统通过胃穿刺进入小肠并放置 LAMS，在这期间无须使用导丝、扩张球囊或在透视下，也可进行胃肠造瘘术[12]。这一技术体现了常见的无导丝直接方法，该方法常用于通过 CE 进行胰周液体积聚的引流。

上述技术并未对所有 EUS-GE 技术进行详尽描述；然而，所述的方法是建立在 EUS 引导下的胃肠造瘘术中最常用的技术。随着对目前可用工具的熟悉和新技术的产生，这些技术将持续得到发展。

术后及护理随访

对于接受 EUS-GE 手术患者的术后处理尚无共识。患者一般会住院以对其进行密切观察；前 24 小时禁食，2~3 天后开始进清流食。术后 3~7 天的抗生素治疗方案不尽相同[9, 13]。当患者至少可以耐受流食后，即可出院回家。在长期处理方面，目前还没有对以下情况的数据支持：（a）放置 LAMS 的最佳时间；（b）当吻合口稳定时是否应移除 LAMS。移除 LAMS 后吻合口关闭有一定的可能性，但发生的概率有多大目前仍不清楚。

数据回顾

技术和临床成功率

大部分 EUS-GE 的数据见于病例报告和病例系列报道，而最近才有对照研究的报道。Tyberg 等发表了目前病例数最多的回顾性病例系列，该系列是一个多中心的国际合作，包括 26 例 GOO 患者（17 例恶性，9 例良性）[13]。将成功建立 EUS-GE 定义为技术成功，总技术成功率达 92%。将能耐受经口饮食定义为临床成功，其临床成功率稍低，为 85%。Itoi 和他在日本的同事们共同发表了关于双气囊小肠导管的经验：在一组 20 名患者中，用双气囊肠管来促进胃肠造瘘的形成[14]。根据他们的经验，技术的成功率相似，达 90%。

与 EUS-GE 相关的安全性和不良事件

由于 EUS-GE 仍处于研究阶段且对照研究数据近期才开始发表，大多数关于安全性和不良事件的数据都来自有限数量的患者。这些研究包括良性和恶性胃出口梗阻患者，报道的总不良事件发生率低于 12%[11-16]。

Tyberg 及其同事在他们的病例系列中报告了 3 例不良事件（11.5%），分别是出血、持续加重的腹痛，值得注意的是，还有 1 例患者死于腹膜炎[13]。腹膜炎患者有腹水癌细胞转移且 LAMS 放置位置错误。Khashab 于 2015 年发表了一组 10 例患者的病例系列，未报告与手术相关的不良事件[12]。Itoi 等的病例系列报告了 20 例患者中有 1 例（5%）发生不良事件，最终导致气腹[14]。

最近，Khashab 等发表了一项与外科胃空肠造瘘术比较的研究，研究了 93 例患者：30 例行 EUS-GE 手术，63 例行外科胃空肠造瘘手术。在 EUS-GE 组中有 5 例不良事件的报告，其中包括 3 例支架错误置于腹膜的患者和 2 例需要住院治疗的严重腹痛患者[15]。所有 5 名患者都接受了保守治疗，但没有死亡病例。本研究中，与 EUS-GE 相比，手术行胃空肠吻合术组技术成功率较高，但二者的临床成功率相近。

在多个病例系列中，LAMS 的误置率在 4%~6%，这说明即使是专家也很难维持小肠和胃腔之间的管腔相贴[11-16]。由于不良事件可能是严重的或危及生命的，因此与外科的密切合作、对技术进行回顾以及对患者的仔细选择是确保手术成功和安全的关键。

EUS-GE 与肠道支架置入术

与外科胃空肠吻合术相比，肠道支架置入术（enteral stenting，ES）在缓解胃出口恶性梗阻方面是一种创伤较小的姑息性治疗。然而，随着内镜超声治疗和支架技术的最新进展，EUS-GE 已成为另一种姑息治疗的选择。Chen 及其同事进行了迄今为止规模最大的回顾性分析，比较 EUS-GE 和 ES。主要结果包括症状复发率和再次手术率，次要结果包括这两种内镜技术的技术和临床成功率[17]。

ES 组纳入 52 例患者，EUS-GE 组纳入 30 例患者。除了 ES 组患者年龄明显偏小外，两组的其他基线资料基本相似。两组的技术成功率（86.7% EUS-GE vs. 94.2% ES；$P = 0.20$）和临床成功率（83.3% EUS-GE vs. 67.3% ES；$P = 0.12$）基本一致。肠内支架置入术的再次手术率和症状复发率（28.6%）高于 EUS-GE（4%）。由于肠道支架的技术相对简单，仍然在临床得到广泛应用，而 EUS-GE 仍是一个相对少见的手术。

EUS-GE 与外科胃空肠造瘘术

最近发表的两项研究比较了外科胃空肠造瘘术（surgical gastrojejunostomy，SGJ）和 EUS-GE 在临床成功率、技术成功率、不良事件发生率、住院时间（length of hospital stay，LOHS）和症状复发方面的差异。

Khashab 及其同事进行了一项非随机、回顾性的多中心研究，比较了开放式 SGJ 和 EUS-GE[15]。共纳入 93 例患者（63 例 SGJ 和 30 例 EUS-GE）进行分析。EUS-GE 技术没有标准化。所有 EUS-GE 都使用 LAMS 来建立肠胃吻合口。EUS-GE 组腹膜转移癌发生率较高。

虽然 SGJ 在技术成功率上显著优于 EUS-GE（100% vs. 87% $P = 0.009$），但临床成功率（定义为经口饮食而不发生呕吐）相似（90% SGJ vs. 87% EUS-GE $P = 0.18$）。EUS-GE 组的不良事件发生率较低，但无统计学意义（16% vs. 25% $P = 0.3$）。两组患者的平均住院时间、再次手术和 GOO 复发率相似，说明 EUS-GE 是一种创伤性小的姑息性治疗方法[14]。

在一项类似的研究中，Perez-Miranda 等将 EUS-GE 与腹腔镜手术胃空肠造瘘进行了比较，结果显示具有相似的临床和技术成功率[16]。然而，本研究显示 EUS-GE 组的不良事件较低（EUS-GE 组为 12%，腹腔镜胃空肠造瘘术组为 41%，$P = 0.03$），并且采用 EUS-GE 组每次手术的医疗成本只有约 10 000 美元。

在一个需要考虑性价比的医疗时代，EUS-GE 比 SGJ 成本更低。腹腔镜 SGJ 的预期成本为 14 778.80 美元（95% 可信区间：14 807~16 541 美元），而 EUS-GE 的预期成本为 4515 美元（95% 置信区间：4079~4905.5 美元）（$P < 0.000\,01$）[16]。

结论与未来发展方向

多个病例系列和对照研究证实 EUS-GE 具有较高的技术成功率和临床成功率。近期的研究数据表明，与外科胃空肠造瘘术相比，这种治疗 GOO 的方法可能更经济，而且比肠道支架置入效果更持久。一些挑战和未解的问题仍然存在。需要进行进一步的对照研究来确定哪种 EUS-GE 技术拥有最高的成功率和最低的不良事件率。还需要开发更好的工具和设备来持久地保持小肠与胃的紧密贴附，以防止 LAMS 的误置。随着内镜技术、支架设计和设备的进步，我们期待着尚处于萌芽阶段的 EUS-GE 发展成为治疗 GOO 并成为 SGJ 和肠道支架的成熟替代方法。

参考文献

[1] Conrad C, Lillemoe KD. Surgical palliation of pancreatic cancer. Cancer Journal. 2012;18(6):577–83.

[2] Fukami N, Anderson MA, Khan K, et al. ASGE Standards of Practice Guidelines: the role of endoscopy in gastroduodenal obstruction and gastroparesis. Gastrointest Endosc. 2011;74(1):13–21.

[3] Khashab M, Alawad AS, Shin EJ, et al. Enteral stenting versus gastrojejunostomy for palliation of malignant gastric outlet obstruction. Surg Endosc. 2013;27(6):2068–75.

[4] Tringali A, Didden P, Repici A, et al. Endoscopic treatment of malignant gastric and duodenal strictures: a prospective, multicenter study. Gastrointest Endosc. 2014;79(1):66–75.

[5] Jeurnink SM, Steyerberg EW, Hof G, et al. Gastrojejunostomy versus stent placement in patients with malignant gastric outlet obstruction: a comparison in 95 patients. J Surg Oncol. 2007;96:389–96.

[6] Phillips MS, Gossain S, Bonatti H, et al. Enteral stents for malignancy: a report of 46 consecutive cases over 10 years, with critical review of complications.J Gastrointest Surg. 2008;12(11):2045–50.

[7] Binmoeller KF, Shah JN. Endoscopic ultrasound-guided gastroenterostomy using novel tools designed for transluminal therapy: a porcine study. Endoscopy. 2012;44(5):499–503.

[8] Itoi T, Itokawa F, Uraoka T, et al. Novel EUS-guided gastrojejunostomy technique using a new double-balloon enteric tube and lumen-apposing metal stent (with videos). Gastrointest Endosc. 2013;78(6):934–9.

[9] Amin S, Sethi A. Endoscopic ultrasound guided gastrojejunostomy. Gastrointest Endoscopy Clin N Am.2017;27:707–13.

[10] Irani S, Baron T, Itoi T, et al. Endoscopic gastroenterostomy: techniques and review. Curr opin Gastroenterol. 2017;33(5):320–9.

[11] Itoi T, Ishii K, Ikeuchi N, et al. Prospective evaluation of endoscopic ultrasonography-guided double-balloon-occluded gastrojejunostomy bypass (EPASS) for malignant gastric outlet obstruction. Gut. 2016;65(2):193–5.

[12] Khashab MA, Kumbhari V, Grimm IS, et al. EUS-guided gastroenterostomy: the first U.S. clinical experience (with video). Gastrointest Endosc. 2015;82(5):932–8.

[13] Tyberg A, Perez-Miranda M, Sanchez-Ocana R, et al. Endoscopic ultrasound-guided gastrojejunostomy with a lumen-apposing metal stent: a multicenter, international experience. Endosc Int Open. 2016;4(3):E276–81.

[14] Itoi T, Ishii K, Tanaka R, et al. Current status and perspective of endoscopic ultrasonography-guided gastrojejunostomy: endoscopic ultrasonography guided double balloon-occluded gastrojejunostomy (with videos). J Hepatobiliary Pancreat Sci. 2015;22:3–11.

[15] Khashab MA, Bukhari M, Baron TH, et al. International multicenter comparative trial of endoscopic ultrasonography-guided gastroenterostomy versus surgical gastrojejunostomy for the treatment of malignant gastric outlet obstruction. Endosc Int Open. 2017;5(4):E275.

[16] Perez-Miranda M, Tyberg A, Poletto D, et al. EUS-guided gastrojejunostomy versus laparoscopic gastro-jejunostomy: An International Collaborative Study. J Clin Gastroenterol. 2017;51(10):896–9.

[17] Chen Y-I, Itoi T, Baron TH, et al. EUS-guided gastroenterostomy is comparable to enteral stenting with fewer re-interventions in malignant gastric outlet obstruction. Surg Endosc. 2017;31(7):2946–52.

第 16 章　内镜超声引导下门静脉压力测量

著者　Jason B. Samarasena, Allen R. Yu, Kenneth J. Chang
译者　陈　升　蒋青伟

引言

　　由于胃肠道和纵隔及腹部的主要血管贴近，应用内镜超声（endoscopic ultrasound，EUS）多普勒下细针穿刺时确保无出血并且没有额外的电离辐射，因此越来越多的研究探索了 EUS 引导下血管介入。特别是，考虑到标准经皮路径的门静脉（portal vein，PV）穿刺相对困难，EUS 引导的门静脉插管可能相对容易。EUS 引导下血管通路的两个主要诊断应用包括血管造影术和血管内压力评估。这篇综述将概述用于血管造影成像和（或）直接测量门静脉循环压力的不同设备和技术。本章将重点论述每一种方法的优劣性和安全性。

EUS 引导门静脉血管造影术

　　在行 EUS 时，经胃和十二指肠均可清楚显示门静脉。血管本身通常非常接近内镜超声的头端，使其成为血管进入的理想目标。门静脉血管造影术是一种评估肝血管解剖的方法。在最初的猪模型中成功进行了活体内 EUS 引导下 PV 插管。2004 年，Lai 和同事报道了对 21 只猪在 EUS 引导下使用 22 G 细针穿刺（fine needle aspiration，FNA）进入肝外门静脉的方法。在透视下注入少量造影剂可确认正确的穿刺位置[1]。本研究在技术层面上证明了 EUS 引导门静脉入路的可行性。

　　第一项单独评估 PV 血管造影的研究是由 Magno 和其同事在 2007 年报道的一项以猪为研究对象的研究[2]。在 EUS 引导下，分别将 19 G、22 G、25 G 穿刺针插入猪的腹腔干、脾动脉、肠系膜上动脉、胸主动脉和腹主动脉、脾静脉、门静脉、肝静脉，成功识别并穿刺了 5 只猪的血管。术中未观察到血流动力学不稳定的迹象。手术后立即进行解剖，25 G 针未发现任何损伤的迹象。22 G 针留下穿刺印迹，但无出血发生，19 G 针造成 5 只猪中的 1 只大血管血肿并有腹腔出血。注射造影剂可使腹腔干、脾动脉、肝静脉等小血管成像明显，而大血管的成像时间较短。正如预期，碘化造影剂注入的阻力与针头口径呈负相关。

　　2007 年，Giday 和其同事尝试了 EUS 引导下经胃、经肝的 PV 入路，使用 25 G 针头入路和改良的内镜逆行性胰胆管造影（endoscopic retrograde cholangiopancreatography，ERCP）导管[3]。2008 年，作为另一项 PV 插管研究的一部分，对这个方法再次进行了研究[4]。血管造影术采用标准碘造影剂和医用级二氧化碳（carbon dioxide，CO_2）。

在 2006 年和 2007 年，分别对 6 只猪成功进行了 PV 导管插管。两项研究均未报道并发症。尸体解剖未发现出血、血肿或肝损伤的迹象。经胃、经肝入路被认为比经十二指肠入路更安全，因为在退针时肝实质会自发填塞针道[3, 5]。与黏稠的含碘造影剂相比，使用 CO_2 作为造影剂可以更好地显示 PV，而且更容易通过小口径 FNA 针在血管内给药。这些研究整体表明，穿刺这些血管不一定会导致腹腔内出血或血管损伤。

对在动物和人类身上使用 CO_2 的安全性已经进行了评估。与碘化造影剂不同，CO_2 具有溶解性强且易被肺清除的特点，不会增加肾毒性或增加肝肾综合征的风险[6-7]。目前的数据表明，25 G 穿刺针联合 CO_2 不仅可使注射造影剂更容易，且能充分显示门静脉循环，并可能降低与针和造影剂相关的并发症发生的风险。

EUS 引导的门脉压力梯度测量

门静脉高压症（portal hypertension，PH）是肝硬化最常见的一种并发症，是由于肝窦对血流的阻力增加所致。其发病机制包括肝纤维化引起的肝血管系统的改变，以及相对于内源性血管扩张剂的血管收缩物质产生的增加。PH 的并发症包括食管静脉曲张、门脉高压性胃病、腹水和肝肾综合征。测量门脉压力在确定肝硬化患者具体的分期、进展和预后方面具有意义。门脉压梯度（portal pressure gradient measurement，PPG）测量若超过 10 mmHg，与食管静脉曲张的发生有关；超过 12 mmHg 的 PPG 与食管静脉曲张出血的发生有关[8-9]。研究人员发现，通过药物治疗将 PPG 降低 20% 或低于 12 mmHg，可以降低出血或再次出血的风险[10-11]。

过去，对 PPG 是通过经皮入路或经颈静脉肝内门体分流术（transjugular intrahepatic portosystemic shunt，TIPS）进行测量的。目前测量 PH 值是间接测量肝静脉压力梯度（hepatic venous pressure gradient，HVPG）。在这项技术中，经皮将测量导管从颈静脉或股静脉插入肝静脉。从楔形肝静脉压中减去记录到的游离肝静脉压即为 HVPG。经皮 PV 插管和 HVPG 测量都是有创操作，需要较高的专业技术水平。直接 PV 置管有很高的并发症发生率，并不常用[12-13]。尽管 HVPG 测量安全性较高，但一般仅在三级医疗中心进行常规测量[14-15]。此外，HVPG 和直接测量窦前性 PH 患者的门静脉压力值相关性较差，这种情况通常发生在非肝硬化门静脉纤维化及门静脉血栓和血吸虫病导致的窦前性 PH 患者[4, 16-17]。

动物实验

Lai 和同事首先报道了 EUS 引导下在猪模型中测量 PVP[1]。在 21 只实验猪中，他们使用聚乙烯醇为 14 只猪进行了注射，建立了 PH 模型，另外 7 只注射肝素建立了抗凝模型。21 只猪使用 22 G FNA 针在 EUS 引导下经十二指肠进入门静脉，21 只猪中 14 只又使用 22 G 针经腹部超声引导经肝入路测量 PVP。21 只猪中有 18 只获得了 PVP 值。尸体解剖发现只有轻微并发症，包括所有 21 只猪均有 EUS 穿刺部位小的浆膜下血肿，7 只抗凝猪中有 1 只肝和十二指肠间有 25 ml 的血。3 只猪未能测量 PVP，是因为 FNA 针内形成血栓。EUS 和经肝测量的 PVP 之间有很强的相关性（$r = 0.91$）。本研究中血肿的发生提示不经肝而经十二指肠入路可能会增加出血的风险，因此经肝实质的入路可能对患者有利。

2007 年，Giday 和同事使用 19 G 穿刺针和改良的 ERCP 导管经胃入路，在没有内镜超声的情况下获得持续的 PVP 测量数据[3]。5 只猪均成功插管，尽管使用了大口径针，但所有实验对象在尸体解剖时均未发现出血或肝损伤。5 只猪中有 2 只存活了 2 周，在尸检前后均未表现出并发症的迹象。随后的一项研究中，同一个研究团队使用同样的方法测量猪的 PVP 和下腔静脉（inferior vena cava，IVC）压力波动，这些猪接受了常规的内镜检查：食管胃十二指肠镜检查（esophagogastroduodenoscopy，EGD）、结肠镜检查和 ERCP[18]。使用 19 G 针和改良的 ERCP 导管进入 PV 和 IVC。5 只猪获得了两条血管的通路和压力测量值。尸检显示所有研究对象均无损伤迹象。ERCP 期间，PV 压力（PV pressure，PVP）较基线增加了 3 倍。EGD 和结肠镜检查的 IVC 压力值和 PVP 值在基线和手术期间是相似的。

2016 年，Schulman 和其同事展示了一种测量 PVP 的新方法，他们在 EUS 引导下使用一根带数字压力传感器的导线穿过 22 G 穿刺针测量 PVP[19]。常规经颈静脉置管作为对照。5 只猪均成功放置了设备并进行了 PVP 测量，EUS 术后尸检均未发现出血或血栓形成。将 EUS 测量的 PVP 值与经颈静脉 HVPG 值进行比较，结果显示所有猪的 PVP 值差异均在 1 mmHg 以内。该研究的内镜医师评价该手术操作简易，工作量更低。作者用同样的装置在另外 5 只猪身上进行 PVP 测量共 14 天。第 14 天再次测量 PVP 后处死。在存活 2 周期间未见并发症且尸检亦未见异常。所有 5 只猪在第 0 天和第 14 天的 PVP 值相似。

我们小组开发了一种使用 25 G 穿刺针和简单的传感器设置的 EUS 引导的门静脉压力测量方法。PPG 测量仪器设备包括一个线阵内镜超声、一个 25 G FNA 针和一个带有不可压缩管道的压力计（图 16.1）[21]。在内镜超声插入前，在腋中线处将压力

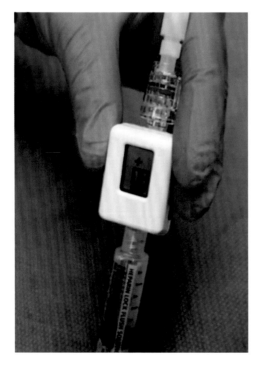

图 16.1　用于 EUS 引导的门静脉压力测量的压力计（Cook Medical, Bloomington, IN）。翻印自 Gastrointestinal Endoscopy, 85（5），EUS-guided portal pressure gradient measurement with a simple novel device: a human pilot study, May 1, 2017. Elsevier 授权使用

计调零。然后测量 PV、肝静脉（hepatic vein，HV）和 IVC 压力。当测量 PV 时，通常经胃在靠近 PV 分叉处的肝内部分进行测压，较少经十二指肠、经肝入路进行测压（图 16.1）。当评估 HV 时，尽可能将针尖置于离肝门 2 cm 处。放置穿刺针时必须非常小心，以确保稳定性。在压力测量前用 1 ml 肝素化盐水进行冲洗，以清洁针腔并确认放置在血管内。我们还通过 Dextran-40 测量猪门脉高压模型的压力。与经皮测量的同一血管进行比较。所有 3 只猪的血管均顺利进入，并通过 EUS 测得压力。我们未进行尸体解剖，但术中监测未显示心肺不稳定迹象。EUS 引导下与经皮压力测量值之间的相关性非常强，所有血管的 R 值都大于或等于 0.985。

人体试验

2014 年，Fujii-Lau 和其同事报道了第 1 例在 EUS 引导下进行 PVP 测量的人体试验结果，在一名患 Noonan 综合征并继发动静脉畸形的 27 岁男性患者中，使用一根连接动脉压导管的 22 G FNA 针穿刺以排除门脉高压的可能性。测量的门静脉压力梯度为 1 mmHg，并与之前的介入放射学测量的门静脉压力梯度相似。没有术后出血或血流动力学不稳定的迹象[22]。

我们研究团队首次对怀疑或确诊肝硬化[23]患者进行了 PPG 测量的前瞻性研究。该装置采用了上述动物实验中所提到的简易换能装置。在每个患者的腋中线将压力计调零，并注意将穿刺针始终放置在肝静脉口远端 2 cm 处。如果人体解剖结构不适合 HV 入路，则测量 PV、HV 或 IVC 的压力读数。在 28 例患者中均成功放置了穿刺针并进行了 PPG 测量，未发现出血、穿孔或感染等不良事件。测量压力所需的时间很短，每个患者不到 30 分钟。PPG 测量值与临床和内镜参数具有很好的相关性，在肝硬化高风险患者和低风险患者以及食管静脉曲张、门脉高压性胃病和血小板减少患者中，PPG 与无这些情况的患者存在显著差异。28 名患者均无并发症。此外，在本研究中，大多数患者都是在 EUS 引导下进行肝活检，这表明同时进行 PPG 测量和肝活检应该是安全的。

EUS 引导的 PPG 测量技术

在我们的人体研究中使用的 EUS 测压仪器是一个简单的设置，包括一个 25 G FNA 针、不可压缩导管、一个数字压力计和肝素化盐水。上述导管通过 luer 锁连接到压力计的远侧端口，将肝素化盐水连接到近侧端口。将导管的末端通过 luer 锁连接到 25 G 穿刺针的入口。患者取仰卧位，在 EUS 引导的压力测量读数时，将压力计置于患者腋中线处（图 16.2）。在这个手术中，我们更倾向于全身麻醉以及相应的麻醉监护。

首先测量肝静脉压力。在肝静脉中，由于肝中静脉口径较大，且在线阵 EUS 上与针道的匹配性较好，因此肝中静脉压力最常被用于进行测量（图 16.3）。可以使用多普勒超声确定肝静脉血流的典型多相波（图 16.4）。使用 25 G FNA 针，经胃经肝入路穿刺肝静脉。在 EUS 引导下，用大约 1 cm³ 的肝素化盐水冲洗针头，以确认位置在血管内。冲洗后，压力表上的压力读数将立即上升，然后下降，并在一个稳定的压

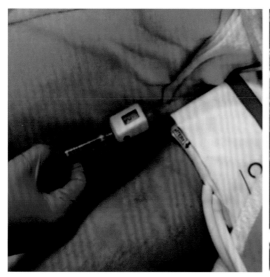
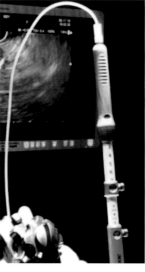

图 16.2 EUS 引导门静脉压力测量仪显示不可压缩管道连接到 FNA 针入口（右图），以及放置在患者腋中线的压力计（左图）

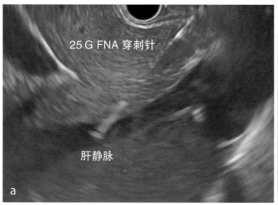
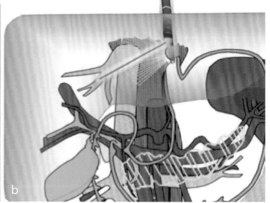

图 16.3 a. 25 G FNA 针穿刺肝中静脉的 EUS 图像。翻印自 Gastrointestinal Endoscopy, 85（5）; b. 翻印自 EUS-guided portal pressure gradient measurement with a simple novel device: a human pilot study，May 1, 2017. Elsevier 授权使用

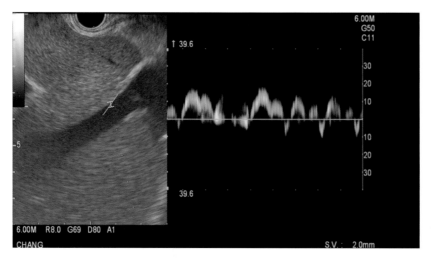

图 16.4 EUS 多普勒超声下显示肝中静脉的多相波

力下达到平衡。这种测量应该重复 2~3 次，以尽量减少误差或波动，并给出一个压力范围，由此得出平均压力。三次压力的平均值被认为是肝静脉压力。将 FNA 针缓慢地从静脉退回到肝实质，然后在多普勒超声引导下退回到针鞘，以确保针道内没有出血。

接下来测量门静脉压力，主要指测量左侧门静脉脐部的压力（图 16.5）。多普勒血流被用来确定典型的门静脉血流声音（图 16.6）。使用 25 G FNA 穿刺针，经胃经肝入路穿刺门静脉。接下来的步骤与肝静脉穿刺的步骤相同。在 EUS 引导下，用大约 1 cm^3 的肝素化盐水冲洗针头，以确认在血管内的位置。冲洗后，压力表上的压力读数将立即上升，然后下降，并在一个稳定的压力下达到平衡。此测量应重复进行 2~3 次。这三次压力的平均值被认为是门静脉压力。将 FNA 针缓慢地从静脉退回到肝实质，然后在多普勒超声引导下退回到针鞘，以确保针道内没有出血。

用门静脉平均压力值减去肝静脉平均压力值即为门静脉压力梯度。患者恢复的方式与常规 EUS 引导下的 FNA 相似。术后常规使用抗生素 5 天。

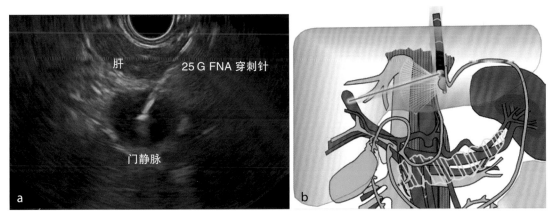

图 16.5　a. 25 G FNA 针穿刺左侧门静脉的 EUS 图像。翻印自 Gastrointestinal Endoscopy，85（5）。b. 翻印自 EUS-guided portal pressure gradient measurement with a simple novel device: a human pilot study，May 1, 2017. Elsevier 授权使用

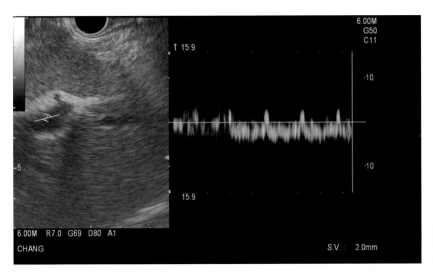

图 16.6　EUS 多普勒超声显示左侧门静脉的典型多相波

结论

　　最近肝病学领域的最新进展包括病毒性肝炎的有效治疗，这增加了对肝功能和组织学评估的需要。与此同时，与肝病患者相关的内镜手术也越来越多。如果肝及消化系统专家可以掌握肝病和门脉高压的评估和治疗，这将对肝病的防治具有重要的意义。我们将肝脏病学和内镜学交叉的部分称为"内镜肝病学"。鉴于 EUS 的广泛应用，在 EUS 引导下测量门静脉压力梯度将是内镜肝病学的一大进步。正如我们所报道的，目前的文献表明，EUS 引导的门脉压力梯度测量的安全性及可行性正逐步提高。我们正期待一项使用我们最新设计的测压仪的国际多中心的人体试验结果，以进一步评估这种方法对肝病患者的安全性和临床实用性。

参考文献

[1] Lai L, Poneros J, Santilli J, Brugge W. EUS-guided portal vein catheterization and pressure measurement in an animal model: a pilot study of feasibility. Gastrointest Endosc. 2004; 59(2):280–3.

[2] Magno P, Ko CW, Buscaglia JM, Giday SA, Jagannath SB, Clarke JO, et al. EUS-guided angiography: a novel approach to diagnostic and therapeutic interventions in the vascular system. Gastrointest Endosc. 2007;66(3):587–91.

[3] Giday SA, Ko CW, Clarke JO, Shin EJ, Magno P, Jagannath SB, et al. EUS-guided portal vein carbon dioxide angiography: a pilot study in a porcine model. Gastrointest Endosc. 2007; 66(4):814–9.

[4] Giday SA, Clarke JO, Buscaglia JM, Shin EJ, Ko CW, Magno P, et al. EUS-guided portal vein catheterization: a promising novel approach for portal angiography and portal vein pressure measurements. Gastrointest Endosc. 2008;67(2):338–42.

[5] Brugge WR. EUS is an important new tool for accessing the portal vein. Gastrointest Endosc. 2008; 67(2):343–4.

[6] Hawkins IF, Caridi JG. Carbon dioxide (CO2) digital subtraction angiography: 26-year experience at the University of Florida. Eur Radiol. 1998;8(3):391–402.

[7] Liss P, Eklof H, Hellberg O, Hagg A, Bostrom-Ardin A, Lofberg AM, et al. Renal effects of CO2 and iodinated contrast media in patients undergoing renovascular intervention: a prospective, randomized study. J Vasc Interv Radiol. 2005;16(1):57–65.

[8] Bosch J, Garcia-Pagan JC, Berzigotti A, Abraldes JG. Measurement of portal pressure and its role in the management of chronic liver disease. Semin Liver Dis. 2006;26(4):348–62.

[9] Groszmann RJ, Bosch J, Grace ND, Conn HO, Garcia-Tsao G, Navasa M, et al. Hemodynamic events in a prospective randomized trial of propranolol versus placebo in the prevention of a first variceal hemorrhage. Gastroenterology. 1990;99(5):1401–7.

[10] Albillos A, Banares R, Gonzalez M, Ripoll C, Gonzalez R, Catalina MV, et al. Value of the hepatic venous pressure gradient to monitor drug therapy for portal hypertension: a meta-analysis. Am J Gastroenterol. 2007;102(5):1116–26.

[11] D'Amico G, Garcia-Pagan JC, Luca A, Bosch J. Hepatic vein pressure gradient reduction and prevention of variceal bleeding in cirrhosis: a systematic review. Gastroenterology. 2006; 131(5): 1611–24.

[12] Perello A, Escorsell A, Bru C, Gilabert R, Moitinho E, Garcia-Pagan JC, et al. Wedged hepatic venous pressure adequately reflects portal pressure in hepatitis C virus-related cirrhosis. Hepatology. 1999;30(6): 1393–7.

[13] Tsushima Y, Koizumi J, Yokoyama H, Takeda A, Kusano S. Evaluation of portal pressure by splenic perfusion measurement using dynamic CT. AJR Am J Roentgenol. 1998;170(1):153–5.

[14] Suk KT. Hepatic venous pressure gradient: clinical use in chronic liver disease. Clin Mol Hepatol.

2014;20(1):6–14.

[15] Thalheimer U, Bellis L, Puoti C, Burroughs AK. Should we routinely measure portal pressure in patients with cirrhosis, using hepatic venous pressure gradient (HVPG) as a guide for prophylaxis and therapy of bleeding and rebleeding? No. Eur J Intern Med. 2011;22(1):5–7.

[16] Sarin SK, Khanna R. Non-cirrhotic portal hypertension. Clin Liver Dis. 2014;18(2):451–76.

[17] Pomier-Layrargues G, Kusielewicz D, Willems B, Villeneuve JP, Marleau D, Cote J, et al. Presinusoidal portal hypertension in non-alcoholic cirrhosis. Hepatology. 1985;5(3):415–8.

[18] Buscaglia JM, Shin EJ, Clarke JO, Giday SA, Ko CW, Thuluvath PJ, et al. Endoscopic retrograde cholangio-pancreatography, but not esophagogastroduodenoscopy or colonoscopy, significantly increases portal venous pressure: direct portal pressure measurements through endoscopic ultrasound-guided cannulation. Endoscopy. 2008;40(8):670–4.

[19] Schulman AR, Thompson CC, Ryou M. EUS-guided portal pressure measurement using a digital pressure wire with real-time remote display: a novel, minimally invasive technique for direct measurement in an ani-mal model. Gastrointest Endosc. 2016;83(4):817–20.

[20] Schulman AR, Thompson CC, Ryou M. Endoscopic ultrasound-guided direct portal pressure measurement using a digital pressure wire with real-time remote display: a survival study. J Laparoendosc Adv Surg Tech A. 2017;27(10):1051–4.

[21] Huang JY, Samarasena JB, Tsujino T, Chang KJ. EUS-guided portal pressure gradient measurement with a novel 25-gauge needle device versus standard transjugular approach: a comparison animal study. Gastrointest Endosc. 2016;84(2):358–62.

[22] Fujii-Lau LL, Leise MD, Kamath PS, Gleeson FC, Levy MJ. Endoscopic ultrasound-guided portalsystemic pressure gradient measurement. Endoscopy. 2014;46(Suppl 1):E654–6.

[23] Huang JY, Samarasena JB, Tsujino T, Lee J, Hu KQ, McLaren CE, et al. EUS-guided portal pressure gradient measurement with a simple novel device: a human pilot study. Gastrointest Endosc. 2017;85(5): 996–1001.

第 17 章 内镜超声引导下盆腔、腹腔及纵隔脓肿引流术

著者 Enad Dawod，Jose M. Nieto
译者 杜 风 张 鲁 李连勇

引言

脓肿是指由细菌、损伤或外来物污染所致的组织内脓液性空洞，可持续数周至数月[1]。由于深部脓肿接近重要器官，导致发生败血症和休克的风险较高，因此有必要对这些深部脓肿进行干预。脓肿可自然排出，也可通过介入或外科干预进行引流。

有多种病因可引起盆腔脓肿，主要包括手术相关盆腔脓肿和疾病相关盆腔脓肿，其中可引起盆腔脓肿的疾病包括克罗恩病、溃疡性结肠炎、缺血性结肠炎、憩室炎、性传播疾病等[2]，通常位于直肠近端和乙状结肠[3]。盆腔脓肿的标准治疗方法是经直肠或经阴道经超声引导下经皮引流，或经臀位经计算机断层扫描（computed tomography，CT）引导下经皮引流。但以上方法具有一定的局限性，加上脓肿周围结构的复杂性，使得经皮引流很难达成[3]，只有当脓肿靠近超声探头时才能经直肠和经阴道引流。此外，经皮引流术还与多种并发症有关，如渗漏、气腹、纵隔气肿、出血、感染、手术部位疼痛和下床活动受限等，风险较高[4]。

纵隔脓肿大多继发于感染，常见于牙源性和扁桃腺周围脓肿（下行坏死性纵隔炎）。食道穿孔、术后漏液或心血管和胸外科手术也可继发纵隔脓肿。其他原因包括创伤、肺结核、皮肤感染和血行播散[5-7]。纵隔脓肿需及时处理，否则将威胁生命，绝大多数患者需要外科手术治疗，病程较长[8]。食管穿孔或术后渗漏引起的纵隔脓肿几乎都需要手术干预[9]。也可采用介入放射技术，经皮超声和CT引导胸腔穿刺术联合导管引流治疗纵隔脓肿[10]。回顾近二十年文献发现，过去二十年间内镜治疗纵隔脓肿主要通过白光及内镜超声（endoscopic ultrasound，EUS）引导进行[9-11]。

腹部脓肿的病因也多种多样，包括克罗恩病、憩室病和术后因素[4]。其中，肝脓肿通常由胆道梗阻、肝损伤、菌血症、阿米巴病或腹部手术史引起[12]。膈下脓肿多为胃、肝和结肠疾病的并发症，腹部手术及创伤次之[13]。胆汁瘤可由胆管破裂或肝外伤引起[14]。脾脓肿可由手术或并发感染导致，多发生于免疫功能低下的患者[15-16]。腹部脓肿的常规治疗方法是介入放射引导下经皮穿刺引流联合抗生素治疗[17-18]。不适合经皮引流的腹腔脓肿则需手术处理。虽然EUS引导的胰腺积液引流已成为标准治疗，但迄今为止使用EUS治疗腹腔内脓肿的报道仍十分有限[19-20]。

在过去15年中，关于EUS引导下脓肿引流与支架置入、扩张、引流、夹闭和切开等相关研究相继开展。本章将回顾EUS引导下盆腔、纵隔和腹腔内脓肿引流的有效

性和安全性，并分析特定适应证和手术改进，以期获得更好的效果。

背景

EUS 引导下脓肿引流的技术过程如下：EUS 经直肠、结肠、胃或食管定位脓肿。定位脓肿后，使用 19 G 针刺穿脓肿部位。如果有临床指征，可根据需要对脓肿进行穿刺采样，但通常不建议穿刺采样，以防脓肿内微生物播散。导丝穿过针头进入腔中，并在腔中盘绕。导丝进入脓肿腔后，可置入一个或多个经腔支架进行引流，伴或不伴经腔道球囊或导管扩张。若使用电灼 - 增强双蘑菇头金属支架（lumen apposing metal stent，LAMS），则可避免针刺入路、导丝通道和通道扩张的步骤。

在本文中，任何其他干预（如扩张、夹闭或切开）均被视为用"其他器械"辅助促进脓肿引流。用于促进脓肿引流所需的支架类型、数量和其他器械以及引流部位、消退时间，与手术中不良事件及相关临床并发症相关。

治疗

盆腔脓肿

研究表明，目前为止共 105 例患者接受了 EUS 引导下盆腔脓肿引流（图 17.1~图 17.9）。研究中，盆腔脓肿平均尺寸为 59.47 mm × 46.31 mm（49 例），范围为（7.50~96.00）mm×（7.40~83.00）mm。98 例（93.33%）脓肿完全消退，7 例（6.67%）脓肿未完全消退，有 9 例（8.57%）不良事件[3, 21, 22-24, 25-28]。

与经乙状结肠脓肿引流相比，经直肠脓肿引流由于粪便或脓容易迁移或堵塞而更易引起并发症[2]。在 105 例患者中，81 例（77.1%）经直肠脓肿引流，显示了盆腔脓肿较高的发生率以及经直肠 EUS 脓肿引流的临床实用性。其余患者中，14 例（13.3%）经乙状结肠脓肿引流，7 例（6.67%）经结肠引流，2 例（1.9%）经腹壁引流[3, 21, 22-24, 25-28]。

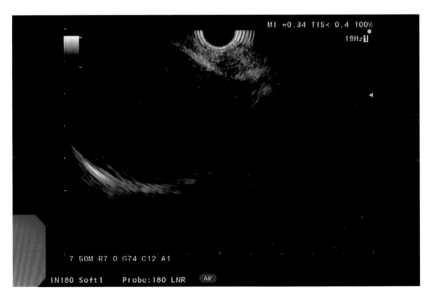

图 17.1　EUS 图像显示盆腔脓肿（引流前）

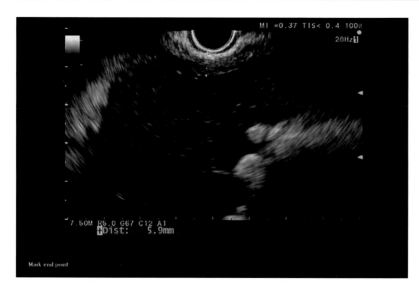

图 17.2　EUS 图像显示同一脓肿内容物

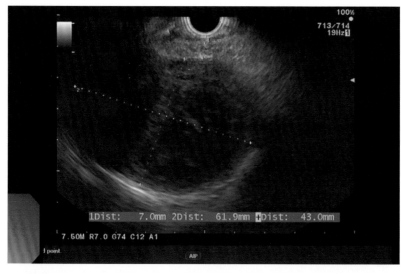

图 17.3　EUS 图像显示脓肿腔全景

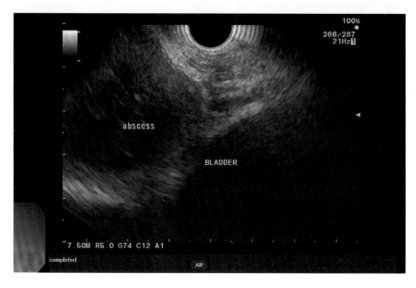

图 17.4　EUS 图像显示临近膀胱的盆腔脓肿

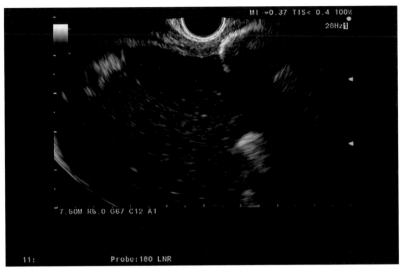

图 17.5　EUS 图像显示同一脓肿内第一个 LAMS 远端蘑菇头释放。最终共置入两个 LAMS 引流脓肿

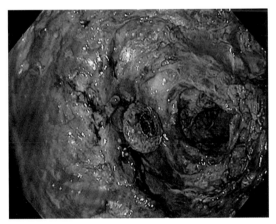

图 17.6　脓肿内部观察 LAMS 的一个蘑菇头

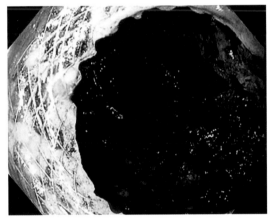

图 17.7　在脓肿腔内通过一个 LAMS 观察第二个 LAMS

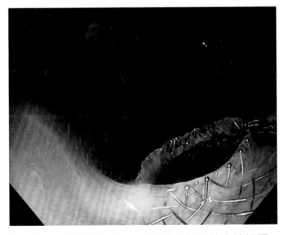

图 17.8　盆腔脓肿经 LAMS 流入结肠的内镜视图

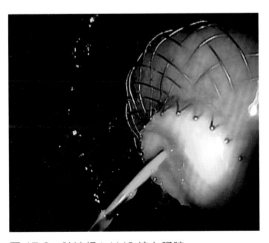

图 17.9　脓液经 LAMS 流入肠腔

值得注意的是，经乙状结肠途径引流导致脓肿消退不完全和不良事件的发生率更高。经乙状结肠途径脓肿引流的患者中，14%发生了不良事件。相比之下，经直肠引流的患者中仅约5%发生了不良事件。由于经乙状结肠脓肿引流患者的病例总数较少，结果无显著统计学差异。此外，有研究表明，经直肠引流导致管腔堵塞的发生率更高。但由于乙状结肠迂曲，也可能出现类似的问题，并且可能更严重。此外，由于距肛门的距离，经乙状结肠引流使用的导管更长，更易发生导管意外闭合或管腔内导管泄漏，可能是导致更多并发症的原因之一。两组的不良事件包括发热、腹痛、恶心、呕吐和左下腹痛等。

既往研究表明，对于胆道和胰腺支架置入，塑料支架的支架移位和支架闭塞率较高。金属胆道支架发生闭塞的时间晚于塑料支架，发生率也更低。相应地，由于对狭窄扩张的需求减少，穿孔风险也会降低[29-30]。综上，对于盆腔脓肿引流的患者，我们预测金属支架的不完全缓解和不良事件发生率较低。

研究显示，105例EUS脓肿引流患者中，85例（80.95%）放置了跨腔支架，20例（19.05%）仅抽吸治疗。在放置支架的85例患者中，29例为10 F双猪尾支架，16例为7 F双猪尾支架，25例放置了2个7 F双猪尾支架，1例放置3个7 F双猪尾支架，1例放置2个10 F双猪尾支架，5例放置1个8.5 F双猪尾支架，1例放置1个LAMS，3例放置1个全覆膜自膨式金属支架（FCSEMS）。上述研究中，与置入其他支架的病例相比，放置1个完全覆膜金属支架、1个10 F塑料支架或1个10 F双猪尾支架和1个8.5 F双猪尾支架的患者，相关临床并发症的发生率更高，表明多个支架可能优于单一支架。20例患者抽出脓肿，未置入支架，其中3例脓肿未完全消退。与置入一枚或多枚支架的病例相比，未置入支架的患者不良事件发生率更高[3, 21, 22-24, 25-28]。

从放置支架到移除支架的平均时间以周为单位计算。72例病例的平均支架移除数据可用。对于每个可用数据病例，支架移除的平均周数为5.34周（0.29~30.10）。脓肿未完全消除患者的支架平均置留时间为16.05周（2.0~30.10），而脓肿完全消退的患者为5.03周（0.29~30.10）。对于发生不良事件的病例，从支架置入到支架取出的平均周数为16.55周（6例），范围为4~30.10周，而无不良事件的患者为3.83周（66例），范围为0.29~30.10周。置入支架时间较长的病例，脓肿不完全消退和不良事件的总体发生率较高，表明可能是病情较重的患者，或支架留置时间更长可能与不良预后相关[3, 21, 22-24, 25-28]。我们的研究结果与以上研究一致，即塑料支架组的不完全消退率较高。与我们的研究假设相悖的是，与金属支架相比，塑料支架的不良事件发生率较高。由于金属支架置入病例样本量较小，不良事件发生率的结果可能不能代表预期结果。因此，亟需对用于盆腔脓肿金属支架引流的应用开展更多相关研究。

此外，我们观察了其他用于脓肿引流的器械，发现扩张和导管引流优于其他引流模式。这是由于在使用扩张器或囊肿切开刀后，放置支架或导管应更加容易。在扩张术中未使用电灼法，出血或穿孔的发生率仅为1%。若电灼法与囊肿切开刀联合使用，穿孔则为常见并发症[31]。此外，由于导管从肛门突出，易造成导管和支架意外脱位的风险，可通过反复冲洗脓腔尽快完成引流[2]。该回顾性病例研究中，使用导管和扩张器引流的患者脓肿消退不完全和不良事件最少。

采用其他设备和技术辅助脓肿引流的病例总数为86例。其中，19例病例进行了扩张和导管引流，并进行了主要干预。10 例患者仅行导管脓肿引流，并采取了主要干预措施，但研究中未提供可用数据。

14 例患者行扩张术并置入导管。37 例患者在主要干预下仅行扩张引流，6 例采用囊肿切开引流。37 例除主要干预外，未进行其他干预[3, 21, 22-24, 25-28]。虽然这些干预措施在疗效和安全性方面确实有所不同，但根据本研究收集的数据，支架置入对患者获益更为关键。

腹腔脓肿

目前研究共报道了 37 名接受 EUS 引导下腹腔脓肿引流的患者，包括肝脓肿（图 17.10 ~ 图 17.12）。这些脓肿的平均大小为 59.83 mm × 52.72 mm（18 例），范围为（25~150）mm ×（21~170）mm。值得注意的是，100% 的病例脓肿完全消退，4 例发生不良事件或相关临床并发症（10.81%）[4, 12, 14, 16, 18, 32-37]。

与经十二指肠引流脓肿的病例相比，经胃引流的程序和病例具有更多的不良事件。32 例脓肿经胃引流，4 例经十二指肠引流，1 例经空肠引流[4, 12, 14, 16, 18, 32-37]。

此外，13 例使用 FCSEMS，其中有 3 例发生不良事件或相关临床并发症（23.08%）。22 例使用至少一个不同直径的双猪尾支架，未报告不良事件。2 例患者未放置支架，其中 1 例发生不良事件（50%）。支架类型和数量对脓肿消退无影响，但与其他类型支架相比，使用 FCSEMS 支架的患者不良事件发生率更高[4, 12, 14, 16, 18, 32-37]。

计算从支架置入到支架取出的平均时间，单位为周。所有 EUS 引导的腹腔内脓肿引流支架置入时间为 5.55 周（14 例），范围为 1.57~12 周。在提供支架取出数据的 14 个病例中，无脓肿消退不完全或任何不良事件发生[4, 12, 14, 16, 18, 32-37]（图 17.10 ~ 图 17.13）。

特别是在肝脓肿的治疗中，大直径金属支架可有效地引流肝脓肿。覆膜金属支架已被用于肝脓肿清创[37-39]。

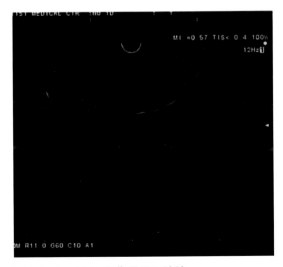

图 17.10　EUS 图像显示肝脓肿

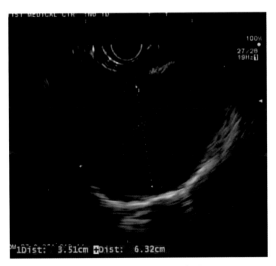

图 17.11　EUS 切面显示脓肿内容物

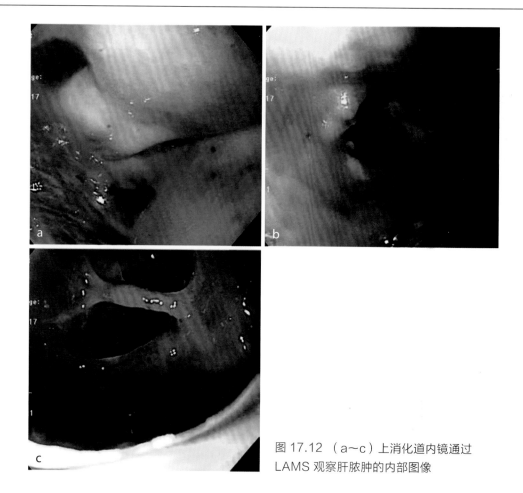

图 17.12 （a～c）上消化道内镜通过 LAMS 观察肝脓肿的内部图像

14 例患者同时使用扩张器和引流导管，其中 3 例（21.43%）发生不良事件。10 例（71.42%）仅使用引流导管，1 例（7.14%）发生不良事件。除主要干预外，12 例患者仅使用扩张器促进脓肿引流，另外 1 例病例除主要干预外，还使用止血夹闭合瘘管。该 12 例患者未发生任何不良事件[4, 12, 14, 16, 18, 32-37]。

据报道，外科手术治疗肝脓肿的死亡率在 17%～32%，且经皮手术治疗与出血、胆汁性腹膜炎和瘘管形成等严重并发症相关。EUS 引导的引流降低了介入血管损伤的风险，从而降低了并发症发生率[12, 18, 33]。此外，EUS 还可降低与经皮途径相关的感染发生率，并可使用防止复发的内部支架替代外部支架[34]。EUS 引导的脓肿引流是治疗肝脓肿最安全且有效的方式[18, 36, 40]。其局限性在于无法观察并进入肝右叶。然而，肝左叶可实现完全进入和可视化[18]。

纵隔脓肿

文献描述了 6 名经食管或经胃入路进行 EUS 引导下纵隔脓肿引流的患者。脓肿的总平均大小为 45.18 mm × 33.85 mm（5 例），范围为 17.70～63.00 mm，脓肿完全消退率为 100%。1 例病例发生不良事件或相关临床并发症（16.67%）[7, 9-11, 41-43]。纵隔脓肿可使用 LAMS、FCSEMS 和双猪尾支架引流（图 17.14 和图 17.15）。

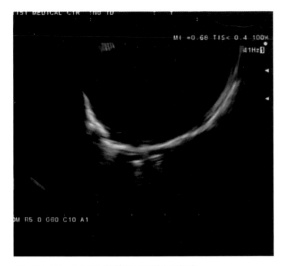

图 17.13 EUS 图像显示纵隔脓肿

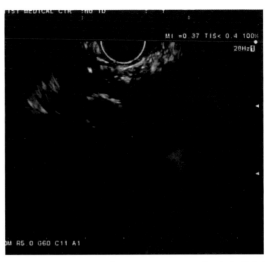

图 17.14 EUS 图像显示 LAMS 释放后的纵隔脓肿

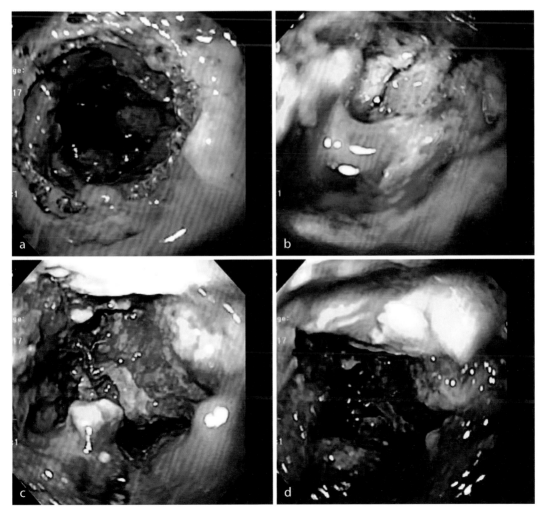

图 17.15 （a~d）通过 LAMS 观察纵隔脓肿内部的内镜视图

放置支架的平均周数为 5.43 周（4 例），范围为 0.71~16.00 周，发生的不良事件包括食管狭窄、食管溃疡、穿孔、败血症、发热、疼痛和出血[7, 9-11, 41-43]。

由于样本量非常小，因此无法确定哪些特定条件和手术改进可降低不良事件发生率并改善患者预后。EUS 可观察并准确定位靠近脓肿的血管和其他重要结构，并可确定一条安全的引流路径。此外，EUS 对无黏膜侧隆起的脓肿具有优势，否则经口盲穿引流易增加操作风险[7]。

总结

以上研究结果表明，EUS 引导下脓肿引流是一种有效和安全的方法。在这些研究的 148 例病例中，95.27% 的病例脓肿完全引流，90.54% 的病例无不良反应事件。虽然样本量有限，但数据表明双猪尾支架术后效果优于金属支架。

此外，以上引用的研究具有异质性，数据呈现形式也不同，在某种程度上限制了其通用性。因此，当将支架类型和数量、使用的其他器械和引流途径之间的数据与脓肿不良事件及相关临床并发症的临床数据相关联时，会产生一定程度的结果偏差。

总体而言，EUS 引导的脓肿引流为不宜或不愿接受手术及经皮导管引流的患者提供了一种安全有效的脓肿引流替代治疗方法[2]。

参考文献

[1] Bieluch VM, Tally FP. Pathophysiology of abscess formation. Clin Obstet Gynaecol. 1983;10:93–103.
[2] Trevino JM, Drelichman ER, Varadarajulu S. Modified technique for EUS-guided drainage of pelvic abscess (with video). Gastrointest Endosc. 2008;68:1215–9. https://doi.org/10.1016/j.gie.2008.07.016.
[3] Choi EK, et al. Endoscopic ultrasound-guided perirectal abscess drainage without drainage catheter: a case series. Clin Endosc. 2017;50:297–300. https://doi.org/10.5946/ce.2016.123.
[4] Piraka C, Shah RJ, Fukami N, Chathadi KV, Chen YK. EUS-guided transesophageal, transgastric, and transcolonic drainage of intra-abdominal fluid collections and abscesses. Gastrointest Endosc. 2009;70: 786–92. https://doi.org/10.1016/j.gie.2009.04.049.
[5] Ji ZD. Diagnosis and treatment of mediastinal abscess. Zhonghua Wai Ke Za Zhi. 1990;28:610–1.
[6] Carmichael LP, Bernard AC. A novel treatment for inferior mediastinal abscess via abdominal laparoscopy. J Surg Case Rep. 2012;4:7.
[7] Balekuduru A, Dutta AK, Subbaraj SB. Endoscopic ultrasound-guided transoral drainage of parapharyngeal abscess. Dig Endosc. 2016;28:756. https://doi. org/10.1111/den.12696.
[8] Urschel J, Razzuk MA, Wood RE, Galbraith N, Pockey M, Paulson DL. Improved management of esophageal perforation: exclusion and diversion in continuity. Ann Surg. 1974;179:587.
[9] Wehrmann T, et al. Endoscopic debridement of paraesophageal, mediastinal abscesses: a prospective case series. Gastrointest Endosc. 2005;62:344–9. https://doi.org/10.1016/j.gie. 2005.03.001.
[10] Kahaleh M, Yoshida C, Kane L, Yeaton P. EUS drainage of a mediastinal abscess. Gastrointest Endosc. 2004;60:158–60. https://doi.org/10.1016/S0016-5107 (04)01310-0.
[11] Saxena P, Kumbhari V, Khashab MA. EUS-guided drainage of a mediastinal abscess. Gastrointest Endosc. 2014;79:998–9. https://doi.org/10.1016/j.gie. 2013.12.026.
[12] Itoi T, et al. Endoscopic ultrasonography-guided drainage for tuberculous liver abscess drainage. Dig Endosc. 2011;23(Suppl 1):158–61. https://doi.org/10. 1111/j.1443-1661.2011.01115.x.
[13] Seewald S, et al. EUS-guided drainage of subphrenic abscess. Gastrointest Endosc. 2004;59:578–80. https://doi.org/10.1016/S0016-5107(03)02878-5.

[14] Shami VM, et al. EUS-guided drainage of bilomas: a new alternative? Gastrointest Endosc. 2008;67:136–40. https://doi.org/10.1016/j.gie.2007.07.040.

[15] Giovanna Ferraioli EB, Gulizia R, Mariani G, Marone P, Filice C. Management of splenic abscess: report on 16 cases from a single center. Int J Infect Dis. 2009; 13:524–30.

[16] Lee DH, Womeldorp CM, Horwhat JD. Endoscopic therapy of a splenic abscess: definitive treatment via EUS-guided transgastric drainage. Clin Endosc. 2006;64:631–4.

[17] Singhal S, Lane D, Anand S, Duddempudi S. Endoscopic ultrasound-guided hepatic and perihepatic abscess drainage: an evolving technique. Therap Adv Gastroenterol. 2014;7:93–8.

[18] Noh SH, et al. EUS-guided drainage of hepatic abscesses not accessible to percutaneous drainage (with videos). Gastrointest Endosc. 2010;71:1314–9. https://doi.org/10.1016/j.gie.2009.12.045.

[19] Koichiro Mandai KU, Yasuda K. Endoscopic ultrasound- guided drainage of postoperative intra-abdominal abscesses. World J Gastroenterol. 2015; 21:3402–8.

[20] Chapman CG, Matthews JB, Siddiqui UD. EUS- guided internal drainage of a deep abdominal postoperative abscess after Whipple procedure. Gastrointest Endosc. 2015;82:1132–3. https://doi.org/10.1016/j.gie.2015.05.024.

[21] Giovannini M, et al. Drainage of deep pelvic abscesses using therapeutic echo endoscopy. Endoscopy. 2003;35:511–4. https://doi.org/10.1055/s- 2003-3967

[22] Hadithi M, Bruno MJ. Endoscopic ultrasound-guided drainage of pelvic abscess: a case series of 8 patients. World J Gastrointest Endosc. 2014;6:373–8. https:// doi.org/10.4253/wjge.v6.i8.373.

[23] Kawakami H, et al. Endoscopic ultrasound-guided pelvic abscess drainage using a dedicated, wide, flared-end, fully covered self-expandable metal stent. Endoscopy. 2015;47(Suppl 1):E265–6. https://doi.org /10.1055/s-0034-1391953.

[24] Lee M, Izzy M, Ho S. Novel use of fully covered self-expandable metal stent for drainage of perirectal abscess. A case series. Arab J Gastroenterol. 2017;18:122–5. https://doi.org/10.1016/ j.ajg.2017.05. 017.

[25] Mukai S, Itoi T, Tsuchiya T, Tonozuka R, Sofuni A. EUS-guided pelvic abscess drainage with use of a biflanged metal stent through the perianal transgluteal route. Gastrointest Endosc. 2016;84:1069–70. https:// doi.org/10.1016/j.gie.2016.05.049.

[26] Puri R, et al. Endoscopic ultrasound-guided pelvic and prostatic abscess drainage: experience in 30 patients. Indian J Gastroenterol. 2014;33:410–3. https://doi. org/10.1007/s12664-014-0485-8.

[27] Puri R, Eloubeidi MA, Sud R, Kumar M, Jain P. Endoscopic ultrasound-guided drainage of pelvic abscess without fluoroscopy guidance. J Gastroenterol Hepatol. 2010;25:1416–9. https://doi. org/10.1111/j. 1440-1746.2010.06328.x.

[28] Varadarajulu S, Drelichman ER. Effectiveness of EUS in drainage of pelvic abscesses in 25 consecutive patients (with video). Gastrointest Endosc. 2009;70:1121–7. https://doi.org/10.1016/ j.gie.2009. 08.034.

[29] Pfau PR, et al. Pancreatic and biliary stents. Gastrointest Endosc. 2013;77:319–27. https://doi.org/ 10.1016/j.gie.2012.09.026.

[30] Pavlides M, Gorard MPADA. Stents in gastrointestinal endoscopy. Therapeutic gastrointestinal endoscopy. 2011. www.intechopen.com.

[31] Prasad GA, Varadarajulu S. Endoscopic ultrasound-guided abscess drainage. Gastrointest Endosc Clin N Am. 2012;22:281–90. https://doi.org/10.1016/j.giec. 2012.04.002.

[32] Yukiko Ito HI, Nakai Y, Umefune G, Sato T, Nakahara S, Suwa J, Kato K, Nakata R. Successful endosonography-guided drainage of an intraabdominal abscess in a 1-year-old infant. Gut Liver. 2016;10:483–5.

[33] John Keohane CJD, Schattner MA, Gerdes H. EUS-guided transgastric drainage of caudate lobe liver abscesses. J Interv Gastroenterol. 2011;1:139–41.

[34] Kodama R, et al. Endoscopic ultrasonography-guided drainage of infected intracystic papillary adenocarcinoma of the liver. Clin J Gastroenterol. 2015;8:335–9. https://doi.org/10.1007/s12328-015-0607-6.

[35] Kumta NA, Torres-Ruiz F, Reinoso PJ, Kahaleh M. Endoscopic management of hepatic abscess after EUS-guided hepaticogastrostomy. Gastrointest Endosc. 2016;84:1054–5. https://doi.org/ 10.1016/j. gie.2016.07.023.

[36] Seewald S, et al. EUS-guided drainage of hepatic abscess. Gastrointest Endosc. 2005;61:495–8. https://doi.org/10.1016/S0016-5107(04)02848-2.

[37] Tonozuka R, Tsuchiya T. EUS-guided drainage of hepatic abscess and infected biloma using short and long metal stents (with videos). Gastrointest Endosc. 2015;81:1463.

[38] Medrado BF, et al. Endoscopic ultrasound-guided drainage of giant liver abscess associated with transgastric migration of a self-expandable metallic stent. Endoscopy. 2013;45(Suppl 2):E331–2. https://doi.org/10.1055/s-0033-1344128.

[39] Ogura T, et al. Placement of a 6 mm, fully covered metal stent for main pancreatic head duct stricture due to chronic pancreatitis: a pilot study (with video). Ther Adv Gastroenterol. 2016;9:722–8. https://doi.org/10.1177/1756283X16651855.

[40] Ang TL, Seewald S, Teo EK, Fock KM, Soehendra N. EUS-guided drainage of ruptured liver abscess. Endoscopy. 2009;41(Suppl 2):E21–2. https://doi.org /10.1055/s-0028-1103468.

[41] Consiglieri CF, Escobar I. EUS-guided transesophageal drainage of a mediastinal abscess using a diabolo-shaped lumen-apposing metal stent. Gastrointest Endosc. 2015;81:221–2.

[42] Tonouchi A, Kuwabara S, Furukawa K, Matsuzawa N, Kobayashi K. Phlegmonous esophagitis treated by endoscopic drainage. Esophagus. 2016;14:183–7.

[43] Rodrigues-Pinto E, Baron TH. Endoscopic ultrasound-guided transesophageal drainage of an infected aneurysm after aortic stent graft placement. Gastroenterology. 2016;151:30–1. https://doi.org/10.1053/j.gastro.2016.04.039